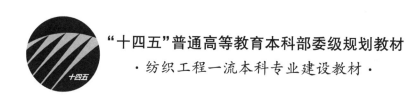

"十四五"普通高等教育本科部委级规划教材

·纺织工程一流本科专业建设教材·

生物医用纳米纤维材料

王　栋　主编

U0216882

中国纺织出版社有限公司

内 容 提 要

本书全面介绍了生物医用纳米纤维的种类及制备,在此基础上,重点讨论了纳米纤维材料在生物传感、抗菌、药物控释、生物医用敷料以及组织工程支架等方面的应用。本书理论知识深入,内容系统连贯,案例充实易懂。

本书可作为高等院校材料科学与工程、纺织科学与工程专业的教材,也可供相关领域的工程技术人员和科研工作者参考。

图书在版编目(CIP)数据

生物医用纳米纤维材料 / 王栋主编 . -- 北京 : 中国纺织出版社有限公司, 2022.12
"十四五"普通高等教育本科部委级规划教材
ISBN 978 - 7 - 5180 - 9970 - 2

Ⅰ . ①生… Ⅱ . ①王… Ⅲ . ①生物材料—纳米材料—化学纤维—高等学校—教材 Ⅳ . ①R318.08

中国版本图书馆 CIP 数据核字(2022)第 197578 号

责任编辑:孔会云 特约编辑:蒋慧敏 责任校对:王蕙莹
责任印制:王艳丽

中国纺织出版社有限公司出版发行
地址:北京市朝阳区百子湾东里 A407 号楼 邮政编码:100124
销售电话:010—67004422 传真:010—87155801
http://www.c-textilep.com
中国纺织出版社天猫旗舰店
官方微博 http://weibo.com/2119887771
三河市宏盛印务有限公司印刷 各地新华书店经销
2022 年 12 月第 1 版第 1 次印刷
开本:787×1092 1/16 印张:13
字数:285 千字 定价:56.00 元

前言

纳米纤维材料作为一种重要的基础性原材料，在经济、环境及人类健康等方面发挥着积极作用，并引起人们的极大关注。纳米纤维材料的研究和开发正朝着多学科交叉融合的方向蓬勃发展。

本书共分6章，编写的基本思路如下：首先系统阐述纳米纤维材料的制备、表征，并归纳纳米纤维材料在生物医用领域的应用，其次，分章节详细论述纳米纤维材料在生物传感、抗菌、药物控释、生物医用敷料、组织工程支架等领域的研究现状和发展趋势。因此，本书第1章主要包括纳米纤维的制备、表征和应用；第2章以生物传感器为出发点，简述了纳米纤维在生物传感器设计中的作用，纳米纤维表面固定生物分子的策略以及纳米纤维基生物传感器的研究现状；第3章主要介绍抗菌剂和抗菌纳米纤维材料，包括壳聚糖类、抗菌肽类、阳离子型和光动力学型等抗菌纳米纤维材料；第4章以纳米颗粒、纳米纤维为出发点，介绍其在药物负载及释放领域的研究进展和现状；第5章详细介绍了伤口与生物医用敷料，包括天然高分子纳米纤维敷料、共聚物纳米纤维敷料、智能纳米纤维敷料；第6章主要介绍了纳米纤维材料在组织工程支架上的应用，包括在小直径血管组织再生、神经组织再生和骨组织再生中的应用。

本书编写人员及其分工如下：第1、第2章由钟亚平编写；第3章由卢静编写；第4章由陈宇编写；第5、第6章由徐佳编写。全书由王栋担任主编，负责全书的统稿。

限于编者的水平，书中难免存在疏漏之处，敬请读者批评指正。

王栋

2022 年 6 月

目录

第1章 绪论

纳米技术被认为是21世纪可以与工业革命相媲美的最重要的科学技术之一。纳米材料的发现将人们带入了材料的新时代——从微观世界到纳米世界。纳米材料按尺寸可分为零维材料(0D)、一维材料(1D)和二维材料(2D)。零维纳米材料(如量子点和纳米粒子)具有三个方向的纳米对称性;一维纳米材料(如纳米线和纳米管)具有两个纳米对称方向或尺寸小于100nm;二维材料(如纳米黏土和石墨烯片)在穿透厚度方向小于100nm。纳米技术对世界经济、工业、人造设备和生活方式产生了非常重大的影响,纳米材料在电子、储能、传感、纳米药物等方面应用广泛[1]。

随着社会的发展与进步,急需大规模纳米制备技术,将纳米材料转化为微观材料和宏观材料。而现今大多数的纳米技术研究仅限于几十到几百个粒子或分子的合成,缺乏制造宏观结构的有效和高效方法[2]。纳米纤维技术是一种涉及纳米尺度纤维的合成、加工、制造和应用的技术。纳米纤维技术作为一种制备连续一维纳米材料的技术,可以大规模组装一维和二维纳米材料,实现纳米材料产品的大规模生产。

从狭义上来说,纳米纤维是指直径为1~100nm,且长径比大于100的一维纤维状材料。从广义上来说,所有直径在1000nm以下的纤维都被认为是纳米纤维[3]。纳米纤维由于尺寸小、比表面积大,因而具有小尺寸效应、量子尺寸效应、宏观量子隧道效应和表面效应等与块体材料不同的新颖特性。

(1)小尺寸效应

指当纳米微粒尺寸与光波波长、传导电子的德布罗意波长及超导态的相干长度、透射深度等物理特征尺寸相当或更小时,它的周期性边界被破坏,从而使其声、光、电、磁、热力学等性能呈现出"新奇"的现象。

(2)量子尺寸效应

指当粒子的尺寸达到纳米量级时,费米能级附近的电子能级由连续态分裂成分立能级;当能级间距大于热能、磁能、静电能、静磁能、光子能或超导态的凝聚能时,会出现纳米材料的量子效应,从而使其磁、光、声、热、电、超导电性能发生变化。

(3)宏观量子隧道效应

指微观粒子具有的贯穿势垒的能力,纳米粒子的磁化强度等也有隧道效应,它们可以穿过宏观系统的势垒而产生变化,这种被称为纳米粒子的宏观量子隧道效应。

(4)表面效应

指纳米微粒表面原子数与总原子数之比随粒径变小而急剧增大,这使得粒子具有很高的表面能,粒子表面的原子极其活跃,很容易与周围的气体反应,也很容易吸附气体等,进而产生性质上的变化。

　　纳米纤维比表面积大,表面易功能化,孔隙率可调,材料选择广泛且力学性能优越[4-5],这些特性使纳米纤维成为包括生物医学检测、抗菌、伤口愈合敷料、药物传递系统和组织工程支架等在内的广泛生物医学应用的理想候选材料(图1-1)[6-8]。

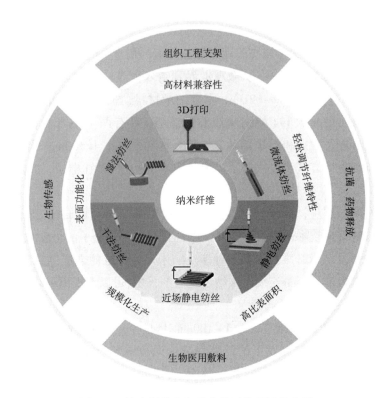

图 1-1　纳米纤维在各种生物医学领域的应用

1.1　纳米纤维的制备方法

　　纳米纤维的制备方法多种多样,利用机械、化学、热和电均可制备纳米纤维。人们提出了各种自下而上和自上而下的方法来生产纳米纤维。在自下而上的方法中,离子、原子、分子,甚至纳米粒子本身都可以作为纳米纤维的结构单元。自上而下的方法包括通过摩擦或碾磨将大块材料切片或连续切割来生产纳米纤维,例如,用木浆生产纤维素纳米纤维[9-10]。聚合物、碳、金属和金属氧化物等均被用于制备纳米纤维。然而,大规模生产形貌清晰、产率高的纳米纤维仍然是一个重要的挑战。纳米纤维的制备方法大致可分为化学合成法、生物合成法、超分子自组装合成法、物理合成法。

1.1.1 化学合成法

化学合成法涉及两种或两种以上反应物之间的化学反应,这种化学反应可以同时发生,也可以由高能辐射、电能或热能等外力引起,从而形成纳米纤维。通常,催化剂和生长控制剂在沉淀形成期间或之后不久被用于控制初级粒子向纳米纤维的生长。化学气相沉积法[11]、模板法、热致相分离法[12]、电化学沉积法[13]、多元醇合成法[14]、微乳液法[15]、溶胶—凝胶法[16]、水热合成法[17]、超声波辐射和微波[18]等是合成纳米纤维最常用的化学方法。下面简单介绍其中几种制备方法。

1.1.1.1 化学气相沉积法

化学气相沉积(CVD)是利用气态或蒸汽态的物质在气相或气固界面上发生反应生成固态沉积物的过程。化学气相沉积的过程分为三个重要阶段:反应气体向基体表面扩散、反应气体吸附于基体表面、在基体表面上发生化学反应形成固态沉积物及产生的气相副产物脱离基体表面。CVD 法是合成纳米纤维的商业方法,其缺点是该工艺需要加热基体,需在高温下操作;某些用作前体的化学材料以及副产物是有毒的,这增加了对材料加工和储存安全的要求。但是 CVD 法只有加热的基体表面被涂层,因此废物沉积较少;同时 CVD 法不需要使用专用的前体材料,也可以很容易地使用多种材料进行沉积。

张[19]等采用原位 CVD 法,以 Fe 纳米颗粒为催化剂,制备了碳包覆的 $Li_3V_2(PO_4)_3$ 复合碳纳米纤维材料(图 1-2)。碳纳米纤维附着在 $Li_3V_2(PO_4)_3$ 区域,构建了良好的电子传输导电网络;此外,碳纳米纤维与碳涂层表面的相互作用促进了材料的电化学动力学特性,进而增强了 $Li_3V_2(PO_4)_3$ 的电化学特性。但此方法中,需要注意的是,在 CVD 过程的热力学作用下,过量的 Fe 纳米颗粒催化剂会注入碳层的外表面并与 $Li_3V_2(PO_4)_3$ 颗粒反应形成 $LiFePO_4$ 杂质相。Fan[20]等在流化床反应器中使用氧化石墨烯为催化剂载体,通过 CVD 法在 2D 石墨烯片上沉积

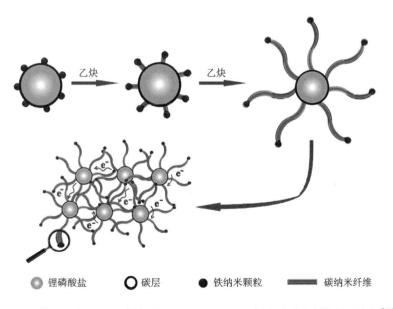

图 1-2　使用原位 CVD 法制备碳包覆 $Li_3V_2(PO_4)_3$ 复合碳纳米纤维的示意图[19]

了由 1D 碳纳米纤维组成的 3D 碳纳米纤维(图 1-3)。该方法制备的碳纳米纤维包含许多空腔、开口尖端以及边缘暴露的石墨烯薄片,为 Li+ 存储提供了额外的空间。由石墨烯薄片组成的纳米通道几乎垂直于纤维轴排列,这有利于锂离子从不同方向扩散;此外,3D 互连体系结构有助于在循环过程中电子的收集和传输。

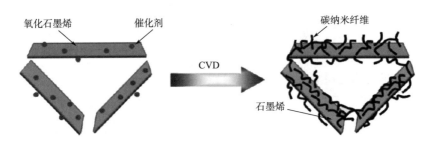

图 1-3 在流化床反应器中通过 CVD 法在石墨烯片上沉积碳纳米纤维的示意图[20]

1.1.1.2 模板法

模板法是采用纳米多孔膜作为模板,制备出具有固体纤维或中空管状结构纳米纤维的方法。在整个模板过程中,具有纳米孔径的金属氧化物膜通常沉积在固化溶液上;聚合物溶液穿过膜遇到固化溶液形成纳米纤维。在这个过程中,纳米纤维的直径很大程度上取决于膜的孔径,使用纳米多孔膜模板合成可以很好地控制纳米纤维的孔径。模板合成方法可用于制备各种类型材料的纳米纤维,软模板(如表面活性剂和聚合物)[21]或硬多孔模板(如阳极氧化铝膜 AAO)[22]常与化学方法(如溶胶—凝胶、电化学沉积和化学气相沉积)结合使用,制备一系列纳米纤维(如金属、碳、半导体、金属氧化物、导电聚合物)。图 1-4 是硬模板法和软模板法合成具有不同形态纳米材料的典型示例示意图[23]。

1.1.1.3 热致相分离法

热致相分离(TIPS)法具有工艺简单、孔隙率高、能够构造具有窄孔径分布的微孔以及高重现性等优点,最初被应用于生产微孔膜。纳米纤维的孔隙度和拉伸强度等性质高度依赖于聚合物浓度,因而具有调节聚合物多晶型能力的 TIPS 合成法被认为是制备纳米纤维的理想方法。TIPS 合成法是一种通过热力学变量将聚合物溶液分离成多相结构的方法,该方法包括聚合物溶解、相分离、凝胶形成、凝胶提取和真空冷冻五个连续步骤,是一种适用于获得良好统一的多孔结构的常用方法。TIPS 合成法通过温度变化刺激相同聚合物溶液的分层,从而形成多相结构。一旦溶液发生分层,均匀溶液将分为无聚合物相和富聚合物相。TIPS 合成法的最大优势之一是可以通过对合成程序的调整获得具有各种良好形态的聚合物基质,并进一步通过对合成原料性质的调节(如聚合物性质、强度和分子量)来调整材料的结构和孔结构。

Lei[24]等提出了一种使用 TIPS 法制备纳米纤维明胶—二氧化硅杂化支架的新策略(图 1-5)。该方法合成的杂化支架中,明胶聚合物的氨基和由正硅酸乙酯水解制备的二氧化硅表面的羟基之间的相互作用使得该材料具有优异的体外生物降解稳定性和磷灰石形成能力,表明该杂化支架在骨组织再生中具有极大的应用潜能。

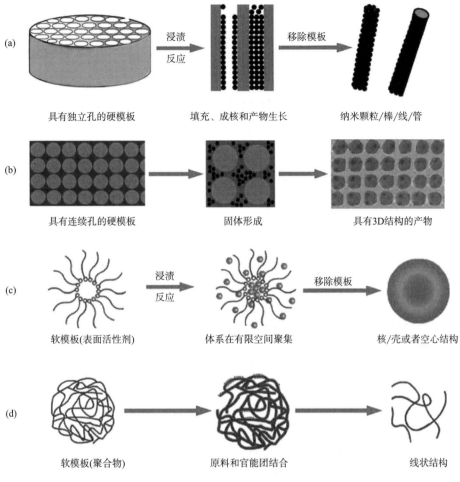

图 1-4 硬模板法和软模板法合成具有不同形态材料的典型示例[23]

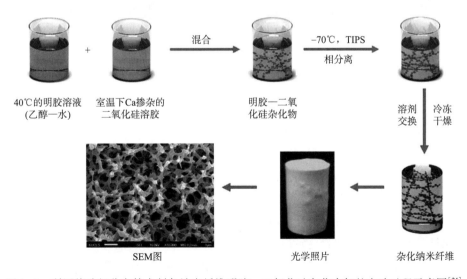

图 1-5 利用热致相分离技术制备纳米纤维明胶—二氧化硅杂化支架的实验过程示意图[24]

1.1.2　生物合成法

生物合成法涉及纳米纤维原材料与生物活性物质(如细菌或酶)在存在或不存在机械压力、高能辐射、电能或热能等外力的情况下的生物反应。纳米纤维的生物合成使用无毒、无害的原材料和绿色技术,因此比化学和物理制备技术更环保,更容易接受[25]。在生物处理的情况下,纤维素材料用纤维素分解酶(如纤维素酶)处理,它把纤维结构分解成更简单的结构。将好氧细菌产生的细菌纤维素(BC)纳米纤维与植物纤维素相比,在纤维直径、分解温度、表面积和机械强度等性能方面具有独特的理化性质,因而受到广泛关注[26]。细菌纤维素互连的纳米纤维 3D 网络具有天然纤维素 I 晶体结构和高摩尔质量的氢键聚合物链,现今细菌纤维素纳米纤维可以通过生物合成进行工业化生产(图 1-6)[27-28]。

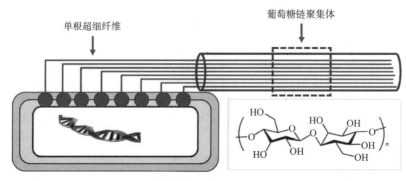

(a) 细菌纤维素生物发生和原纤维形成的示意图

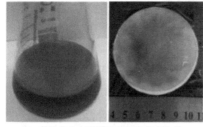

(b) 实验室中由醋酸杆菌属细菌产生的
细菌纤维素薄膜

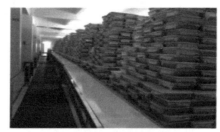

(c) 在工厂中以工业规模生产的
细菌纤维素薄膜

图 1-6　生物合成法示例

1.1.3　超分子自组装合成法

自组装是将预先存在的各个组件组装成所需的模式和功能的过程,通过控制分子结构可以改变纳米纤维的直径和表面结构。研究发现,肽和蛋白质可以通过自组装方法产生非常稳定的纳米纤维结构,这些纳米纤维排列有序,具有明显的规律性,在某些情况下还具有螺旋周期性(图 1-7)[29]。图 1-7(a)中的离子互补肽有 16 个氨基酸,大小约为 5 nm,具有交替的极性和非极性模式,形成稳定的 β-链和 β-折叠结构;因此,侧链的一侧是极性的,另一侧是非极性的。它们可以通过内部的非极性残基(绿色)、带正电残基(蓝色)以及带负电残基(红色)自组装形成纳米纤维,这些纳米纤维形成交织基质,进一步形成类似于琼脂糖凝胶和其他水凝胶的含水量非常高的支架水凝胶(>99.5%)。图 1-7(b)是一种表面活性剂类肽,大小约为 2nm,具有明显的带正电荷或带负电荷的头部基团,以及由六个疏水氨基酸组成的非极性尾部。这些肽可以自组装成直径为 30~50nm 的纳米管和纳米囊泡,这些纳米管继续形成相互连接的网络状纳米纤维。图 1-7(c)中,表面纳米涂层肽具有三个不同的片段:与其他蛋白质和细胞相互作用的功能片段;一个连接器片段,可以是柔性的也可以是刚性的,与表面的距离可调;一个用于共价连接到表面的锚。表面纳米涂层肽可用作喷墨打印机的墨水,直接在表面打印获得具有任意图案的纳米纤维材料。

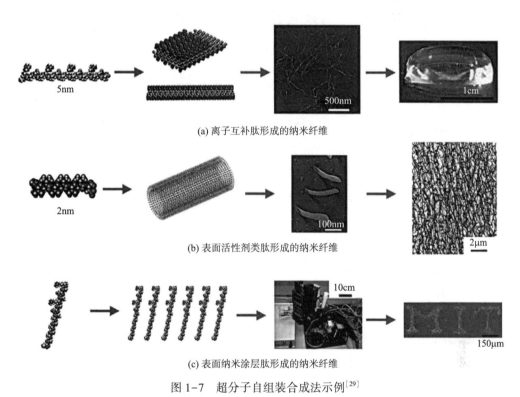

(a) 离子互补肽形成的纳米纤维

(b) 表面活性剂类肽形成的纳米纤维

(c) 表面纳米涂层肽形成的纳米纤维

图 1-7　超分子自组装合成法示例[29]

1.1.4　物理合成法

物理合成法是利用高能辐射、机械压力、电能或热能使材料熔化、磨损、蒸发或凝结而形成纳米纤维。例如,生产天然来源纤维素纳米纤维的球磨[30]、低温破碎或高压均质化[31]等常用物理方法;或者将聚合物熔体挤出孔口模具,然后用热空气喷射将挤出物拉下,一步完成纤维生产的熔喷技术等。其他常见的物理制备技术有拉伸法、物理气相沉积法[32]、静电纺丝法[33-34]等。

1.1.4.1　拉伸法

拉伸法是指聚合物流体或熔体在外力拉伸作用下伸长变形,拉伸过程中熔体冷凝固化或者溶剂挥发而形成超细纤维的一种方法。拉伸法和工业中合成纤维的干法纺丝工艺类似,可以制造长而连续的单根纳米纤维。只有能经受强烈变形,同时又具有足够内聚力以支持拉伸过程中产生的应力的材料,才能通过拉伸法制成纳米纤维。

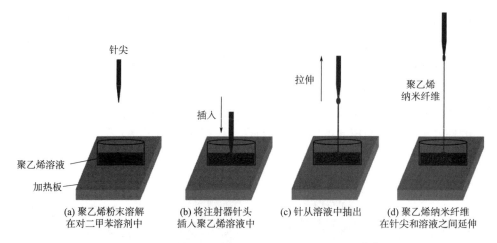

图 1-8　拉伸法制备聚乙烯纳米纤维的示意步骤[35]

Ma[35]等通过从聚乙烯溶液中一步拉伸的方法制备了具有增强导热性的聚乙烯纳米纤维（图 1-8），实验发现，用这种方法制备的纤维直径可以小到 40nm，拉伸后的聚乙烯纳米纤维的导热系数最高可达到 8.8W/（m·K），与电纺聚乙烯纳米纤维的导热系数非常接近，比聚乙烯高 20 多倍。拉曼光谱研究进一步发现，这些纤维中的分子链和电纺纤维中的分子链一样排列整齐，这是聚乙烯纳米纤维导热性增强的主要原因。

Suzuki[36]等提出了一种通过二氧化碳激光超声波拉伸法（CLSD）制备纳米纤维的新方法。该方法的原理是，将空气通过纤维注入孔吹入真空室中，产生超声波射流，在二氧化碳激光照射和超声波的共同作用下匀速拉伸原纤制备纳米纤维。其制备装置示意图如图 1-9 所示。实验发现，以 30W 的激光功率和 10kPa 的腔室压力获得的聚对苯硫醚纳米纤维表现出 600nm 的平均直径和 110000 的拉伸比。该 CLSD 法操作简单，已被用于制造聚（L-乳酸）纳米纤维[37]和聚 2,6-萘二甲酸乙二醇酯纳米纤维。

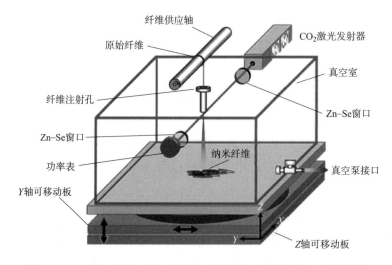

图 1-9　二氧化碳激光超声波拉伸法制备纳米纤维的装置示意图[36]

1.1.4.2　物理气相沉积法

物理气相沉积(PVD)是指在真空条件下采用物理方法将材料源(固体或液体)表面气化成气态原子或分子,或部分电离成离子,并通过低压气体(或等离子体)在基体表面沉积具有某种特殊功能薄膜的技术。基于其制备原理,物理气相沉积技术可分三个步骤:

(1)镀料的气化。使镀料蒸发,升华或被溅射,也就是通过镀料的气化源;

(2)镀料原子、分子或离子的迁移。由气化源供出原子、分子或离子,经过碰撞后,产生多种反应;

(3)镀料原子、分子或离子在基体上沉积。

PVD 的主要方法包括电弧等离子体镀膜、真空蒸镀、分子束外延、溅射镀膜和离子镀膜等。物理气相沉积技术工艺过程简单、无污染、耗材少、成膜均匀致密、与基体的结合力强。等离子溅射、热蒸发[38]和脉冲激光沉积[39]等物理气相沉积法已被用于制造金属氧化物纳米纤维和碳纳米纤维。

1.1.4.3　静电纺丝法

纺丝技术是利用外力,如电(静电纺丝)、离心力(离心纺丝)或压缩气体(气体喷射纺丝)等,将聚合物溶液或聚合物熔体拉丝,得到直径从几纳米到几微米不等的纤维的一种技术。其中,静电纺丝是生产纳米纤维的最常用方法[40],同时也是生物医用纳米纤维的最主要合成方法,因此在这里仅对纳米纤维的静电纺丝技术进行详细介绍。

1.1.4.3.1　静电纺丝原理

静电纺丝实验设备最早在 1934 年由美国 Formhals[34]发明并申请了专利,随后经过不断地系统研究而逐渐成为发展很快的纳米纤维制备技术。静电纺丝技术的原理是放入注射器的聚合物溶液在机械活塞的外部泵送下被推到注射器的尖端,然后在高压静电(10~40kV)下,带电荷的高分子溶液或聚合物熔体克服表面张力伸长成泰勒锥并产生射流,随着溶剂的蒸发射流在大气中被加速和拉伸,最后在带相反电荷的接地收集器的表面沉积并形成纳米纤维(图 1-10)[40-41]。采用湿法或热熔纤维静电纺丝技术可以得到 50~1000nm 的聚合物纳米纤维。湿法静电纺丝会采用一定的溶剂或溶剂混合物来溶解聚合物,低沸点的溶剂在纺丝过程中

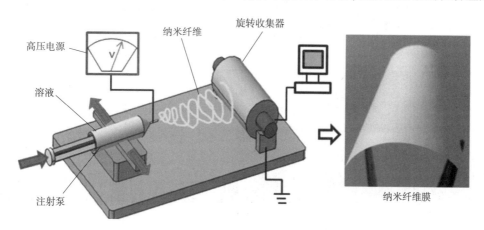

图 1-10　静电纺丝制备聚合物纳米纤维膜的示意图[40]

会蒸发留下纤维形式的聚合物。由于需要额外的设备来制备混合物,同时还有溶剂回收工艺,因而比热熔静电纺丝工艺更贵。

静电纺丝技术由于存在纺丝溶液浓度受限、产率低、溶剂回收等问题,其推广与应用受到严重限制。为了克服标准静电纺丝方法的这些局限性,技术人员发展了多喷头静电纺丝、喷气辅助气泡静电纺丝、同轴静电纺丝、乳液静电纺丝、双组分纺丝等多种纺丝技术来提高静电纺丝的产量。多喷头静电纺丝可以提高生产率,但在某些情况下多喷嘴之间的强烈排斥会导致纤维质量较差。喷气辅助气泡静电纺丝利用吹气和电子力生产细纤维,吹气可以显著提高静电纺丝工艺的性能,该方法已在商业上应用,可一步将聚合物树脂直接转化为非织造纤维垫。同轴静电纺丝用于生产核—壳纳米纤维,其中聚合物溶液(壳)和复合溶液(核)可作为前驱体溶液并共纺丝。乳液静电纺丝方法可以将两种不混溶的溶液纺成纳米纤维,但所得纤维通常难以均匀生产。双组分纺丝既可用于制造小纳米纤维,也可用于制造多组分纳米纤维。静电纺丝设备正在迅速走向商业化,气泡静电纺丝、熔融静电纺丝[42]、同轴静电纺丝[43]、纳米蜘蛛静电纺丝[44]等是目前最常用的静电纺丝技术。其中,共混静电纺丝、并列型静电纺丝、多喷射静电纺丝、同轴静电纺丝、乳液静电纺丝被认为是最简单有效的构建药物输送体系和生物医学应用体系的方法[45]。

1.1.4.3.2 静电纺纳米纤维成型的影响因素

在静电纺丝过程中,影响纤维直径和形态的因素有:溶液参数,如聚合物浓度、黏度、溶液电导率和溶剂等;静电纺丝参数,如外加电场、针与集热器之间的距离、流速和针直径等;环境参数,如相对湿度、温度和环境气氛等。通过改变静电纺丝工艺条件,可以获得不同形状的纳米纤维,如双轴向排列纤维、单轴向排列纤维、多孔纤维、带状纤维、项链状纤维、中空纤维、纳米网、中空纤维中的纳米线以及多通道管状。图1-11为不同静电纺丝条件下得到的静电纺纳米纤维[46]。

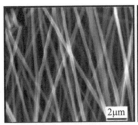
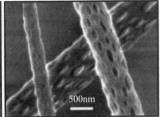
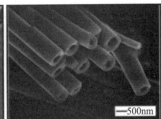

(a) 排列良好的聚乙烯醇纳米纤维　(b) 采用两个导电基板之间有间隙的平行电极收集器得到的纳米纤维　(c) 采用双环收集器得到的纳米纤维

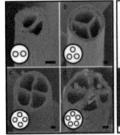
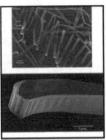
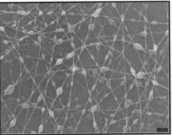
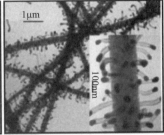

(d) 采用磁场收集到的磁化纳米纤维　(e) 采用高速转盘收集器得到的纳米纤维　(f) 采用旋转线筒收集器得到的纳米纤维　(g) 采用接地水浴收集到的纳米纤维

图1-11　不同形态的电纺纳米纤维[46]

上述各参数的作用并不是独立的,因此很难给出单个参数对静电纺丝过程中纤维直径和形态影响的具体定量关系。下面结合具体的例子讨论各个参数对纤维直径和形态的影响。

（1）聚合物分子量和浓度

聚合物的分子量和溶液浓度、特性黏度是决定纤维尺寸和形态的主要因素。聚合物的分子量对纺丝溶液的流变性能、电导率、介电强度和表面张力有显著影响,并进一步影响静电纺丝纤维的结构、形态和构型。一般来说,分子量较小的聚合物形成的溶液通常会形成带有串珠的较小纤维,而由分子量较大的聚合物组成的溶液往往会形成较大的无串珠纤维,进一步增加分子量可能会形成粗而扁平的纤维结构。当溶液浓度和黏度较低时,由于表面张力较高,分子间链缠结较少,会形成珠状结构;当溶液浓度和黏度进一步提高时,纤维较粗,珠状结构较少或不存在。Daniels[47]等的实验发现,静电纺纳米纤维的直径随着聚乙烯醇聚合物的分子量和浓度的增加而增加,使用高分子量的聚乙烯醇可以获得更均匀的纤维。如图 1-12 所示,在使用（质量分数）为 5%～7%的高分子量聚乙烯醇溶液和（质量分数）为 7%～15%的中分子量聚乙烯醇溶液以及（质量分数）为 12%～20%的低分子量聚乙烯醇溶液时,静电纺得到的是无串珠纤维;在（质量分数）10%～20%的高浓度下,特别是使用高分子量聚乙烯醇溶液时,高黏度阻止了聚合物溶液喷射流向收集器的连续流动,得到的纤维直径很大。

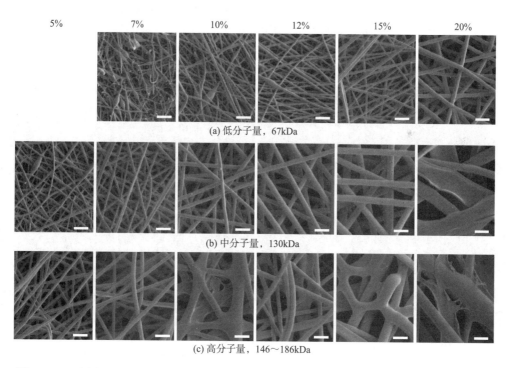

图 1-12　不同分子量和浓度的聚乙烯醇聚合物静电纺得到的纳米纤维的扫描电子显微镜图[47]

（2）表面张力

溶液的表面张力一般影响静电纺纤维泰勒锥的形成、静电纺纤维在电场中的喷射运动方式以及静电纺纤维的形态。只有当电场力克服溶液的表面张力时,才能产生射流,此时所需的电压和电场强度分别称为临界电压和临界电场强度。低浓度和/或低黏度的溶液具有较大的表面张力,会使液体形成液滴得到珠状纤维;高浓度和高黏度的溶液有利于形成表面光滑、无珠状的普通纳米纤维。提高溶液浓度可以在一定程度上降低溶液的表面张力,有利于形成连续均匀的纤维。

(3)溶液电导率

溶液的电导率是静电纺丝过程中的关键溶液参数,主要由聚合物和溶剂的类型以及添加剂决定。溶液中足够数量的自由离子有利于静电纺丝过程以及产生更高的电场强度,使得到的纤维更细;但是溶液中离子过多可能导致静电纺丝过程不稳定,以及较高程度的弯曲不稳定,使得到的纤维直径分布更广。

(4)溶剂

溶剂会影响纺丝溶液的溶解性进而影响纳米纤维的形态,同时溶剂的挥发性对纳米纤维的形貌也有重要影响。低挥发性的溶剂导致纺丝纤维中出现串珠;高挥发性溶剂会在纤维表面产生纳米孔,同时加工过程中的弯曲不稳定性也会导致纤维材料表面起皱。Xu 等[48]研究了不同比例的两种混合溶剂[N,N-二甲基甲酰胺(DMF)和氯仿(CF)]对静电纺纤维直径的影响。实验发现,在由各种溶剂混合物溶解的6%(质量分数)聚乳酸(PLA)溶液静电纺得到的纳米纤维直径都在微米范围内,且当溶剂只含 DMF 时,溶剂蒸发减慢,获得带有串珠的电纺纤维[图1-13(a)],随着混合溶剂中氯仿含量的增加串珠逐渐减少,并且当氯仿的含量为70%时,串珠消失[图1-13(e)],同时随着溶剂混合物中氯仿含量的进一步增加,纤维表面出现明显的纳米孔[图1-13(f)]。

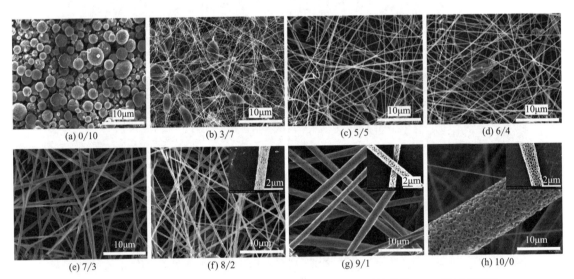

图 1-13　不同重量比的 CF/DMF 混合溶剂溶解的含 6%(质量分数)PLA 溶液得到的静电纺纳米纤维的扫描电子显微镜图

(5)外加电压

外加电压是静电纺丝工艺中最重要的参数之一。在溶液表面施加电压会诱导溶液表面产生电荷,当溶液中的静电斥力克服了溶液的表面张力和黏性力时,外加电场会引发静电纺丝过程。Xu 等[48]研究了在静电纺丝过程中施加一定范围内的不同电压时得到的电纺纳米多孔纤维的直径,扫描电子显微镜结果显示,电纺纳米孔纤维的直径随外加电压的增加而减少,即外加电压可以有效调控纳米纤维的直径。更进一步的研究发现,随着外加电压的增加,电纺纤维的直径呈现先减小后增大的趋势,这可能是在较低电压下电场力对纺丝射流的拉伸作用随着电压的增加而增大,导致最初的纺丝纤维变细;然而在更高的电压下,随着外加电压的进一步增加,电场变得非常强,以至于电荷在流体内部相互排斥,径向扩展大于纵向扩展,最终形成直径更大的纤维(图1-14)。

(6)接收距离

一般来说,不同的接收距离对纳米纤维的直径有两种不同的影响。一方面,纳米纤维直径随接收距离的增加而减小,接收距离越长,溶剂在电场中蒸发的时间越长,射流拉伸的时间也越长,从而有利于形成更薄的纤维。另一方面,增大接收距离意味着电场强度会减小,使加速度减小,从而导致纤维直径增大。这两种影响之间的平衡将决定最终的纤维直径。因此,可以通过改变接收距离来调控纤维的直径。Xu 等[48]研究了静电纺丝过程中接收距离对静电纺丝多孔纳米纤维直径的影响,从图1-15的SEM图可以看出,电纺多孔纳米纤维的直径随着尖端到收集器距离的增加而减小。

(7)进料速度

溶液的进料速度在纤维形成过程中起着关键作用,它决定了纤维的大小、形态、产量和纺丝过程的稳定性,通常与聚合物溶液的浓度有关。较低的进料速度可以使溶剂彻底蒸发,而且由于有足够的拉伸时间,纤维会更细、更均匀;然而进料速度过低会使得泰勒锥不能形成。溶液进料速度越快,纤维越粗,溶剂蒸发时间越短,纤维越多,生产速度也越快。Xu 等[48]还研究了静电纺丝过程中不同流速对静电纺丝多孔纳米纤维直径的影响,从图1-16可以看出,电纺多孔纳米纤维的直径随着流速的增加而增大。

(8)环境温度

温度是静电纺丝过程中的重要参数。静电纺丝一般在室温下进行,但某些特殊聚合物溶液进行静电纺丝时,可能需要更高的温度以维持静电纺丝过程的稳定性,这时溶液黏度会降低,溶剂更容易蒸发,会得到更细的纤维,并提高生产率;但是温度过高会加速溶剂蒸发,提前终止拉伸过程。在较低温度下进行静电纺丝,会使得溶液黏度较高,溶液电导率较低,同时溶剂蒸发速率较低,从而使得纤维较粗同时纤维生产率较低。如果环境温度极低,溶液将不能正常流动或吸取,同时针头也容易被固化的聚合物堵塞,使得静电纺丝过程无法进行。综上所述,通过合理的温度调控,可以获得静电纺纳米纤维的最佳条件。Yu[49]等以聚乙烯醇纳米纤维的合成为例,探讨了温度对静电纺纳米纤维形态的影响(图1-17)。实验结果显示,四种不同工作温度下制备的聚乙烯醇纳米纤维都具有良好的线性形态,分布均匀,且没有任何明显的串珠现象[图1-17(a)];对纳米纤维的表面进行进一步研究发现,工作温度的变化使得纳米纤维的表面光滑度显著不同,较高的工作温度下制备的纳米纤维的表面更加光滑。四种纳米纤维平均直径的统计结果分别为 530nm±80nm、350nm±70nm、280nm±50nm 和 260nm±40nm,这说明随着工作温度的升高,纳米纤维的平均直径呈现减小趋势。

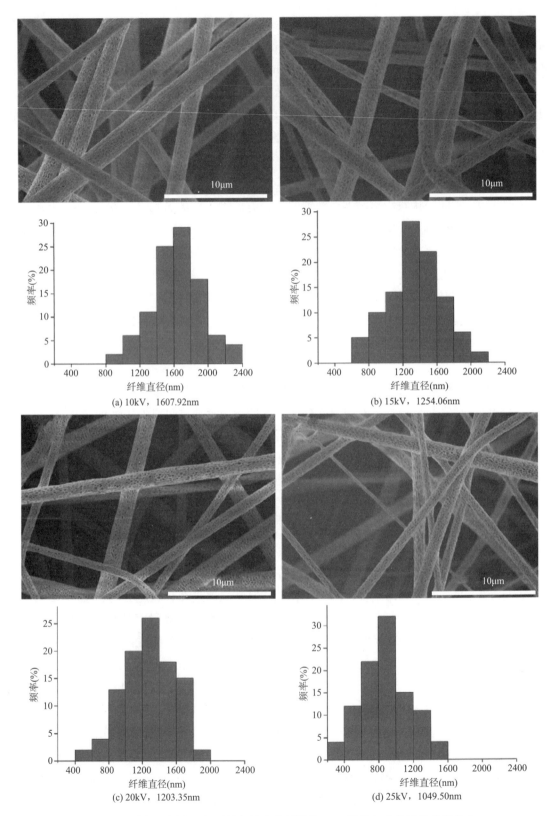

(a) 10kV，1607.92nm

(b) 15kV，1254.06nm

(c) 20kV，1203.35nm

(d) 25kV，1049.50nm

图 1-14　施加不同电压得到的电纺多孔纤维的 SEM 图及相应的平均直径分布

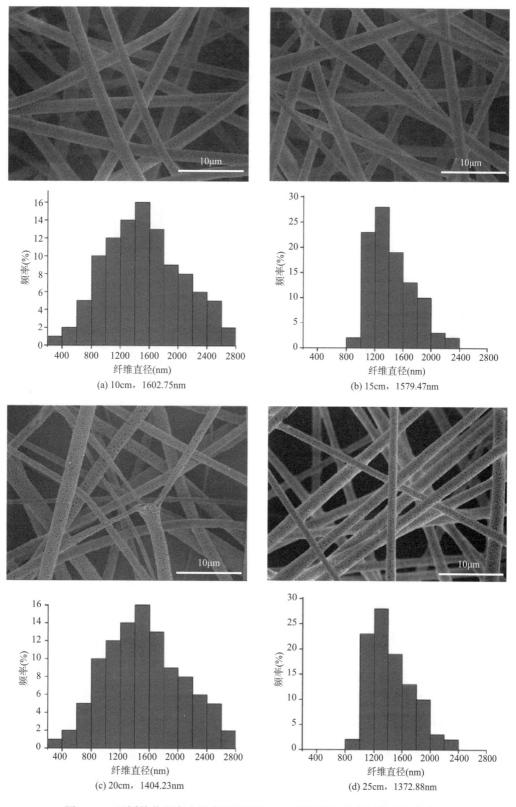

图 1-15　不同接收距离电纺多孔纤维的 SEM 图以及相应的平均直径分布图

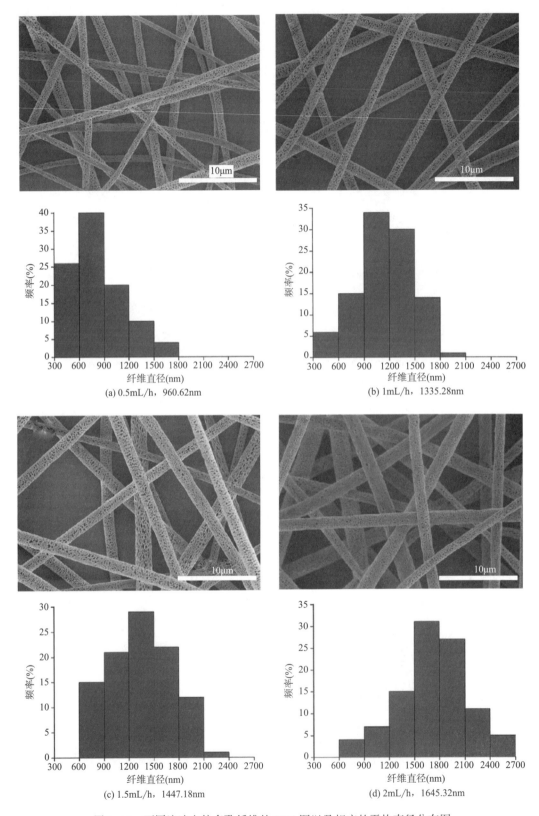

图1-16　不同流速电纺多孔纤维的 SEM 图以及相应的平均直径分布图

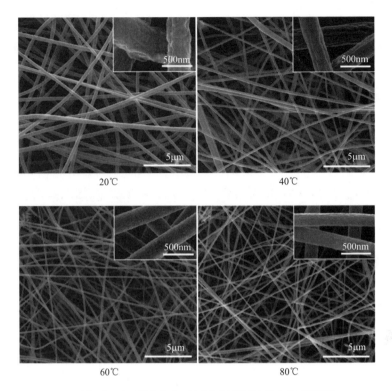

(a) 不同工作温度下制备的聚乙烯醇纳米纤维的扫描电子显微镜图

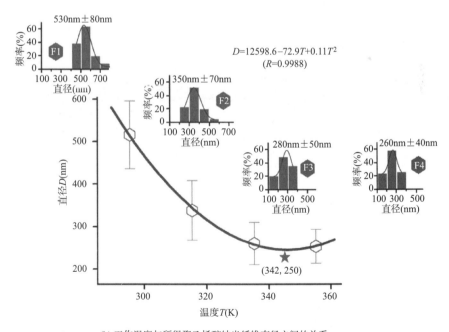

(b) 工作温度与所得聚乙烯醇纳米纤维直径之间的关系

图 1-17 温度对静电纺纳米纤维形态的影响

（9）环境湿度

静电纺丝环境的湿度可能对静电纺过程中的聚合物溶液有影响。一般来说,较低的湿度有利于静电纺丝,然而在非常低的湿度下,由于蒸发速度快,挥发性溶剂可能会迅速干燥,溶剂的挥发速度可能比其从针头移出的速度快,这可能导致针头被堵塞,静电纺丝过程只能持续几分钟。相反,其他条件正常且湿度较高时,静电纺丝过程中溶剂的挥发受到抑制,射流的固化速率减缓,此时水会浓缩在纤维表面,从而影响纤维形态,特别是溶于易挥发溶剂中的聚合物进行静电纺时,纤维容易受此影响。因此,在特定聚合物溶液的静电纺丝过程中需要控制好环境湿度。Dekel[50]等研究了不同的相对湿度对静电纺纳米纤维形态的影响。实验结果发现,当静电纺丝过程的相对湿度 RH_{ES} 为 20% 时,电纺高聚物纤维大多是平皮带,这主要是由于在此湿度下溶液会快速蒸发,在纤维上形成早期表皮,表皮防止纤维均匀收缩并最终塌陷成带状[图1-18(a)]。当 RH_{ES} 为 30% 时,可以观察到更显著的分支效应[图1-18(b)];而在 RH_{ES} 为 40% 和 50% 时,纤维呈现光滑的圆柱形,没有任何可见的分支[图1-18(c)和(d)]。相应地,纤维直径分布进一步证实了静电纺丝高聚物的分支效应,结果显示 RH_{ES} 为 20%、40% 和 50% 时得到的静电纺纳米纤维的直径分布是单峰的;而在 RH_{ES} 为 30% 时,可以清楚地看到双峰直径分布,分支(小纤维)的直径在 80~180nm。

（10）辅助气体

静电纺丝时,包括环境空气在内的辅助气体的温度、湿度和流速等会通过影响溶剂的蒸发从而影响静电纺丝过程,影响纳米纤维的形态。在静电纺丝过程中通常使用真空泵吸收废溶剂,并且使用热空气来加速纺丝溶液中溶剂的蒸发。如果在静电纺中使用氧敏感聚合物,则需要使用惰性气体(如 N_2、CO_2、Ar_2 等)填充纺丝室,以防止聚合物的氧化,同时避免过高电压导致空气被击穿,确保静电纺丝安全。

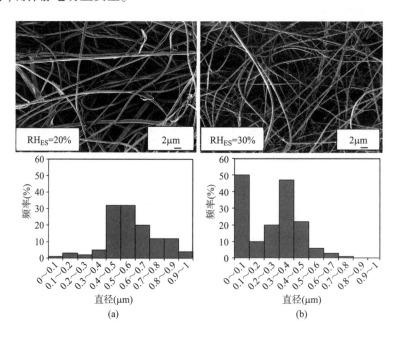

(a)　　　　　　　　　　　　　(b)

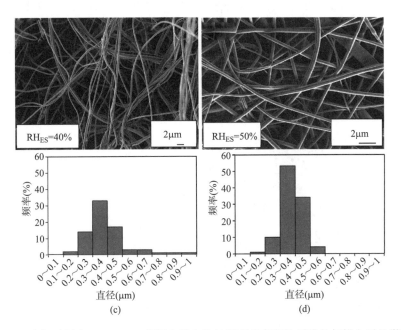

图 1-18　在相对湿度 20%～50% 范围内静电纺丝得到的高聚物纤维的扫描电子显微镜图以及相应的纤维平均直径分布图[50]

1.2　纳米纤维的表征

了解纳米纤维的基本性能(如形态、分子结构和力学性能),对于科学理解纳米纤维以及有效设计和使用纳米纤维材料至关重要。在制造工艺中,需要对纳米纤维的组成、结构和物理性能进行表征,以评估所生产的纳米纤维是否适用。在静电纺丝等工艺中,各种生产参数的评估是实现纳米纤维商业化生产的关键步骤。许多用于表征传统工程材料的常见技术均已用于表征纳米纤维。下面介绍纳米纤维的结构、化学性能、力学性能、热性能和其他性能的一些表征技术。

1.2.1　纳米纤维的结构表征方法

纳米纤维的形貌表征技术有光学显微镜、扫描电子显微镜、透射电子显微镜、原子力显微镜、扫描隧道显微镜、X 射线衍射等。这些方法可以表征纳米纤维的形态特征、分子结构以及纤维的直径、孔径和孔隙度等。

1.2.1.1　光学显微镜

光学显微镜(OM)能够利用可见光和物镜系统对小样本进行图像放大。光学显微镜的分辨率由以下公式表示:

$$R = 0.61\lambda/(n\sin\alpha) = 0.61\lambda/(NA)$$

式中:R 为图像的分辨率;λ 为白光波长;n 为折射率;α 为折射角;NA 为数值孔径。

光学显微镜的最佳分辨率是 200nm。一般来说,利用光学显微镜可以较准确地表征纳米纤维的直径、直径分布、取向、形态等几何特性。例如,Wang[51] 等通过光学显微镜研究发现,随着壳聚糖(CS)含量增加,溶液黏度增加,导致聚乙烯醇—乙烯共聚物(PVA-co-PE)纳米纤维分散体中不能形成稳定的液体泡沫(图 1-19)。

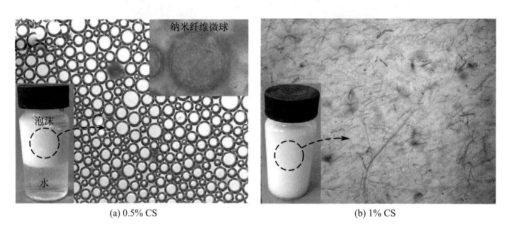

(a) 0.5% CS   (b) 1% CS

图 1-19 不同浓度 CS 乳化后的 PVA-co-PE 纳米纤维分散体的光学显微镜照片

1.2.1.2 扫描电子显微镜

扫描电子显微镜(SEM)是利用聚焦电子束在样品表面扫描时激发出来的各种物理信号来调制成像的,因此 SEM 能够显示样品表面的高分辨率图像。与光学显微镜相比,扫描电镜具有更高的分辨率、更大的景深以及对样品表面形貌的敏感性,能更好地显示样品的微观结构。

SEM 测试时,对于导电性较好的样品可以直接观察,对于非导电性样品需要在样品表面蒸镀导电性能好的金碳等导电薄膜层,以免产生严重的荷电现象影响对样品的观察。近年来,扫描电镜已成为应用最广泛的技术之一,并被用于测量纤维直径和研究纤维的形态特征[52-53]。纳米纤维样品在用扫描电镜观察之前必须干燥并喷金,纳米纤维的一般制样过程如图 1-20 所示。例如,Wang[54] 等将熔融挤出相分离制备的热塑性 PVA-co-PE 纳米纤维纱线进行扫描电子显微镜表征,结果显示,制备的纳米纤维的平均直径为 0.75μm±0.2μm(图 1-21)。

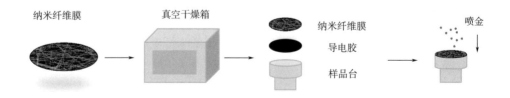

图 1-20 纳米纤维样品 SEM 测试前制样过程示意图

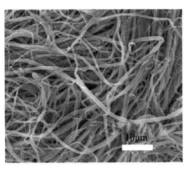
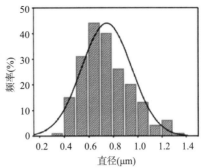

图 1-21　PVA-co-PE 纳米纤维的 SEM 图像及其直径分布

1.2.1.3　透射电子显微镜

透射电子显微镜(TEM),采用电子束作照明源,电磁透镜聚焦成像。电子束穿过样本并形成图像,图像放大并出现在荧光屏或一层摄影胶片上,或者被传感器件检测到。

和扫描电镜一样,透射电镜可以用来表征纳米纤维的几何性质,如纤维直径、直径分布、纤维取向和纤维形态(如横截面形状和表面粗糙度)。透射电镜测试时不需要样品处于干燥状态,因此,在透射电镜下可以直接观察到聚合物溶液电纺的纳米纤维,透射电镜也可用于研究复合纳米纤维中纤维的排列。例如,McCullen[55]等利用透射电镜研究了多壁碳纳米管(SWNTs)在聚氧酸(PLA)纳米纤维中的存在和排列。图 1-22(a)显示多壁碳纳米管(SWNTs)嵌入并排列在 PLA 纳米纤维中,图 1-22(b)显示了嵌入聚丙烯腈(PAN)纳米纤维中的定向多壁碳纳米管。

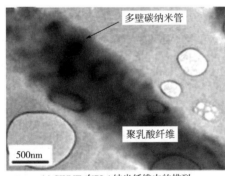
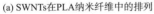
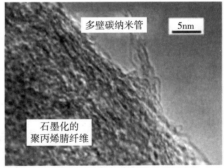

(a) SWNTs在PLA纳米纤维中的排列　　　　(b) 嵌入PAN中的定向SWNTs

图 1-22　纳米复合纤维的透射电子显微镜图

1.2.1.4　原子力显微镜

原子力显微镜(AFM),也称为扫描力显微镜,是一种高分辨率的扫描探针显微镜。原子力显微镜由 Binnig、Quate 和 Gerber 在 1986 年发明,是在纳米尺度上成像、测量和操纵物质的最重要工具之一[56]。

根据针尖和样品相互作用方式的不同,AFM 测试有接触模式、非接触模式和点击模式三种工作模式(图 1-23)。接触模式中,扫描过程中针尖和样品保持近距离接触,利用原子间的排斥力,扫描速度快,可以获得“原子分辨率”图像。但此种模式中,针尖在样品表面“拖行”时会产生很大的侧面摩擦力。非接触模式中,针尖与样品分离,横向分辨率低。非接触模式通常仅用于非常怕水的样品,吸附液层必须薄,如果太厚,针尖会陷入液层,引起反馈不稳,刮擦样品。点击模式中,悬臂振荡,针尖周期性短暂接触、点击样品的极小一点。这种模式中,针尖和样品的接触时间极短,针尖在样品表面扫描时侧面摩擦力极大减小,很好地消除了横向力的影响,降低了由吸附液层引起的力,图像分辨率高,该模式适用于观测质软、易碎或胶黏性样品,不会损伤其表面。

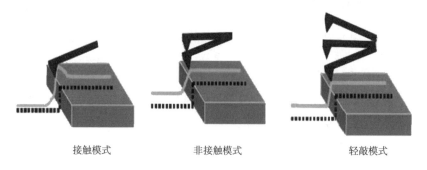

接触模式　　　　　　非接触模式　　　　　　轻敲模式

图 1-23　AFM 测试的三种模式示意图

与扫描电镜和透射电镜类似,原子力显微镜可以用来表征纳米纤维的几何性质,如纤维直径、直径分布、纤维取向和纤维形态(如横截面形状和表面粗糙度)。然而,用原子力显微镜精确测量纳米纤维直径需要相当精确的程序。由于原子力显微镜尖端的几何形状,这些纤维一般看起来比实际直径大[57]。为了使测量更加精确,通常选择在表面上相互交叉的纤维,以下层纤维的上部水平切线作为参考,将该参考上方的垂直距离看作是上层纳米纤维的精确直径[58]。例如,维多利亚大学的 Ian Manners 教授[59]通过原位溶液相原子力显微镜探索了表面限制种子嵌段共聚物纳米纤维的"活"生长。Ian Manners 等使用 AFM 对位于 Si 表面的固定种子中 BCP 纳米纤维的生长进行了详细研究,确定了生长发生的不同阶段(图 1-24)。

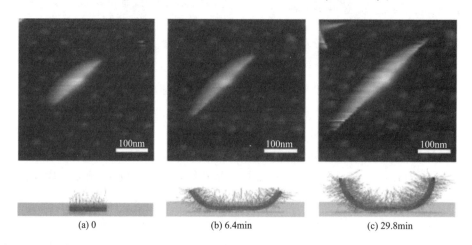

(a) 0　　　　　　　(b) 6.4min　　　　　　(c) 29.8min

图 1-24　不同时间下溶液中生长的纤维状胶束的原子力显微镜图及胶束生长状态的卡通示意图

1.2.1.5　扫描隧道显微镜

扫描隧道显微镜(STM)利用隧道电流来探测材料的状态密度,是一种在原子水平上观察材料表面的强大技术。STM 具有良好的分辨率,其横向分辨率是 0.1nm,深度分辨率是 0.01nm。扫描隧道显微镜不仅可以在超高真空中使用,还可以在空气和各种其他液体或气体环境中使用,使用温度范围可以从接近零到几百开尔文。

扫描隧道显微镜技术主要用于提供纳米材料表面形貌的直接三维成像。尽管目前利用扫描隧道显微镜(STM)表征纳米纤维的文献很少,但 STM 是研究功能化纳米纤维表面改性和形貌的一种强有力的技术,它有助于理解纳米纤维的界面反应。此外,已经证明 STM 能够按设计的方式移动和排列原子,这显示出利用 STM 来移动纳米纤维和设计纳米结构的潜力。

1.2.1.6　X 射线衍射

X 射线衍射(XRD)物相分析是基于多晶样品对 X 射线的衍射效应,对样品中各组分的存在形态进行分析测定的方法,可以解决与固体晶体结构有关的所有问题,包括各组分的结晶情况、晶相、晶体结构、各种元素在晶体中的价态及成键状态等。

X 射线衍射技术对材料是非破坏性的,也不需要复杂的样品制备,因此在包括纳米纤维在内的材料表征中被广泛应用。例如,Choi[60] 等通过 XRD 分析法对电纺聚乙烯吡咯烷酮(PVP)/金属硝酸盐复合纳米纤维样品的结晶结构进行了探讨。图 1-25 显示了不同组分的前体溶液得到的三种 PVP/金属硝酸盐复合纳米纤维在 750℃ 下煅烧 4h 后的衍射图。由图可知,虽然聚合物含量不同,但是三个样品的结晶结构的衍射图案相同,都在(220)、(131)、(040)、(242)、(151)、(404)和(444)处显示出特征衍射峰,这证实了尖晶石结构的形成。

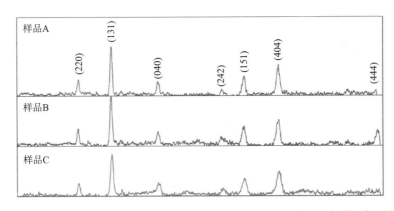

图 1-25　在 750℃下煅烧的 PVP/金属硝酸盐复合纳米纤维的 X 射线衍射图谱

1.2.2　纳米纤维的化学性质表征方法

傅里叶变换红外光谱(FTIR)、拉曼光谱和核磁共振光谱等可以对纳米纤维样品的表面官能团、价键结构、3D 结构详细信息等进行表征。

1.2.2.1　傅里叶变换红外光谱

红外光谱采用红外光进行测定,由于红外光只能激发分子内转动和转动能级的跃迁,所以红外吸收光谱主要是通过测定这两种能级跃迁的信息来研究分子结构。红外区按照波长可以分为近红外区(0.78~2.5μm)、中红外区(2.5~25 μm)和远红外区(25~1000 μm)三个区域。化学键振动的倍频和组合频大多出现在近红外区,许多无机化合物和绝大多数有机化合物的化学键振动跃迁光谱均出现在中红外区,金属有机化合物中金属有机键的振动、许多无机键的振动、晶架振动以及分子的纯转动光谱均出现在远红外区。因此,红外光谱在化合物结构的确定中发挥着非常重要的作用。

通过红外光谱进行物质表征时,需要从谱带数目、吸收带位置、谱带形状和强度等多方面来考虑。图 1-26 是一些常见基团的特征频率位置。

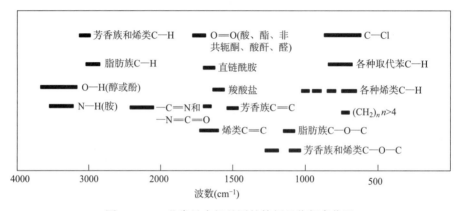

图 1-26　一些常见有机基团的特征吸收频率位置

傅里叶变换红外光谱技术已广泛用于研究纳米纤维的结构变化。例如,Wang[51] 等用傅里叶变换红外光谱研究了纳米纤维反应前后的特征峰变化。从图 1-27 可以看到,与初始的

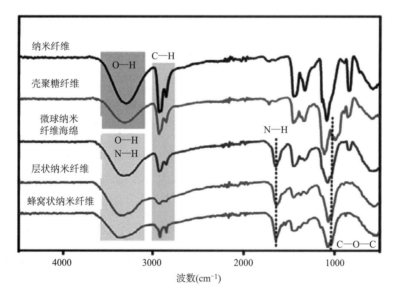

图 1-27　PVA-co-PE NFs 和戊二醛、壳聚糖、聚乙烯亚胺反应后得到的
不同类型复合纳米纤维的 FTIR 图[51]

PVA-co-PE NFs 相比,反应后的纳米纤维在 1033cm^{-1} 和 1659 cm^{-1} 处出了新的特征吸收峰,这些峰是由于醚键的伸缩振动和—N ═的伸缩振动,分别表明羟基和氨基已经成功与醛基交联。

1.2.2.2 拉曼光谱

拉曼光谱技术是基于分子对光的散射,光散射频率位移和分子的能级跃迁有关,因此拉曼光谱技术是分子价键结构分析的重要手段。

由于分子中的化学键具有特定的振动信息,即"分子指纹",因此拉曼光谱通常用于研究材料的化学结构,有机分子的指纹区一般在 500~2000cm^{-1}。与 FTIR 一样,拉曼光谱能够显示样品的构象和化学键的变化。

拉曼光谱技术可用于纳米纤维材料的表征。例如,Ko 等[56]用拉曼光谱比较了纺前和纺后纤维的结构变化。从图 1-28 的拉曼光谱中可以看到,复合纳米纤维的拉曼光谱中出现了单壁碳纳米管(SWNTs)的所有典型特征峰,这说明 SWNTs 成功复合到了聚丙烯腈(PAN)和聚乳酸

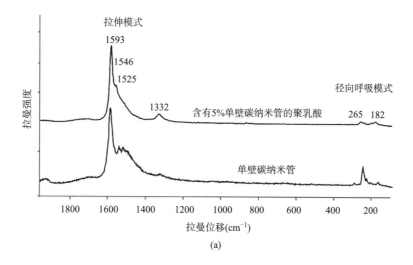

(a)

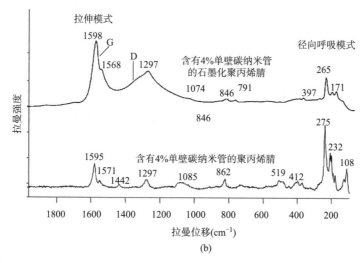

(b)

图 1-28　复合纳米纤维的拉曼光谱[56]

（PLA）纳米纤维中。图（a）所示为使用514.5nm激发波长获得的原始SWNTs和含有5wt%SWNTs的PLA的拉曼光谱图,图（b）所示为使用780nm激发波长获得的含有4wt% SWNTs的PAN在石墨化前后的拉曼光谱图。

1.2.2.3 核磁共振

核磁共振（NMR）是交变磁场与物质相互作用的一种物理现象,是基于原子尺度的量子磁物理性质。核磁共振波谱可用于获取有关分子的物理、化学、电子和结构的信息;目前该技术被广泛用于研究高分子链的结构,可以得到关于高分子链聚合物构型、序列分布、支化结构的长度和数量以及共聚物组成等信息。

对于静电纺丝纳米纤维的表征,核磁共振可以测定特定核的各种坐标位置和局部环境。例如,Ohgoet[61]等使用[13]C固体核磁共振来鉴定初纺和化学处理后的家蚕丝的结构,如图1-29所示。

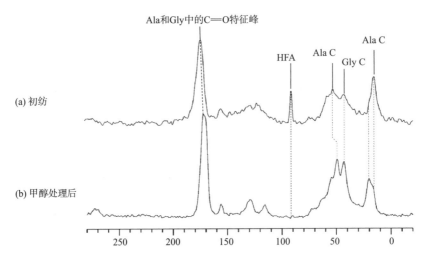

图1-29　初纺和甲醇处理后制备的家蚕丝的[13]C固体核磁共振谱图[61]

1.2.3 纳米纤维的力学性能表征方法

材料的力学性能描述了它们对施加的载荷和位移的特征响应。根据载荷的施加方式,材料有不同的变形模式:拉伸、压缩、弯曲、剪切、扭曲。由于纤维和纤维集合体是一维结构,因此施加载荷的主要形式是拉伸,在此只讨论纳米纤维的拉伸测试。

对横截面积为$A(m^2)$的纤维进行轴向拉伸试验,施加力$F(N)$,与初始试验长度l相比,纤维的伸长为Δl,其标称应力$\sigma(Pa)=F/A$。

对于纤维而言,比应力σ_{sp}通常用标称应力除以纤维的线性密度$(\rho_1,g/cm^3)$来表示,两者之间的换算方式为:

$$\sigma_{sp}=\frac{\sigma}{\rho_1}$$

有载荷—伸长率(F—Δl)曲线和应力—应变(σ—ε,其中 $\varepsilon=\Delta l/l$)曲线两种类型的曲线。从应力—应变曲线中得到的有用参数是初始模量 E、强度(失效应力 σ_f)、失效应变和韧性 ε_f。屈服点(Y)被定义为应力—应变曲线上材料开始塑性变形的点,屈服点的强度称为屈服强度。在屈服点之前,材料发生弹性变形,初始模量可以根据胡克定律计算:

$$E=\frac{\mathrm{d}\sigma}{\mathrm{d}\varepsilon}$$

屈服点以上的变形,即所谓的塑性变形,是不可恢复的,材料也不会恢复到原来的形状。纤维和纤维集合体通常没有明显的屈服点,Meredith 建议将屈服点定义为曲线的切线与连接原点和断点的直线平行的点[图 1-30(a)];Coplan 表示屈服点发生在切线原点与切线具有最小斜率的交点所给出的应力处[图 1-30(b)],当屈服区之上和之下都有相当多的线性区域时,切线的交点也可以作为屈服点[62]。

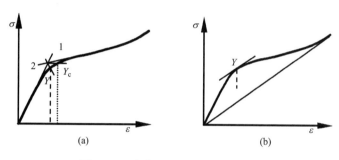

图 1-30　应力—应变曲线的屈服点

韧性可以通过测量应力—应变曲线下的面积来确定,韧性描述的是材料断裂前单位体积内的机械变形能,即吸收机械能或动能直至失效的能力。它的数学描述是:

$$K=\frac{能量}{体积}$$

1.2.4　纳米纤维的热学性质分析方法

通常使用的热分析方法有:差热分析(温差)、热重分析(TGA、质量)、差示扫描量热法(DSC、温差)、热机械分析(TMA、尺寸)、膨胀测量法(DIL、体积)、动态力学分析(DMA、机械刚度和阻尼)、介电热分析(DEA、介电常数和损耗因子)、析出气体分析(EGA、气体分解产物)和热光分析(TOA、光学性质)。此处主要介绍应用最多的热重分析法和差示扫描量热法。

1.2.4.1　热重分析法

热重分析法(TGA)是指在程序控制温度下测量待测样品的质量与温度变化关系的一种热分析技术。用来研究材料的热稳定性和组分,有时被称为热重分析仪。在这里,定义为样品的质量变化而不是重量变化,主要是由于在磁场作用下强磁性材料达到居里点时,虽然无质量变化,却有表观失重。而热重分析则指观测试样在受热过程中实质上的质量变化。热重分析所用的仪器是热天平,热天平包括天平、炉子、程序控温系统、记录系统等几个部分(图 1-

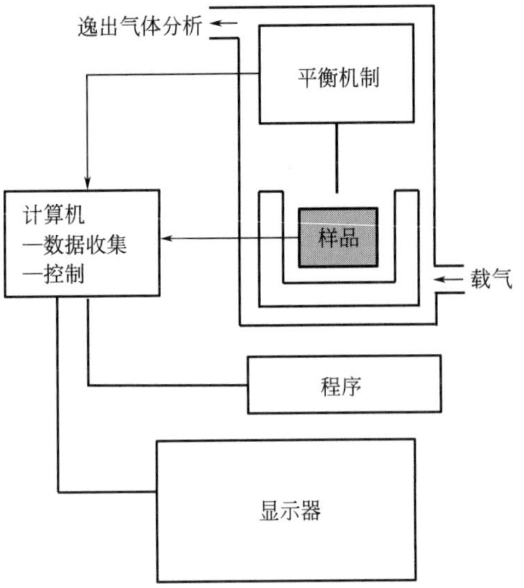

图 1-31　热天平示意图

31)。它的基本原理是,样品重量变化所引起的天平位移量转化成电磁量,这个微小的电量经过放大器放大后,送入记录仪记录;而电量的大小正比于样品的质量变化量。当被测物质在加热过程中有升华、汽化、分解出气体或失去结晶水时,被测物质的质量就会发生变化。

TGA 实验的结果可以用多种方式呈现,通常以质量或质量百分数作纵坐标(y 轴),以温度或时间作横坐标(x 轴)。当以时间为横坐标时,需要绘制温度随时间变化的第二条曲线来说明在此过程中所使用的温度程序。TGA 实验中,通过使用空气或氧气的气氛,可以确定聚合物的氧化和降解条件;对于更复杂的材料,如复合聚合物,不能立即通过 TG 曲线来解释发生的确切反应,但可以判断其他重要信息(如键合)。例如,Kim 等[63]研究了聚(乙烯醇)/硅复合纳米纤维(PVA/Si)的热重曲线。如图 1-32 所示,纯 PVA 纤维呈现两个损耗步骤,他们认为 350℃和 450℃左右的失重分别反映 PVA 侧链和主链的分解情况。对于 PVA/Si 复合纤维,可以观察到三个降解步骤,第一步在 50~300℃,第二步在 300~ 400℃,第三步在 400℃以上。第一步失重过程与吸收水分的损失和/或与捕获溶剂的蒸发有关(H_2O 或来自合成硅的原料正硅酸乙酯中的 C_2H_5OH),与组成无关。第二个失重过程对应于 PVA 聚合物侧链脱水降解,其分解温度在 350℃左右。第三个失重过程中,聚合物残基在 450℃左右进一步降解,对应于 PVA 主链的分解。上述结果显示,随着二氧化硅含量的增加,降解温度逐渐不明确,这表明聚合物和二氧化硅之间形成了键合。

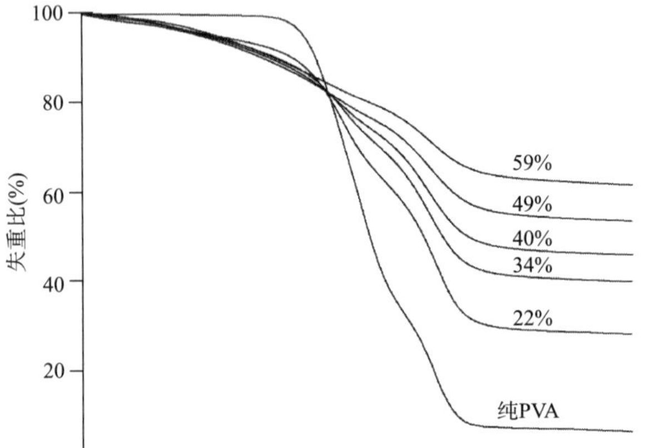

图 1-32　不同硅含量(质量分数)的各种 PVA/Si 纤维的 TG 曲线[63]

1.2.4.2　差示扫描量热法

差示扫描量热法(DSC)是一种热分析技术,这种技术在程序控制温度下,测量输入试样和参比物的功率差(如以热的形式)与温度的关系。样品和参比样品在整个控制温度程序中保持在几乎相同的温度,然后根据程序设定的(参考)温度记录样品和基准的独立电源的差异。一般来说,在对 DSC 分析的温度程序进行设计时,样品支架的温度随时间线性增加,且参考样品在被扫描的温度范围内应该有明确的热容。差示扫描量热仪记录得到的曲线称 DSC 曲线,它以样品吸热或放热的速率,即热流率 dH/dt(单位 mJ/s)

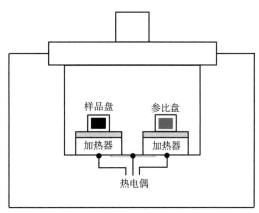

图 1-33　差示扫描量热法的设备示意图

为纵坐标,以温度 T 或时间 t 为横坐标,可以测量多种热力学和动力学参数,如比热容、反应热、转变热、相图、反应速率、结晶速率、高聚物结晶度、样品纯度等。差示扫描量热法的设备示意图如图 1-33 所示。通过观察试样和参考样品之间的热流差异,差示扫描量热仪能够测量在物理转变(如相变)过程中吸收或释放的热量。DSC 还可用于观察更细微的相变,如玻璃化转变。DSC 实验得到热流量随温度或时间的变化曲线。DSC 曲线可以用来计算相变焓,计算公式为:

$$\Delta H = KA$$

式中:ΔH 为相变焓;K 为量热常数;A 为曲线下的面积。

量热常数因仪器的不同而不同,可以通过分析已知相变焓的样品来确定。

差示扫描量热法技术被广泛应用于检测聚合物的组成以及聚合物的结晶度百分比。聚合物中的杂质可以通过检查热分析图的异常峰来确定。例如,Chu 等[64]研究了室温下真空干燥的半结晶聚左旋乳酸(PLLA)树脂和静电纺丝 PLLA 膜,以及在 220℃融化后再用冰水迅速淬火后的 PLLA 膜的 DSC 热谱图(图 1-34)。实验结果发现,PLLA 结晶度为 35.5%,而静电纺的

PLLA 膜几乎没有结晶度。静电纺丝膜在 103℃处显示出较大的结晶峰,但淬火样品在相同的升温速率(20℃/min)下进行的温度扫描中没有出现明显的结晶峰,这说明电纺膜在加热过程中的冷结晶增强,这可能与链取向有关。玻璃化转变温度的降低可以归因于以空气为增塑剂的电纺膜的比表面积非常大,静电纺 PLLA 膜的结晶度很低,说明大部分链处于非晶态。这是因为在静电纺丝后期,拉伸链在高延伸率下的快速凝固过程链阻碍了结晶度的发展,导致没有时

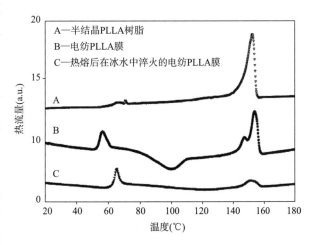

图 1-34　不同工艺处理后 PLLA 的 DSC 热谱图[64]

间形成晶态。

1.2.5 纳米纤维的其他性质分析方法

1.2.5.1 湿润性和接触角

润湿是固体界面由固—气界面转变为固—液界面的现象,而润湿性是指一种液体在一种固体表面铺展的能力或倾向性,润湿性是纳米纤维的重要特性。

当一滴水停留在水平膜上时,水滴将采取介于完全铺展在膜表面上和轻轻停留在膜表面上形成圆形水滴两种状态之间,图 1-35 显示了固体表面润湿的示意图。液滴在固液接触边缘的切线与固体平面间的夹角称为接触角 θ。接触角最小为 0°,最大为 180°,接触角越小,表明材料的润湿性越好。接触角小于 90° 时,材料表面为亲水性;接触角接近 90° 时,材料表面呈中性润湿;接触角大于 90° 时,材料表面是疏水的。

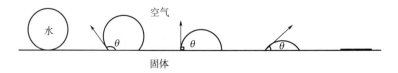

图 1-35　固体表面润湿示意图

纳米纤维材料的润湿性可以通过接触角测试获得。接触角测量仪能够记录液体接触材料表面过程中的完整液滴形状的动态过程,可测量蒸馏水或各种溶剂对材料的接触角(图 1-36)。例如,采用接触角测量仪对己酰氯改性后的酯化棉纤维的润湿性进行测试,从图 1-37 接触角测量仪捕获到的图像可以看到,随着棉纤维表面酯化程度的增大,棉纤维的水接触角从 0° 变为 123°,这说明酯化后棉纤维逐渐从亲水表面转变为疏水表面。

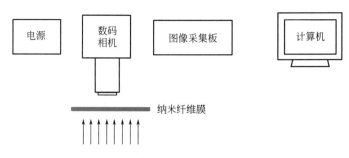

图 1-36　纳米纤维膜的润湿性测试系统

1.2.5.2 导电性

材料导电性测量即试样的电阻测量。根据试样的几何尺寸和电阻值就可以算出其电导率。电阻测量的常用方法有单电桥法、双电桥法、电位差计测量和直流四探针法。

单电桥法一般适用于测量 $10^2 \sim 10^6 \Omega$ 的电阻,双电桥法一般适用于测量小电阻($10^{-1} \sim 10^{-6} \Omega$)。电位差计测量法广泛应用于金属合金的电阻测量,可测量试样的高温和低温电阻,还

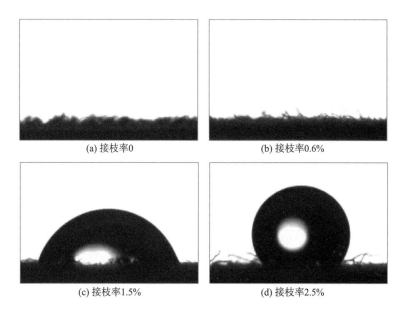

(a) 接枝率0　　　　　　　　　　　　(b) 接枝率0.6%

(c) 接枝率1.5%　　　　　　　　　　　(d) 接枝率2.5%

图 1-37　己酰氯改性后具有不同接枝率的棉纤维的水接触角

可以测量电位差、电流和电阻,精度比双桥法更高。四探针法可以测量任何半导体材料的电阻率,四探针系统被广泛应用于纳米纤维膜电导率测定方面。当被测电阻相对较低,或者探头或触头的电阻相对较高时,采用直流四探针法会得到更准确的结果。

1.2.5.3　电化学性能

电化学测试技术是材料科学研究的重要手段之一,此处主要介绍两种最常见的电化学性能测试方法:伏安法和计时电势分析法。

（1）伏安法

伏安法是一种电化学式分析方法,是一种较普遍的测量电阻的方法,根据指示电极电位与通过电解池电流之间的关系,而获得分析结果。伏安法分为线性扫描伏安法和循环伏安法两种。

在线性扫描伏安法(LSV)中,将线性电位扫描(电位与时间为线性关系)施加于电解池的工作电极和辅助电极之间。电压扫描过程中,可以将电流响应绘制成电压的函数,记录的线性扫描伏安图的特征取决于包括电子转移反应的速率、电活性物质的化学反应活性和电压扫描速率等许多因素。例如,Choi[65]等使用线性扫描伏安法测定静电纺丝聚偏氟乙烯(PVDF)纳米纤维膜的电化学稳定性。该测量采用三电极电化学电池完成,包括一个镍工作电极、一个锂参考电极和一个反电极。测量在室温下进行,扫描电位在 2.0～5.0V,扫描速率为 1mV/s。由图 1-38 得到的结果可知,PVDF 纳米纤维电解质的氧化峰在 4.5V 左右,比自由液体电解质在3.9V 处的氧化峰高 0.6V。

在循环伏安法(CV)中,控制电极电势以不同的速率,随时间以三角波形一次或多次反复扫描,电势范围是使电极上能交替发生不同的还原和氧化反应,并记录电流—电势曲线。应用循环伏安法进行测定时,被研究的分析物必须具有氧化还原活性。当分析物在正向扫描时被还原

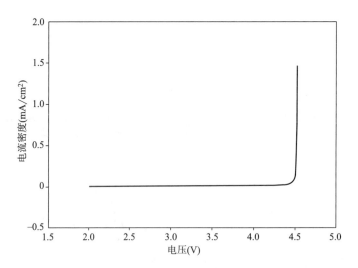

图 1-38　PVDF 纳米纤维电解质的线性扫描伏安图[65]

或氧化，然后在逆向扫描时以可预测的方式被再氧化或再还原，将获得可逆波。例如，Fayemi[66]等利用循环伏安法证明了用聚丙烯腈/氧化铁复合纳米纤维（PAN/Fe₃O₄）改性的丝网印刷碳电极（SPCE-PAN/Fe₃O₄）表面氧化还原反应的发生。从图 1-39 可以看出，在以 25～300mV/s 的扫描速率进行测定时，扫描速率的增加导致电流响应的增加，并且观察到电势在阳极向右移动和阴极向左移动，这说明改性电极表面确实发生了氧化还原反应。

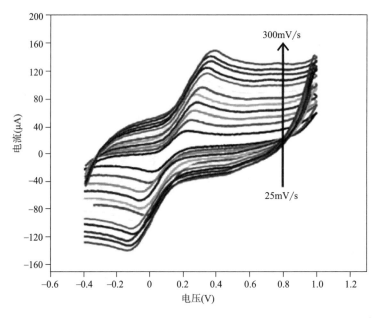

图 1-39　5mM 六氰基铁酸钾（Ⅲ）溶液中 SPCE-PAN/Fe₃O₄ 的循环伏安图[66]

（2）计时电势分析法

计时电势法（CP），是指在电极上施加一恒定的电流值，电极电势将随电极表面的电活性物质氧化—还原对的浓度比值随时间发生变化而改变,得到"S"形的电势—时间曲线。当电活性物质的扩散速率不足以维持恒定的电流时,电势将急剧改变。从施加恒电流到电势发生急剧改变的这段时间称为过渡时间,它与电活性物质的浓度和扩散系数有关。电势—时间曲线的形状则与电极反应的可逆性有关。计时电势法是研究电化学存储和能量转换装置(如燃料电池、电池和超级电容器)的常用方法。例如,Wang[67]等构建了一个双电极电池,采用计时电势法对电纺聚丙烯腈/聚甲基丙烯酸甲酯(PAN/PMMA)基多孔碳纳米纤维垫构成的电极材料的电化学性能进行了评估。由图1-40可知纯PAN基多孔碳纳米纤维垫电极的放电时间为149.2s,添加PMMA后多孔碳纳米纤维垫电极的放电时间延长,并且质量比为7:3的PAN/PMMA基多孔碳纳米纤维垫电极的放电时间最长,可达281s。

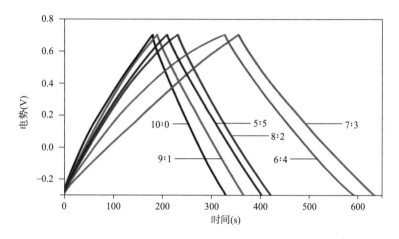

图1-40　在固定电流密度0.5A/g下不同质量比的PAN/PMMA基
多孔碳纳米纤维垫的恒电流充放电曲线[67]

1.2.5.4　磁学性质

当向材料施加一个外磁场H时,材料会通过产生磁通来响应磁场,即材料会被磁化。磁场与磁通密度的关系,称为磁感应强度B:

$$B=\mu H=\mu_0(H+M)$$

式中:μ_0为自由空间的磁导率;μ为绝对磁导率;M为磁化强度。

通过定义磁化率χ来描述磁化与磁场的关系:

$$M=\chi H$$

则

$$\mu=\mu_0(1+\chi)$$

在大多数材料中,磁导率非常接近于1,$\mu<1$的材料是反磁性的,$\mu>1$的材料是顺磁性的。

振动样品磁强计(VSM)系统通过记录磁场、温度和时间的函数来测量材料的磁性,适用于各种磁性材料(粉末、固体、液体、单晶和薄膜样品)的测量。该技术在铜检测线圈的梯度区域中以低频(如80Hz)振动样品,并使用锁定放大器来检测响应,该仪器能够实现至$10^{-9}A \cdot m^2$

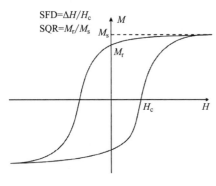

图 1-41 铁磁材料的典型磁滞回线

左右的二次平均灵敏度。VSM 灵敏度和准确度高、速度快,是目前应用最广泛的材料磁性表征仪器。通过测量磁滞回线可以得到磁化强度与外加磁场 H 的关系,从磁滞回线中可以获得表征材料磁性能的参数,如饱和磁化强度 M_s、谐振峰值 M_r、矫顽力 H_c、矩形比 SQR(M_r/M_s)、曲线的斜率 μ 以及开关场分布 SFD($\Delta H/H_c$)。图 1-41 是铁磁材料的典型磁滞回线。矫顽力 H_c 是指饱和后磁化强度降为零所需的磁场,是磁性薄膜的一个非常复杂的参数,它与反转机制和磁性微结构,即微晶的形状和尺寸、边界的性质以及表面和初始层性质等有关。

例如,Wang[68] 等测量了不同温度煅烧的 $CoFe_2O_4$ 纳米纤维的磁性能,磁滞回线如图 1-42 所示。结果表明,随着决定纤维磁性能的 $CoFe_2O_4$ 纳米颗粒的减少,这些纤维的饱和磁化强度随煅烧温度的降低而降低;纳米纤维的矩形比 SQR 也随着温度的升高而增大,500℃煅烧的纳米纤维的矩形比为 0.75,600℃煅烧的纳米纤维的矩形比与理论值 0.83 相当,700℃ 和 900℃ 煅烧的纳米纤维的矩形比分别为 0.86 和 0.89,均高于理论值。上述这些结果说明,这种一维纳米纤维结构由具有立方磁各向异性、随机取向的等轴粒子组成。

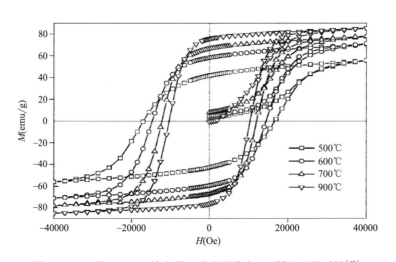

图 1-42 电纺 $CoFe_2O_4$ 纳米带和纳米纤维在 2K 低温下的磁性[68]

1.3 纳米纤维的应用

纳米纤维的高比表面积,使其具有显著改进现有技术和在新领域应用的潜力。纳米纤维已被广泛应用于生物传感、抗菌、药物控释、生物医用敷料以及组织工程支架领域。

（1）生物传感

纳米纤维技术的迅速发展为微型化生物传感器的设计和制造提供了新思路。纳米纤维的高比表面积，可有效放大生物检测信号，显著提高生物传感器的灵敏度、准确性和特异性[69-73]。基于纳米纤维的生物传感器已经成为医学中直接、敏感和快速分析诊断的最强大的技术之一。

（2）抗菌

纳米纤维的高比表面积、高孔隙率以及易于功能化等优点，使其在抗菌领域表现出极大的应用潜能。自 2004 年首次报道抗菌纳米纤维材料以来，抗菌纳米纤维便成为抗菌材料研究的热点，得到了极大的关注[74-76]。

（3）药物控释

纳米纤维的原料选择广泛，可生物降解或不可降解的材料均可用来制备纳米纤维。这就使纳米纤维在药物控释方面具有精确控制药物释放等优异性能[77-79]。将酶、抗菌肽、抗生素和生长激素固定或装载到纳米纤维的核心，可以实现药物的有效控释[80]。

（4）生物医用敷料

纳米纤维垫可以提供一种类似于天然细胞外基质的结构，这种结构具有高互连孔隙率（60%~90%）、高吸收率、平衡的水分和理想的透气性，可以为伤口提供了一个合适的环境，以保护伤口免受外源性感染[81]。胶原蛋白、聚乙烯醇、聚乙烯吡咯烷酮、聚丙烯酸、明胶、壳聚糖、丝素蛋白、聚酯和聚氨酯等材料均已被广泛用于制备纳米纤维基生物医用敷料[82-84]。进一步将生物活性物质载入纳米纤维，可以阻止细菌生物膜的形成，延长药物释放，并减少伤口愈合所需的时间[85-87]。

（5）组织工程支架

纳米纤维组织工程支架是纳米纤维主要的生物医学应用之一。纳米纤维支架具有组织再生和药物或生长因子持续释放所需要的合适特性，如高孔隙率、大表面积、生物相容性、力学性能以及对细胞的生物相容性。纳米纤维组织工程支架的出现帮助了全球数百万终末期器官衰竭或组织丧失患者，显著提高了其生活质量[88-90]。

纳米纤维作为一类重要且用途广泛的纳米材料，近年来，越来越受到学术界和各个行业的关注。纳米纤维比表面积大、表面易功能化、孔隙率可调、材料选择广泛且力学性能优越，这些卓越的特性使其成为生物医用材料的理想候选者，众多研究也证明了纳米纤维在生物医用领域的巨大应用潜力。然而，仍然需要新的制造技术将纳米纤维的生产从实验室规模推向商业和工业环境，同时仍需要更多的研究来获得具有更理想性能的纳米纤维（如成分、直径、形态、孔径），使其适用于市场规模的生物医疗应用。

习题

1. 什么是纳米纤维？
2. 纳米纤维有哪些特点？
3. 列举三种纳米纤维的化学合成方法，并简要介绍。

4. 静电纺丝方法的原理。

5. 影响静电纺纳米纤维成型的因素有哪些?

6. 纳米纤维常见的表征方法有哪些?

👉 参考文献

[1] KEBRIAEZADEH A, ASHRAFI S, RASOULI R, et al. Gadobutrol-dendrimer effects on metastatic and apoptotic gene expression[J]. Advances in Nano Research, 2016, 4(2):145-156.

[2] HUDA M S, DRZAL L T, MOHANTY A K, et al. Effect of fiber surface-treatments on the properties of laminated biocomposites from poly(lactic acid) (PLA) and kenaf fibers[J]. Composites Science and Technology, 2008, 68(2):424-432.

[3] CHEN X, CHENG L, LI H, et al. Magnetic nanofibers: unique properties, fabrication techniques, and emerging applications[J]. Chemistry Select, 2018, 3(31):9127-9143.

[4] TURKY A O, BARHOUM A, MOHAMED RASHAD M, et al. Enhanced the structure and optical properties for ZnO/PVP nanofibers fabricated via electrospinning technique[J]. Journal of Materials Science: Materials in Electronics, 2017, 28(23):17526-17532.

[5] FENG K, SUN H, BRADLEY M A, et al. Novel antibacterial nanofibrous PLLA scaffolds[J]. Journal of Controlled Release, 2010, 146(3):363-369.

[6] WU J, ZHENG Y, SONG W, et al. In situ synthesis of silver-nanoparticles/bacterial cellulose composites for slow-released antimicrobial wound dressing[J]. Carbohydrate Polymers, 2014, 102:762-771.

[7] SILL T J, VON RECUM H A. Electrospinning: applications in drug delivery and tissue engineering[J]. Biomaterials, 2008, 29(13):1989-2006.

[8] XUE J, HE M, LIU H, et al. Drug loaded homogeneous electrospun PCL/gelatin hybrid nanofiber structures for anti-infective tissue regeneration membranes[J]. Biomaterials, 2014, 35(34):9395-9405.

[9] KENRY, LIM C T. Nanofiber technology: current status and emerging developments[J]. Progress in Polymer Science, 2017, 70:1-17.

[10] XUE J, XIE J, LIU W, et al. Electrospun nanofibers: new concepts, materials, and applications[J]. Accounts of Chemical Research, 2017, 50(8):1976-1987.

[11] CHE G, LAKSHMI B B, MARTIN C R, et al. Chemical vapor deposition based synthesis of carbon nanotubes and nanofibers using a template method[J]. Chemistry of Materials, 1998, 10(1):260-267.

[12] LIU X, MA P X. Phase separation, pore structure, and properties of nanofibrous gelatin scaffolds[J]. Biomaterials, 2009, 30(25):4094-4103.

[13] GUO Y, ZHOU Y. Polyaniline nanofibers fabricated by electrochemical polymerization: a mecha-

nistic study[J]. European Polymer Journal,2007,43(6):2292-2297.

[14]KNUPP S L,LI W,PASCHOS O,et al. The effect of experimental parameters on the synthesis of carbon nanotube/nanofiber supported platinum by polyol processing techniques[J]. Carbon, 2008,46(10):1276-1284.

[15]JANG J,BAE J. Fabrication of polymer nanofibers and carbon nanofibers by using a salt-assisted microemulsion polymerization [J]. Angewandte Chemie International Edition, 2004, 43 (29):3803-3806.

[16]CHOI S-S,LEE S G,IM S S,et al. silica nanofibers from electrospinning/sol-gel process[J]. Journal of Materials Science Letters,2003,22(12):891-893.

[17]YU J,KUDO A. Hydrothermal synthesis of nanofibrous bismuth vanadate[J]. Chemistry Letters,2005,34(6):850-851.

[18]LU X,MAO H,CHAO D,et al. Fabrication of polyaniline nanostructures under ultrasonic irradiation:from nanotubes to nanofibers [J]. Macromolecular Chemistry and Physics, 2006, 207 (22):2142-2152.

[19]ZHANG R,YANG X,GAO Y,et al. In-situ preparation of $Li_3V_2(PO_4)3/C$ and carbon nanofibers hierarchical cathode by the chemical vapor deposition reaction[J]. Electrochimica Acta, 2016,188:254-261.

[20]FAN Z J,YAN J,WEI T,et al. Nanographene-constructed carbon nanofibers grown on graphene sheets by chemical vapor deposition:high-performance anode materials for lithium ion batteries [J]. ACS Nano,2011,5(4):2787-2794.

[21]FRANTZ C,STEIN N,ZHANG Y,et al. Electrodeposition of bismuth telluride nanowires with controlled composition in polycarbonate membranes[J]. Electrochimica Acta,2012,69:30-37.

[22]TU J P,ZHU L P,HOU K,et al. Synthesis and frictional properties of array film of amorphous carbon nanofibers on anodic aluminum oxide[J]. Carbon,2003,41(6):1257-1263.

[23]CHENG F,TAO Z,LIANG J,et al. Template-directed materials for rechargeable lithium-ion batteries[J]. Chemistry of Materials,2008,20(3):667-681.

[24]LEI B,SHIN K-H,NOH D-Y,et al. Nanofibrous gelatin-silica hybrid scaffolds mimicking the native extracellular matrix (ECM) using thermally induced phase separation[J]. Journal of Materials Chemistry,2012,22(28):14133-14140.

[25]WANG S,LI T,CHEN C,et al. Transparent,anisotropic biofilm with aligned bacterial cellulose nanofibers[J]. Advanced Functional Materials,2018,28(24):1707491.

[26]JIJI S,THENMOZHI S,KADIRVELU K. Comparison on properties and efficiency of bacterial and electrospun cellulose nanofibers[J]. Fibers and Polymers,2018,19(12):2498-2506.

[27]SHI Z,ZHANG Y,PHILLIPS G O,et al. Utilization of bacterial cellulose in food[J]. Food Hydrocolloids,2014,35:539-545.

[28]WU Z Y,LIANG H W,CHEN L F,et al. Bacterial cellulose:a robust platform for design of three

dimensional carbon-based functional nanomaterials[J]. Accounts of Chemical Research,2016, 49(1):96-105.

[29]ZHANG S. Fabrication of novel biomaterials through molecular self-assembly[J]. Nature Biotechnology,2003,21(10):1171-1178.

[30]ZHANG L,TSUZUKI T,WANG X. Preparation of cellulose nanofiber from softwood pulp by ball milling[J]. Cellulose,2015,22(3):1729-1741.

[31]SAMYN P,BARHOUM A,ÖHLUND T,et al. Review:nanoparticles and nanostructured materials in papermaking[J]. Journal of Materials Science,2018,53(1):146-184.

[32]BORRAS A,AGUIRRE M,GROENING O,et al. Synthesis of supported single-crystalline organic nanowires by physical vapor deposition[J]. Chemistry of Materials,2008,20(24):7371-7373.

[33]HUANG Z X,WU J W,WONG S C,et al. The technique of electrospinning for manufacturing core-shell nanofibers[J]. Materials and Manufacturing Processes,2018,33:202-219.

[34]HUANG Z M,ZHANG Y Z,KOTAKI M,et al. A review on polymer nanofibers by electrospinning and their applications in nanocomposites[J]. Composites Science and Technology,2003,63 (15):2223-2253.

[35]MA J,ZHANG Q,ZHANG Y,et al. A rapid and simple method to draw polyethylene nanofibers with enhanced thermal conductivity[J]. Applied Physics Letters,2016,109(3):033101.

[36]KOYAMA H,WATANABE Y,SUZUKI A. Poly(p-phenylene sulfide) nanofibers prepared by CO_2 laser supersonic drawing[J]. Journal of Applied Polymer Science,2014,131(20).

[37]SUZUKI A,AOKI K. Biodegradable poly(1-lactic acid) nanofiber prepared by a carbon dioxide laser supersonic drawing[J]. European Polymer Journal,2008,44(8):2499-2505.

[38]DI STASIO S. Growth of zinc hollow nanofibers and nanotubes by thermal evaporation-condensation-deposition route[J]. Chemical Physics Letters,2004,393(4):498-503.

[39]PARK J-A,MOON J,LEE S-J,et al. SnO_2-ZnO hybrid nanofibers-based highly sensitive nitrogen dioxides sensor[J]. Sensors and Actuators B:Chemical,2010,145(1):592-595.

[40]GE J C,CHOI N J. Fabrication of functional polyurethane/rare earth nanocomposite membranes by electrospinning and its VOCs absorption capacity from air[J]. Nanomaterials,2017,7(3).

[41]MIRJALILI M,ZOHOORI S. Review for application of electrospinning and electrospun nanofibers technology in textile industry[J]. Journal of Nanostructure in Chemistry,2016,6(3):207-213.

[42]LYONS J,LI C,KO F. Melt-electrospinning part Ⅰ:processing parameters and geometric properties[J]. Polymer,2004,45(22):7597-7603.

[43]JIANG H,HU Y,LI Y,et al. A facile technique to prepare biodegradable coaxial electrospun nanofibers for controlled release of bioactive agents[J]. Journal of Controlled Release,2005,108 (2):237-243.

[44] EL-NEWEHY M H, AL-DEYAB S S, KENAWY E-R, et al. Fabrication of electrospun antimicrobial nanofibers containing metronidazole using nanospider technology[J]. Fibers and Polymers, 2012, 13(6): 709-717.

[45] VELLAYAPPAN M V, VENUGOPAL J R, RAMAKRISHNA S, et al. Electrospinning applications from diagnosis to treatment of diabetes[J]. RSC Advances, 2016, 6(87): 83638-83655.

[46] DING Y, HOU H, ZHAO Y, et al. Electrospun polyimide nanofibers and their applications[J]. Progress in Polymer Science, 2016, 61: 67-103.

[47] MWIIRI F K, DANIELS R. Influence of PVA molecular weight and concentration on electrospinnability of birch bark extract-loaded nanofibrous scaffolds intended for enhanced wound healing [J]. Molecules, 2020, 25(20): 4799.

[48] ZHAO J, SI N, XU L, et al. Experimental and theoretical study on the electrospinning nanoporous fibers process[J]. Materials Chemistry and Physics, 2016, 170: 294-302.

[49] YANG G Z, LI H P, YANG J H, et al. Influence of working temperature on the formation of electrospun polymer nanofibers[J]. Nanoscale Research Letters, 2017, 12(1): 55.

[50] HALABI M, MANN-LAHAV M, BEILIN V, et al. Electrospun anion-conducting ionomer fibers—effect of humidity on final properties[J]. Polymers, 2020, 12(5): 1020.

[51] CHENG P, LIU K, WAN Y, et al. Solution viscosity-mediated structural control of nanofibrous sponge for rna separation and purification [J]. Advanced Functional Materials, 2022, 32 (20): 2112023.

[52] SAMUEL B A, HAQUE M A, YI B, et al. Mechanical testing of pyrolysed poly-furfuryl alcohol nanofibres[J]. Nanotechnology, 2007, 18(11): 115704.

[53] YU M-F, LOURIE O, DYER MARK J, et al. Strength and breaking mechanism of multiwalled carbon nanotubes under tensile load[J]. Science, 2000, 287(5453): 637-640.

[54] YAO Z, XIA M, XIONG Z, et al. A hierarchical structure of flower-like zinc oxide and poly(vinyl alcohol-co-ethylene) nanofiber hybrid membranes for high-performance air filters[J]. ACS Omega, 2022, 7(3): 3030-3036.

[55] MCCULLEN S D, STEVENS D R, ROBERTS W A, et al. Morphological, electrical, and mechanical characterization of electrospun nanofiber mats containing multiwalled carbon nanotubes[J]. Macromolecules, 2007, 40(4): 997-1003.

[56] KO F, GOGOTSI Y, ALI A, et al. Electrospinning of continuous carbon nanotube-filled nanofiber yarns[J]. Advanced Materials, 2003, 15(14): 1161-1165.

[57] JAEGER R, SCHÖNHERR H, VANCSO G J. Chain packing in electro-spun poly(ethylene oxide) visualized by atomic force microscopy[J]. Macromolecules, 1996, 29(23): 7634-7636.

[58] DEMIR M M, YILGOR I, YILGOR E, et al. Electrospinning of polyurethane fibers[J]. Polymer, 2002, 43(11): 3303-3309.

[59] HARNIMAN R L, PEARCE S, MANNERS I. Exploring the "living" growth of block copolymer

nanofibers from surface-confined seeds by in situ solution-phase atomic force microscopy[J]. Journal of the American Chemical Society,2022,144(2):951-962.

[60]NA K H,KIM W T,SONG T H,et al. Magnetic properties of nizn ferrite nanofibers prepared by electrospinning[J]. Applied Sciences,2019,9(20):4297.

[61]OHGO K,ZHAO C,KOBAYASHI M,et al. Preparation of non-woven nanofibers of bombyx mori silk,Samia cynthia ricini silk and recombinant hybrid silk with electrospinning method[J]. Polymer,2003,44(3):841-846.

[62]ZUSSMAN E,CHEN X,DING W,et al. Mechanical and structural characterization of electro-spun PAN-derived carbon nanofibers[J]. Carbon,2005,43(10):2175-2185.

[63]SHAO C,KIM H-Y,GONG J,et al. Fiber mats of poly(vinyl alcohol)/silica composite via electrospinning[J]. Materials Letters,2003,57(9):1579-1584.

[64]ZONG X,KIM K,FANG D,et al. Structure and process relationship of electrospun bioabsorbable nanofiber membranes[J]. Polymer,2002,43(16):4403-4412.

[65]CHOI S W,JO S M,LEE W S,et al. An electrospun poly(vinylidene fluoride) nanofibrous membrane and its battery applications[J]. Advanced Materials,2003,15(23):2027-2032.

[66]MOGOMOTSI R N,AKINOLA S S,EMEKA E E,et al. Cyclic voltammetry,photocatalytic and antimicrobial comparative studies of fabrication Fe_3O_4 and Fe_3O_4/PAN nanofibers[J]. Materials Research Express,2020,7(5):055001.

[67]HE G,SONG Y,CHEN S,et al. Porous carbon nanofiber mats from electrospun polyacryloni-trile/polymethylmethacrylate composite nanofibers for supercapacitor electrode materials[J]. Journal of Materials Science,2018,53(13):9721-9730.

[68]WANG Z,LIU X,LV M,et al. Preparation of one-dimensional $CoFe_2O_4$ nanostructures and their magnetic properties[J]. The Journal of Physical Chemistry C,2008,112(39):15171-15175.

[69]MONDAL K,ALI M A,AGRAWAL V V,et al. Highly sensitive biofunctionalized mesoporous electrospun TiO_2 nanofiber based interface for biosensing[J]. ACS Applied Materials & Inter-faces,2014,6(4):2516-2527.

[70]WANEKAYA A K,CHEN W,Myung N V,et al. Nanowire-based electrochemical biosensors [J]. Electroanalysis,2006,18(6):533-550.

[71]LUO Y,NARTKER S,MILLER H,et al. Surface functionalization of electrospun nanofibers for detecting E. coli O157:H7 and BVDV cells in a direct-charge transfer biosensor[J]. Biosen-sors and Bioelectronics,2010,26(4):1612-1617.

[72]WANG J. Electrochemical biosensors:towards point-of-care cancer diagnostics[J]. Biosensors and Bioelectronics,2006,21(10):1887-1892.

[73]BRINCE PAUL K,KUMAR S,TRIPATHY S,et al. A highly sensitive self assembled monolayer modified copper doped zinc oxide nanofiber interface for detection of Plasmodium falciparum his-tidine-rich protein-2:targeted towards rapid,early diagnosis of malaria[J]. Biosensors and Bio-

electronics,2016,80:39-46.

[74] ANNABI N,RANA D,Shirzaei Sani E,et al. Engineering a sprayable and elastic hydrogel adhesive with antimicrobial properties for wound healing[J]. Biomaterials,2017,139:229-243.

[75] YU K,LO J C Y,YAN M,et al. Anti-adhesive antimicrobial peptide coating prevents catheter associated infection in a mouse urinary infection model[J]. Biomaterials,2017,116:69-81.

[76] BHARATHI D,RANJITHKUMAR R,Chandarshekar B,et al. Bio-inspired synthesis of chitosan/copper oxide nanocomposite using rutin and their anti-proliferative activity in human lung cancer cells[J]. International Journal of Biological Macromolecules,2019,141:476-483.

[77] SUNDARARAJ S C,THOMAS M V,Peyyala R,et al. Design of a multiple drug delivery system directed at periodontitis[J]. Biomaterials,2013,34(34):8835-8842.

[78] NAGARAJAN S,SOUSSAN L,BECHELANY M,et al. Novel biocompatible electrospun gelatin fiber mats with antibiotic drug delivery properties[J]. Journal of Materials Chemistry B,2016,4 (6):1134-1141.

[79] KENRY,LIU B. Recent Advances in biodegradable conducting polymers and their biomedical applications[J]. Biomacromolecules,2018,19(6):1783-1803.

[80] HE C,NIE W,FENG W. Engineering of biomimetic nanofibrous matrices for drug delivery and tissue engineering[J]. Journal of Materials Chemistry B,2014,2(45):7828-7848.

[81] FAN L,WANG H,ZHANG K,et al. Vitamin C-reinforcing silk fibroin nanofibrous matrices for skin care application[J]. RSC Advances,2012,2(10):4110-4119.

[82] RHO K S,JEONG L,LEE G,et al. Electrospinning of collagen nanofibers:effects on the behavior of normal human keratinocytes and early-stage wound healing[J]. Biomaterials,2006,27 (8):1452-1461.

[83] POWELL H M,SUPP D M,BOYCE S T. Influence of electrospun collagen on wound contraction of engineered skin substitutes[J]. Biomaterials,2008,29(7):834-843.

[84] RUJITANAROJ P-O,PIMPHA N,SUPAPHOL P. Wound-dressing materials with antibacterial activity from electrospun gelatin fiber mats containing silver nanoparticles[J]. Polymer,2008, 49(21):4723-4732.

[85] GREINER A,WENDORFF J H. Electrospinning:a fascinating method for the preparation of ultrathin fibers[J]. Angewandte Chemie International Edition,2007,46(30):5670-5703.

[86] VARGAS E A T,DO VALE BARACHO N C,DE BRITO J,et al. Hyperbranched polyglycerol electrospun nanofibers for wound dressing applications[J]. Acta Biomaterialia,2010,6(3):1069-1078.

[87] CHOI J S,CHOI S H,YOO H S. Coaxial electrospun nanofibers for treatment of diabetic ulcers with binary release of multiple growth factors[J]. Journal of Materials Chemistry,2011,21 (14):5258-5267.

[88] YAO Y,WANG J,CUI Y,et al. Effect of sustained heparin release from PCL/chitosan hybrid

small-diameter vascular grafts on anti-thrombogenic property and endothelialization[J]. Acta Biomaterialia,2014,10(6):2739-2749.

[89] YU C-C,CHANG J-J,LEE Y-H,et al. Electrospun scaffolds composing of alginate,chitosan, collagen and hydroxyapatite for applying in bone tissue engineering[J]. Materials Letters,2013, 93:133-136.

[90] FROHBERGH M E,KATSMAN A,BOTTA G P,et al. Electrospun hydroxyapatite-containing chitosan nanofibers crosslinked with genipin for bone tissue engineering[J]. Biomaterials,2012, 33(36):9167-9178.

第2章 生物传感

生物传感技术可以对分析样品中的特定分子进行测定,被广泛应用于医学和临床诊断[1-2]、食品分析[3-4]和环境监测[5-6]等领域。与传统的分析技术相比,生物传感技术具有简单、选择性高、灵敏度高、测定速度快等优点[7]。

随着纳米技术的出现,生物传感器得到飞速发展。其中,纳米纤维具有高比表面积、相互连接的多孔结构、低阻力扩散以及表面功能可调等优点,可以有效提高生物传感器的性能。本章主要介绍生物传感器、纳米纤维在生物传感器设计中的作用、纳米纤维表面固定生物分子的策略以及纳米纤维基生物传感器。

2.1 生物传感器

2.1.1 生物传感器的原理

生物传感器由三个主要部件构成:用于特异性识别分析物的生物识别元件;用于将识别过程转换为定量信号的换能器;用于数据采集的信号捕获和处理系统[8-9]。识别生物分子通常被固定在检测组件的表面,与目标分析物相互作用后产生物理化学变化,这些变化被换能器转换成可测量的信号[10]。生物传感器工作原理如图2-1所示,通过相应的受体分子检测目标分析物,然后通过信号转导方法和输出[9]。

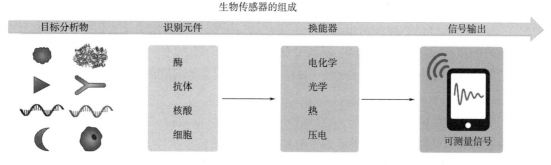

图2-1 生物传感器工作原理示意图

生物传感器即识别过程是基于生化反应的传感器,其中生物识别的目标物可以是酶、核酸、抗体、细菌和细胞等。根据换能器的类型,生物传感器可分为光学生物传感器(根据光学特性可进一步划分为吸光度、荧光或发光)、电化学生物传感器(如伏安法、电势法等)、压力传感器、温度传感器和磁传感器等。生物传感器因为其独特的特性、固有的简单性、相对的低成本、快速响应、易于小型化以及可以实现连续监测的优势,被视为经典分析方法(如高效液相色谱)的补充工具,也逐渐成为环境监测、食品工业或临床分析不可或缺的检测工具。

2.1.2 生物传感器的生物识别元件

生物识别元件可以对分析物进行选择性定量,是生物传感器的主要组成部分。原则上,任何能够识别目标分析物的生物分子和分子组装体都可以作为生物识别元件,使目标分析物特异性和选择性地结合到传感器表面[11]。生物识别元件根据其工作机理可分为催化性元件和亲和性元件[1,12]。在催化机理下,生物识别元件通常是酶,通过酶的催化反应产生生物传感响应[13]。在亲和机理下,生物识别元件包括抗体、核酸和适配体,分析信号依赖于目标分析物与生物受体的结合[14]。除了生物大分子外,分子印迹聚合物(MIPs)也被用作亲和元件构建生物传感器[15](图2-2)。

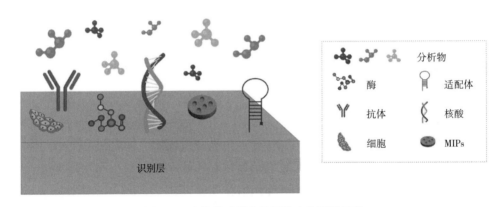

图 2-2 生物传感器中常用的生物识别元件

(1)酶

酶是构建生物传感器时应用最广泛的生物受体,在医疗、环境和工业领域都具有广泛的适用性[15-19]。酶可以提供特异性的催化位点[20],并通过降低反应活化能垒,将目标分析物转化为可测量的产物,从而提高反应速率,不改变反应物和生成物之间的化学平衡[21]。然而,有时基于酶的生物传感器由于其溶剂耐受性、pH 值和温度稳定性等问题而应用受限[22]。

(2)抗体

抗体是作用于免疫系统的分子,能够以特定的方式与抗原结合,形成稳定的复合物[23]。采用抗体为生物识别元件的生物传感器通常被称为免疫传感器。抗体具有较高的选择性和结合亲和力,可检测目标物范围较广。此外,抗体可被荧光标记或酶标记,从而形成基于标记的免疫传感器[12]。免疫传感器可能随温度、pH 值和离子浓度的变化而发生响应变化,并且需要特定的存储条件[24]。通过将抗体固定在静电纺的纳米纤维上开发的免疫传感器,在医疗领域得到广泛应用[25],例如,用于诊断不同类型的癌症[26-29]、心脏病[30]、维生素 D_3 缺乏[31-32]、疟疾、致病菌[33]和艾滋病毒[34]。

（3）核酸

核酸也被用于构建生物传感器[35-38]。核酸是大分子,属于核苷酸的非支链聚合物,基本由戊糖、磷酸基团和含氮碱基组成。核酸分为 DNA 和 RNA,承担编码、传递和表达遗传信息的功能[39-40]。基本上,核酸生物传感器的工作原理是将单链寡核苷酸固定在传感器表面作为探针,以检测其互补的目标序列。因此,这种类型的识别是基于纳米纤维表面上的片段与被分析物之间的亲和相互作用[41-42]。

（4）适配体

适配体可以结合靶分子用以高亲和力、高选择性和特异性识别短 RNA 或单链合成寡核苷酸以及多肽[43-44]。通过指数富集配体进化技术的体外组合过程进行筛选,可以克服必须使用动物或细胞系才能产生抗体的问题[44]。此外,利用此技术可以为抗体技术经常失败的靶点(如低分子量无机和有机分子)有效地制备适配体。适配体可以在非生理条件下稳定,并且可以通过改性提高其功能[45]。

亲和性生物受体在应用时需要考虑以下问题:分析物/生物受体复合物的结合强度(亲和力),与结构相似化合物的"交叉反应",非目标物质"基质效应"的影响,以及稳定性和储存条件[7]。由于上述生物受体均是生物来源,因此在用于传感时可能会存在重复性差和不稳定的问题。鉴于此,研究者们希望用合成受体来替代生物传感器中的生物受体[46]。其中,研究得较多的合成受体是对目标分析物具有类似抗体亲和力和选择性的 MIPs[47]。MIPs 利用分子印迹技术合成,即在模板分子存在下,单体和交联剂之间产生聚合反应[48]。在移除模板之后,形成互补的空腔,作为特异性结合位点,以高选择性识别目标分子(即模板)[47]。识别位点可以通过目标分析物的形状和大小识别目标分析物,同时还可以通过引入不同的单体来提供选择性化学识别,包括通过共价或非共价相互作用形成共价键、氢键、库仑和超分子相互作用,以及金属螯合和 π—π 堆积[49]。尽管有上述这些优点,分子印迹聚合物的重复性较低,这使它在商业应用中和天然生物识别元件相比没有足够的竞争优势。

生物传感器中生物识别元件的选择可按照以下几点进行:

①明确目标分析物(是小分子还是大分子,如药物或代谢物);

②确定生物传感应用的要求(如实验条件和检测类型);

③总结所有可能的识别元件的特征,选择合适的候选者,并比较它们的性能以确定最佳的识别元件[7]。

2.2　纳米纤维在生物传感器设计中的作用

静电纺丝技术是用于生产传感用纳米结构的有效方法[50-58]。通过控制静电纺的工艺参数(外加电压、喷丝头与集电极之间的距离、进料速度)、溶液性质(黏度、浓度、电导率、表面张力)和环境条件(湿度和温度),可以获得具有理想直径和结构的纳米纤维[57,59-63]。首先,静电纺纳米纤维具有高比表面积(比相同成分的薄膜高一个或两个数量级)和高孔隙率(高达90%),这些都是生物传感性能的关键[57,64]。高比表面积使纳米纤维能够载入更多的生物分子,并使生物分子与分析物进行有效的相互作用,从而增加生物传感器的灵敏度。其次,静电纺丝纳米纤维的高孔隙率使分析物能更容易和识别生物分子接触,传质阻力低,可以增强分析物向传感层扩散的能力[53]。根据传感应用的不同,纳米纤维膜可通过调节成分和静电纺丝参数来实现力学性能、稳定性、亲水性等方面的特定要求[64]。通过静电纺丝技术或将静电纺丝技术和一些后修饰方法相结合,可以设计和制备固体、空心、核壳、多孔和"肩并肩"的纳米结构(图2-3)[63,65,66]。

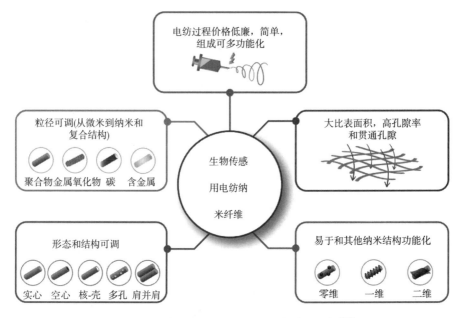

图2-3　电纺纳米纤维应用于生物传感的优势[63]

调节纳米纤维的组成,可以增加固定识别元素的位点的数量,同时增强受体与目标分析物的相互作用[57]。各种合成聚合物和天然大分子及其共混物已被用于静电纺开发各种生物传感平台。其中,合成聚合物包括聚酰胺6(PA6)[67-68]、聚乳酸(PLA)[69]、聚乙烯醇(PVA)[70-71]、聚乙烯基吡啶酮(PVP)[72-73]等,天然大分子包括壳聚糖[72]、丝素[74]、胶原[75]及其衍生物等。导电聚合物,如聚3,4-乙烯二氧基噻吩(PEDOT)[76]、聚吡咯(PPy)77、聚苯胺(PANI)78,也可以与其他大分子共混,赋予静电纺纳米纤维电学和电化学性能。除了原始聚合物,复合材料和杂化材料也可以通过静电纺制备[62,79]。

可以通过不同的改性策略来进一步提高基于纳米纤维的生物传感器的传感性能,或提高其固定识别元件和与分析物相互作用的能力[50]。其中一种策略是,先将零维(0D,如无机纳米颗粒[80-81]、石墨烯量子点[82])、一维(1D,如碳纳米管[75])和二维[2D,如还原氧化石墨烯(rGO)[72]]纳米材料或其前驱体掺入聚合物相,然后通过静电纺制备复合纳米纤维[图2-4(a)]。这些纳米结构能够调节纳米纤维的热学、力学、光学和电学性质,也可以作为识别待测物的固定位点[57]。但是这一策略需要对材料组成进行大量的优化以及对纺丝工艺参数进行调节。例如,具有较高比表面能并且容易团聚的金属纳米粒子会损害杂化纳米纤维的传感性能。另一种策略是,通过物理或化学后改性方法对静电纺纳米纤维的表面进行改性[图 2-4(b)]。

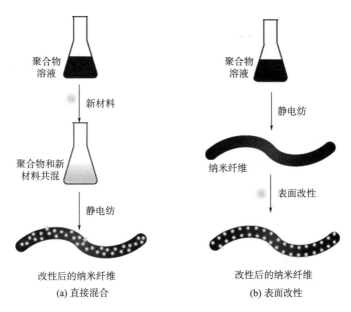

图 2-4　纳米纤维的功能化[50]

(1)物理改性

物理改性包括电/空气喷涂、浸涂、逐层、原子层沉积技术、等离子体和热处理[83-84]。电/空气喷涂和浸渍涂层后修饰策略的一个主要优势是,可以用 0D、1D 和 2D 材料对纳米纤维表面直接进行功能化处理,通过附加性质和协同效应,构建具有增强生物传感能力的平台[83-86]。

浸涂、逐层和原子层沉积技术可以在纤维表面形成多功能层,从而提供或改善纳米纤维的电学、光学、和热学性能,并增加可作为生物受体固定基质的活性位点[51,83-84,87]。例如,Myndrul 等报道了将静电纺丝和原子层沉积相结合,合成聚丙烯腈/氧化锌(PAN/ZnO)纳米纤维,用于固定黄曲霉毒素 B1(AFB1)抗体[88]。作者发现,20nm 的 ZnO 层沉积为抗体提供了更多的表面吸附位点,提高了生物传感器的灵敏度。

等离子体处理通常通过生成反应官能团来调节静电纺丝膜的亲水性,这些官能团也可能用于识别元件的附着[75,89-91]。例如,Mondal 和同事报道了利用氧等离子体处理在 TiO_2 纳米纤维表面引入官能团(—COOH、—CHO、—OH),然后通过共价键合有效地固定胆固醇酯酶和胆固醇氧化酶[92]。在另一项研究中,应用氨等离子体处理将—NH_2 基团引入 PAN 纳米纤维上,通过戊二醛化学改性固定抗体[93]。

基于纳米纤维的传感平台还可以进行热压处理,以改善其力学性能并增强其存储稳定性[94-96]。具有高比表面积和高度多孔形态的碳纳米纤维[97]、聚合物纳米纤维和金属/金属氧化物纳米纤维[56,98-99],可以通过将适当的前体/聚合物基质进行静电纺,然后通过热解或煅烧等处理得到。

（2）化学后改性

化学后修饰方法包括接枝、交联、点击化学、湿化学、氧化、水解和还原反应等[83-84]。这些方法通过去除基团或通过共价键插入基团或分子，可以得到表面均匀修饰的稳定纳米纤维[64,100]。例如，Ma 等[69]利用碱的水解策略来改变聚（1-乳酸）（p-PLLA）纳米纤维的表面功能。稀 NaOH 溶液处理纳米纤维后，纳米纤维表面产生了更多的羧基，为生物识别元件的化学接枝提供了更多的反应位点。化学修饰可以用来提高纳米纤维基生物传感器的长期贮存稳定性和重用性[100]。例如，PVA 纳米纤维具有水溶性，这会限制其在生物传感领域的应用[101]。但是，通过化学交联促进聚合物链间的键合和偶联反应后，可以提高纳米纤维膜的水稳定性和力学性能[83]。Vitale 等也提出了一种基于静电纺丝和交联耦合的通用方法，根据纤维直径和孔隙率来调整丁二烯基纳米纤维膜的形态[102]。

综上所述，通过前修饰或后修饰方法引入新功能来调整纳米纤维的性质，是构建高稳定性、高灵敏性、高选择性、快速响应和低成本的生物传感器的重要策略。

2.3 纳米纤维表面固定生物分子的策略

一个理想的生物传感器需要满足以下性质：不受物理变化（如 pH 或温度）的影响、高选择性（从样品中检测特定分析物的能力）、高灵敏度（低检测限，LOD）、良好的线性范围（与准确度有关）、良好的稳定性（随时间的变化和在各种条件下）、较快的响应时间、可重复性（以相同的反应重复实验设置）、无毒性或低毒性等。而生物传感器的传感性能[如线性检测范围、检测限（LOD）、灵敏度和稳定性等]与用于固定生物受体的材料直接相关[16]。为了获得高灵敏度的生物传感器，固定生物受体的材料不仅需要能将生物分子固定在换能器表面上，还必须在测量过程中保持这些生物分子的功能并允许分析物扩散[103]。保留材料的生物受体功能是构建生物传感器的主要挑战之一。

生物分子的固定过程是生物传感器开发的关键步骤。固定过程需要满足以下要求：

①目标分子对生物识别元件的活性位点具有良好的可及性；

②能为生物分子提供相容性和惰性的环境；

③需要避免对生物分子天然结构及生物学特性的改变[104]。

纳米纤维技术为生物传感器的设计和制造提供了新思路[105]。纳米纤维的高比表面积和易于功能化对于生物分子的固定非常有利，同时纳米纤维的高孔隙率和互连性具有较低的传质阻力[50]，是非常有前景的功能生物界面用材料[81,106-107]。近年来，由不同材料合成的纳米纤维膜被广泛用作固定生物受体以支持基质。这些纳米纤维膜被广泛用于固定蛋白质[108-110]、酶[72,81,111-112]、抗体[26,34,113]、适配体[114-116]和全细胞[117]等生物受体或 MIPs[118-121]。

根据生物识别元件和纳米纤维的物理和化学特性，以及它们的界面相互作用和传导机制，这些受体可以通过吸附、共价结合、包埋等这些技术的组合来固定在静电纺丝的纳米纤维上[51]。此外，分子印迹技术也已用于在纳米纤维上为不同分析物创建稳定的识别位点[49,122-125]。下面对生物分子在纳米纤维材料表面的固定策略进行详细分析。

2.3.1　吸附

吸附是将生物分子固定在电极表面最简单的方法[13,51,106]。该固定化机制是基于如疏水、静电相互作用和范德瓦耳斯力等的弱相互作用[106]。在实际操作中,一般是将修饰过的电极与含有生物分子的溶液接触一段时间后,用缓冲溶液清洗除去未被吸附的生物分子[59]。该方法具有不使用试剂、对纳米纤维和生物分子均无破坏、成本低等优点[126]。然而,由于生物分子与底物之间是通过弱相互作用结合的,在生物传感实验中介质的 pH 值和离子强度等很容易使生物分子从电极表面脱附[127-128]。表 2-1 总结了一些采用吸附策略构建的纳米纤维基生物传感器。

表 2-1　采用吸附策略构建的纳米纤维基生物传感器

纳米纤维材料	生物识别元素	检测物	检测方法	检测性能	基质	参考文献
MWCNTs/CTS/AuNPs	TSP53 捕获抗体	TSP53	电化学发光	线性范围:0.001~1ng/mL（检测限:0.5pg/mL）	人肘静脉血	[28]
PA6/PPy/ZnO	尿素	尿素	电化学	线性范围:0.1~250mg/dL（检测限:0.011mg/dL）	牛奶	[81]
ECNF/AuNPs	青霉素适配体	青霉素	电化学	线性范围:1~400ng/mL（检测限:0.6ng/mL）	牛奶	[129]
ZrO2@GNF	骨桥蛋白适配体	骨桥蛋白	电化学	线性范围:0.0001~2.0ng/mL（检测限:4.76fg/mL）	人血清	[130]
ZnO/PVP	葡糖糖氧化酶	葡萄糖	电化学	线性范围:0.25~19mM（检测限:1μM）	PBS	[131]
FC 纳米纤维/HA	细胞色素 C	过氧化氢	电化学	线性范围:0.002~8.7mM（检测限:0.3μM）	PBS	[132]
Cu 纳米花@AuNPs/GO	葡萄糖氧化酶和辣根过氧化物酶	葡萄糖	电化学	线性范围:0.001~0.1mM（检测限:0.018μM）	胎牛血清	[133]

注　1ng/mL=10^{-6}g/L,1pg/mL=10^{-9}g/L,1mg/dL=10^{-2}g/L,1fg/mL=10^{-12}g/L,1mM=10^{-3}mol/L,1μM=10^{-6}mol/L。

Wang[28]等开发了一种基于静电纺纳米纤维的电化学发光(ECL)免疫传感器,用于检测肿瘤抑制蛋白 TSP53(图 2-5)。作者通过一步静电纺丝法制备了多壁碳纳米管—壳聚糖纳米纤维(MWCNTs—CTS),然后利用原位电沉积的方法将金纳米粒子(AuNPs)修饰在多壁碳纳米管—壳聚糖纳米纤维的表面,最后将此混合纳米纤维(MWCNTs—CTS—AuNPs)作为基材,通过吸附过程固定 TSP53 捕获抗体(C_{Ab})。实验结果显示,在 1pg/mL~1ng/mL 范围内,ECL 信号随着 TSP53 浓度的增加而增大,检测限(LOD)为 0.5pg/mL。该免疫传感器还成功应用于正常人肘静脉血样中 TSP53 的检测,且回收率良好(97.9%~103.4%)。

Chauhan[31]等制备了一种简单、低成本、环保和一次性使用的静电纺醋酸纤维素纳米纤维(CAEFs)修饰的导电纸基板(RCP),用于检测 25-羟基维生素 D_3(25-OHD$_3$)。利用带负电荷

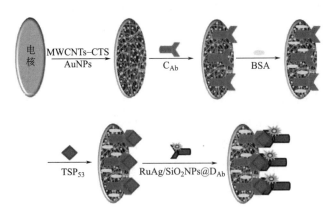

(a) 基于静电纺纳米纤维的ECL免疫传感器的制备示意图

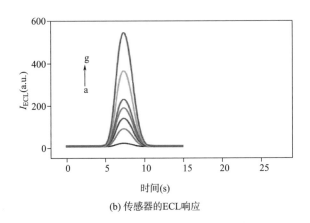

(b) 传感器的ECL响应

图2-5 用于检测肿瘤抑制蛋白 TSP$_{53}$ 的 ECL 免疫传感器

的 CAEFs 与抗体(AB-25OHD$_3$)带正电荷的端氨基之间的强静电作用,将抗体通过物理吸附固

定在 CAEFs/RCP 电极上。此外,CAEFs 的羧基(—$\overset{O}{\overset{\|}{C}}$—)也可以通过氢键与 AB-25OHD$_3$
的—NH$_2$端结合。用修饰有特异性识别 25-OHD$_3$(AB-25OHD$_3$)的单克隆抗体的电纺醋酸纤
维素修饰一次性导电纸基板(RCP),然后用牛血清白蛋白阻断非特异性结合位点,构建基于
BSA/AB-25OHD$_3$/CAEF/RCP 的免疫电极特异性检测 25-OHD$_3$ 的示意图如图2-6所示。通
过计时安培测量,作者证明 25-OHD$_3$ 的线性检测范围为 10~100ng/mL(检测限 LOD 为
10.0ng/mL),并通过检测人血清样本中的 25-OHD$_3$,将其结果与常规酶联免疫吸附剂测定
(ELISA)进行比较,对此检测方法进行了验证。

2.3.2 共价固定

共价固定是另一种将生物分子固定在纳米纤维表面的方法[2,103,105]。共价结合可以将材料
永久固定在纤维表面,生物分子在表面的牢固附着使生物传感器件在响应性、特异性和稳定性

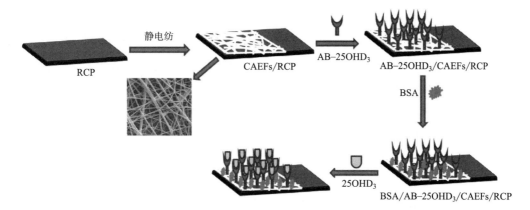

图 2-6　基于 BSA/AB-25OHD₃/CAEF/RCP 的免疫电极构建过程示意图[31]

方面都非常优越[106]。然而,共价键固定也可能会使生物分子的构象改变或活性位点发生变化,导致固定后生物分子的活性显著下降[134]。共价固定一般通过两种方式进行:一是使用纳米纤维上的强亲电官能团进行直接固定;二是借助交联剂来固定纳米纤维底物和生物分子[13,106]。常用的交联剂有京尼平、戊二醛(GA)、N-(3-二甲氨基丙基)-N-乙基碳二亚胺盐化物(EDC)和 EDC/N-羟基磺基琥珀酰亚胺(EDC/NHS)等。表 2-2 总结了一些采用共价固定方法构建的纳米纤维基生物传感器。

表 2-2　采用共价固定方法构建的纳米纤维基生物传感器

纳米纤维材料	生物识别元素	检测物	结合方法	检测方法	检测性能	基质	参考文献
Chi/gelatin	辣根过氧化物酶	过氧化氢	戊二醛	电化学	检测范围:0.1~1.7mM(检测限:0.05mM)	消毒剂	[19]
PA6-MWCNTs-SiO₂/RuAg@ AuNPs	单链探针DNAs	CdkN2A/p16抗癌基因	Au-S bond	电化学	检测范围:1fM~1pM(检测限:0.5fM)	—	[35]
PA6/PAH@ AuNPs	酪氨酸酶	双酚 A	EDC/NHS	电化学	检测范围:0.05~20μM(检测限:0.011μM)	瓶装水,自来水和河水	[67]
PVP/Chi/rGO	漆酶	17α-炔雌醇	戊二醛	电化学	检测范围:0.25~20pM(检测限:0.015pM)	合成和人类尿液	[72]
PCL/PEI	氧化葡糖杆菌	葡萄糖	戊二醛	电化学	检测范围:0.05~0.5mM(检测限:48μM)	唾液,眼泪,尿液	[117]
PANI/PEO	单链探针DNAs	登革热病毒共有引物	EDC/NHS	电气	检测范围:10fM~1μM(检测限:1.9fM)	人血清	[135]
PES	抗葡萄球菌肠毒素 B	葡萄球菌肠毒素 B	EDC/NHS	光学	检测限:0.3ng/mL	—	[136]

注　$1fM = 10^{-15}mol/L, 1pM = 10^{-12}mol/L, 1μM = 10^{-6}mol/L, 1mM = 10^{-3}mol/L, 1ng/mL = 10^{-6}g/L$。

Huang[137]等利用静电纺丝技术制备了纳米纤维胶原蛋白,作为细胞附着和生长的天然蛋白质载体。研究了常用的合成交联剂和天然交联剂的交联效果,包括京尼平、戊二醛(GA)、N-(3-二甲氨基丙基)-N-乙基碳二亚胺盐化物(EDC)和 EDC/N-羟基磺基琥珀酰亚胺(EDC/NHS)。结果表明,交联型电纺胶原蛋白载体的尺寸稳定性和细胞相容性取决于交联剂的种类。京尼平交联的纤维结构的稳定性较差,而经 EDC 和 EDC/NHS 处理的胶原载体的结构较稳定,在磷酸盐缓冲液中 3 个月仍能保持纤维结构。此外,体外初步研究表明,采用 EDC 和 EDC/NHS 交联的纳米纤维材料更有利于人间充质干细胞的附着和增殖。

Ma[69]等报道了一种检测甲胎蛋白(AFP)生物标志物的便携式、低成本和高灵敏性的生物传感器,提出了一种基于高度多孔聚乳酸(p-PLLA)纳米纤维膜的比色和荧光双信号检测方法。Ma 利用 EDC/NHS 将捕获抗体(Ab1)的氨基偶联到 p-PLLA 的羧基上,通过夹心免疫反应策略将金纳米颗粒标记的检测抗体聚集在 p-PLLA 膜上,构建免疫传感器。图 2-7 是基于 p-PLLA 纳米纤维的双信号生物测定甲胎蛋白的示意图。加入一滴与检测抗体结合的抗小鼠 IgG/FITC 抗体后,通过免疫反应前后 IgG-FITC 溶液荧光强度的差异,可以准确计算出目标生物标志物的浓度。比色检测的突变点为 10ng/mL,LOD 为 0.17pg/mL。

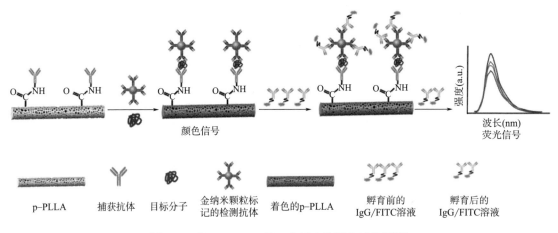

图 2-7　基于 p-PLLA 的双信号生物测定示意图[69]

在另一项研究中,Gokce 等[138]开发了一种用于检测沙门氏菌的阻抗 DNA 生物传感器。如图 2-8 所示,将捕获 DNA 探针共价固定在聚氨酯/聚间氨基苯甲酸(PU/P3ANA)纳米纤维上制备生物传感层。所制备的 DNA 生物传感器具有线性响应($0.1 \sim 10\mu M$)、高选择性($8.17k\Omega/\mu M$)和单碱基错配选择性。

Soares 等[26]开发了一种用于诊断胰腺癌生物标志物 CA19-9 的免疫传感器。他们使用多壁碳纳米管或金纳米颗粒 AuNPs 修饰的聚酰胺 6(PA6)/聚烯丙基胺盐酸盐(PAH)纳米纤维作为抗 CA19-9 抗体的固定基质。利用 EDC/NHS 法将抗体 anti-CA19-9 共价结合到含有羧酸的纳米纤维表面。最后,将修饰电极浸入牛血清白蛋白(BSA)中,阻断非特异性结合位点。通过阻抗检测,含有 MWCNTs 和 AuNPs 的纳米纤维对 CA19-9 的检出限分别为 1.84U/L 和 1.57U/L。

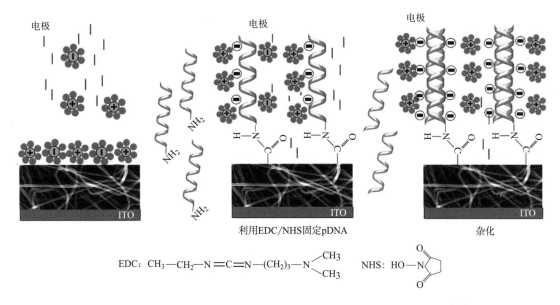

图 2-8 DNA 固定在 PU/P3ANA 纳米纤维表面以及生物识别的示意图[138]

此外,研究人员在生物液试验中观察到良好的选择性,表明该方法在胰腺癌的早期诊断方面具有较大的应用潜力。

Adabi 等[27]使用了一种类似于 Soares 等的策略,用来检测乳腺癌生物标志物(Her-2)。利用 AuNPs、半胱氨酸(Cys)和多壁碳纳米管修饰的碳纳米纤维传感层固定抗体,采用电化学方法测定人血清中 Her-2 的含量。线性检测范围为 5~80ng/mL,LOD 为 0.45ng/mL。

Wang 等[35]开发了另一种生物传感器来检测抑癌基因 CdkN2A/p16(多肿瘤抑制基因 1)。通过静电纺丝制备了掺杂多壁碳纳米管的尼龙 6 纳米纤维,并在纳米纤维上电沉积了二氧化硅纳米粒子,最后利用戊二醛将单链脱氧核糖核酸固定在纳米纤维上,制备了生物传感器。该传感器的线性检测范围为 $1.0 \times 10^{-15} \sim 1.0 \times 10^{-12}$ M,LOD 为 5×10^{-16} M,对 CdkN2A/p16 抑癌基因具有良好的选择性。

2.3.3 包埋

另一种将生物活性分子固定在纳米纤维上的方法是包埋。包埋可以通过将聚合物和生物受体混合后静电纺(一步法)或后修饰法(两步或多步法)来实现,以确保生物分子被包埋到纳米纤维基质中[22,51,139-140]。除了一步法外,还有另外的可以在纳米纤维形成后封装生物分子的包埋方法,如聚合法或溶胶—凝胶法等[70,111,141]。

包埋法不涉及化学相互作用,其中生物分子与纳米纤维没有结合。在吸附和共价固定方法中,一般是使用纳米纤维的外表面用于固定,而包埋法中纳米纤维材料的内部体积也作为生物受体的基质[142]。在静电纺纳米纤维中加入目标结合位点可以保护生物分子免受使用环境的影响,保持其活性,允许其受控释放,并避免浸出等问题。此外,与表面改性[51]相比,将生物活性分子封装到纳米纤维中具有负载能力高的优势。另外,生物活性分子被封装在纳米纤维内部会阻断其活性位点,阻碍基质进入。这尤其适用于作为抗体的生物分子,包埋过程可以阻断特定的分子位点和目标。

包埋可以用于包埋任何类型的生物活性分子,但由于需要大量的生物分子,因此很少研究抗体或其他高成本生物分子。大多数研究报道的是聚合物材料中酶的包埋[51,111,123,134,141,143-147],亲水聚合物 PVA[126,144]、聚环氧乙烷(PEO)[34]和聚乙烯吡咯烷酮(PVP)[148]是最常用的聚合物。

通常,静电纺丝后水溶性纳米纤维会通过液态或气态的戊二醛交联或热交联来将水溶解纤维改性成不溶的材料,避免生物活性分子解吸[2,148]。表 2-3 总结了一些采用包埋固定法构建的纳米纤维基生物传感器。

表 2-3 采用包埋固定法构建的纳米纤维基生物传感器

纳米纤维材料	生物识别元素	检测物	检测方法	检测性能	基质	参考文献
Silica—PVA	酪氨酸酶	邻苯二酚,苯酚,对甲苯酚	电化学	邻苯二酚:10~200μM 苯酚:10~150μM 对甲苯酚:10~100μM	—	[70]
CA/ZIF-8@enzyme/MWCNTs/AuNPs	葡萄糖氧化酶和漆酶	葡萄糖	电化学	线性范围:1~10mM (检测限:5.347μM)	—	[111]
NiC 纳米纤维	漆酶	邻苯二酚	电化学	线性范围:1μM~9.1mM (检测限:0.69μM)	自来水和湖水	[141]
Cu/C 纳米纤维	漆酶	邻苯二酚	电化学	线性范围:9.95μM~9.76mM (检测限:1.18μM)	—	[143]
PVA	葡萄糖氧化酶	葡萄糖	电化学	线性范围:1~10mM (检测限:0.05mM)	—	[144]
PU	葡萄糖氧化酶和辣根过氧化物酶	葡萄糖	比色	线性范围:0.01~20mM (检测限:0.05μM)	人血	[145]
PANI/CMC/cellulose	漆酶	邻苯二酚	电化学	线性范围:0.497μM~2.27mM (检测限:0.374μM)	醋酸盐缓冲液	[149]

注 $1\mu M=10^{-6}mol/L,1mM=10^{-3}mol/L$。

Ji 等使用简便的同轴静电纺丝技术制备了基于聚氨酯(PU)中空纳米纤维膜的"即用型"葡萄糖试纸[145]。图 2-9 所示为用于葡萄糖测量的双酶反应及同轴静电纺丝制备中空纳米纤维膜葡萄糖试纸的示意图。通过将葡萄糖氧化酶(GOx)和辣根过氧化物酶(HRP)两种酶原位共封装在中空纳米纤维内,并将显色剂 ABTS 和联甲氧基苯胺分别溶解在核相溶液和壳相溶液中进行同轴静电纺丝,构建比色生物传感器。这种独特的"一体式"功能使制备的基于中空纳米纤维膜的试纸条既可以用作溶液中的比色传感器,也可以用作以"浸读"模式运行的光学生物传感器。将纳米纤维膜浸入不同浓度的葡萄糖溶液中,通过测定 ABTS 或邻联苯胺在 420nm 或

440nm 处的紫外吸收峰来对葡萄糖进行比色检测。当在溶液中进行比色生物传感时,以邻联苯胺作为显色剂的试纸的线性响应范围为 0.01~20mM。

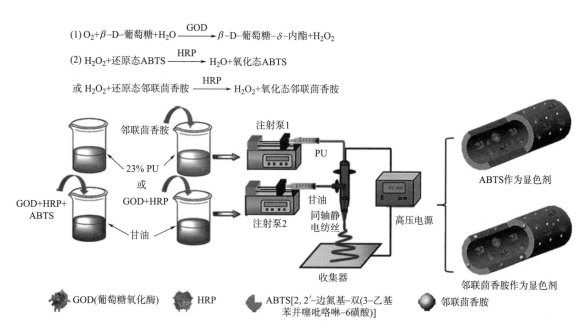

图 2-9　用于葡萄糖测量的双酶反应示意图和同轴静电纺丝制备中空纳米纤维膜葡萄糖试纸的示意图

Kim[150] 等开发了一种纳米纤维基水凝胶贴片的可穿戴葡萄糖生物传感器。皮肤贴片传感器是通过静电纺丝聚乙烯醇 PVA/AuNPs/GOx/β-环糊精(β-CD)溶液制成的,其中 1,2,3,4-丁四羧酸(BTCA)作为生物相容性交联剂。随后,通过热处理促进 PVA 的羟基与 BTCA 的羧基发生酯化反应,形成透明的纳米纤维水凝胶。制备好的贴片放置在电极上可用于葡萄糖检测。图 2-10 所示为在电极上使用 PVA/BTCA/β-CD/GOx/AuNPs NFs 水凝胶的贴片式葡萄糖传感器示意图以及用于无创实时监测汗液中葡萄糖的葡萄糖传感机理示意图。PVA/BTCA/β-CD/GOx/AuNPs 纳米纤维基水凝胶具有柔韧性、生物相容性好、良好的力学性能(干燥:12.1MPa;湿润:5.33MPa)和较高的酶活性(76.3%)。由于 PVA/β-CD/GOx 含有 AuNPs NF 水凝胶的独特特性,例如,对生物基质的高渗透性和快速电子转移,该生物传感器表现出优异的传感性能,在 0.1~0.5mmol/L 范围内对葡萄糖具有良好的线性关系,检测的灵敏度为 47.2μA/mM,LOD 为 0.01mM,响应时间<15s(图 2-11)。

Sapountzi 等[151] 利用光化学交联聚乙烯醇—苯乙烯基吡啶聚合物(PVA—SbQ)、羧化多壁碳纳米管(MWCNT—COOHs)和葡萄糖氧化酶 GOx 形成的纳米纤维,开发了一种基于酶包埋法的葡萄糖电化学生物传感器。将酶加入 PVA—SbQ/MWCNT—COOHs 溶液中,静电纺后经紫外光照射 10min,通过光化学交联得到不溶于水的纳米纤维。他们开发的生物传感器检测葡萄糖的线性范围为 0~4mM,LOD 为 2μM。这种混合酶、多壁碳纳米管—COOHs 和水溶性聚合物的方法提供了一种制备生物活性纳米纤维的简单方法,可以进一步构建用于酶固定的电活性平台,并且实验发现,包埋法在保持酶活性的同时可以使酶接近底物。

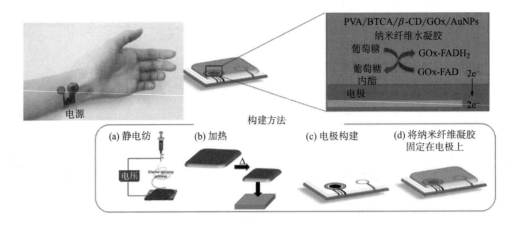

图 2-10　贴片式葡萄糖传感器的构建及葡萄糖传感机理示意图[150]

GOx-FADH$_2$:葡萄糖氧化酶—还原态黄素腺嘌呤二核苷酸　GOx-FAD:葡萄糖氧化酶—氧化态黄素腺嘌呤二核苷酸

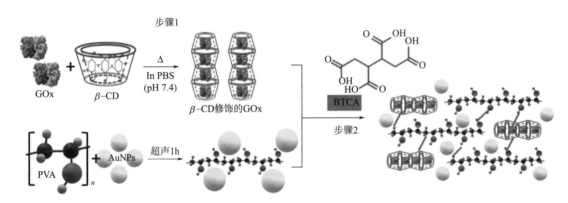

图 2-11　用于静电纺丝的 PVA/BTCA/β-CD/GOx/AuNPs 复合涂料溶液的制备示意图[150]

2.3.4　印迹

在生物界面设计中,识别位点与目标分析物之间的结合特异性水平是生物传感器高灵敏度、高选择性和低 LOD 等基本特性的关键[152]。分子印迹技术(MITs)可以将特定的底物识别结合到聚合物基质中[123,153]。MIPs 结合位点通常是在模板分子存在下通过聚合过程实现的。在此过程中,选择具有与目标分析物互补的官能团的功能单体以及交联剂是非常重要的[48,124]。聚合后通过溶剂萃取的后续洗涤步骤来去除模板[48]。在生物传感器的构建过程中,与天然生物受体相比,MIP 技术具有物理化学稳定性高和生产成本低等优点。另外,结合位点的不均匀分布以及较差的位点可及性,使 MIPs 在平面上形成,这会限制其检测效率[153-154]。而纳米纤维的比表面积远远大于传统平面,因此嵌入具有固有特异性识别能力的纳米纤维可以克服上述缺点[153]。

一般来说,有四种方法可以将 MIPs 与静电纺纳米纤维结合起来:在静电纺丝过程中进行分子印迹;在纳米纤维表面构建分子印迹层;固相印迹法构建 MIPs;将分子印迹微米/纳米颗粒(MIP NPs)分散/结合到纳米纤维上[123,153]。上述方法都被用于构建基于 MIP 纳米纤维的生物传感器[73,118-119,121,155-157],表 2-4 总结了一些采用印迹法构建的纳米纤维基生物传感器。

表 2-4　采用印迹法构建的纳米纤维基生物传感器

纳米纤维材料	检测物	印迹方法	检测方法	检测性能	基质	参考文献
CA/MWCNTs/PVP	抗坏血酸	纳米纤维表面	电化学	检测范围:10~1000mg/mL(检测限:3mg/mL)	—	[73]
PAN/Fe$_3$O$_4$ NPs	尼罗替尼	静电纺过程	光学	检测范围:0.01~10mg/mL(检测限:0.002mg/mL)	人血清	[119]
PEVOH	肌酐	静电纺过程	电化学	检测范围:1fg/L~1μg/L	PBS	[121]
TEOS/PVP	甲胎蛋白	静电纺含有MIP 的溶液	光学	检测范围:-25ng/mL(检测限:15fg/mL)	人血清	[158]
PVA	三环素	静电纺含有MIP 的溶液	电化学	检测范围:1~800ng/mL(检测限:0.17ng/mL)	梨	[159]

注　$1\mu M = 10^{-6} mol/L, 1mg/mL = 1g/L, 1fg/L = 10^{-15}g/L, 1\mu g/L = 10^{-6}g/L, 1ng/mL = 10^{-6}g/L, 1fg/mL = 10^{-12}g/L$。

Lee 等[158]开发了荧光分子印迹共轭聚噻吩纳米纤维(FMICP NFs)用于检测甲胎蛋白(AFP)和癌胚抗原(CEA)癌症标志物。如图 2-12 所示,FMICPs NFs 的设计分为四个步骤:

①共轭聚噻吩(CPs)与 AFP 通过氢键自组装;

②分子印迹,其中模板 CPs/AFP 通过其硼酸盐亲和力和印迹方法中的分子相互作用,与4-乙烯基苯基硼酸(VPBA)强烈作用;

③释放 AFP;

④静电纺含有 FMICP1 或 FMICP2、硅酸乙酯 TEOS 和聚乙烯吡咯烷酮 PVP 的溶液形成纳米纤维。

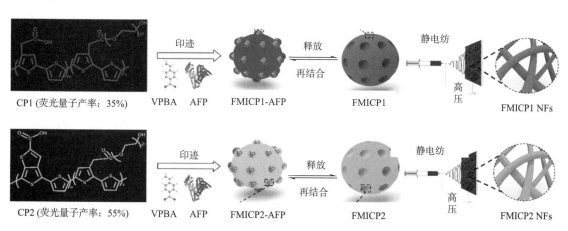

CP1 (荧光量子产率: 35%)　VPBA　AFP　印迹→　FMICP1-AFP　释放/再结合→　FMICP1　静电纺/高压→　FMICP1 NFs

CP2 (荧光量子产率: 55%)　VPBA　AFP　印迹→　FMICP2-AFP　释放/再结合→　FMICP2　静电纺/高压→　FMICP2 NFs

图 2-12　共轭聚噻吩(CP1 和 CP2)连接的硼酸盐分子印迹策略及其荧光电纺纳米纤维的制备示意图[158]

研究者还合成了非表面印迹 FNICPs,以确定其结合效果是否归因于共轭聚噻吩纳米纤维中的印迹空腔。FMICP NFs 的独特结构显示出优越的比色检测性能,其灵敏度比原始 FMICP 提高了 80 倍。此外,FMICP NFs 传感器具有极高的灵敏度、极低的 LOD(对 AFP 和 CEA 分别为 15fg/mL 和 3.5fg/mL)和快速的响应时间(仅 15min),表明该传感器适用于肝癌患者甲胎蛋白标志物的快速检测。

She 等[159]通过静电纺获得了印迹有三环素的纳米纤维多孔膜。图 2-13 所示为用于检测三环素的电化学传感器示意图。MIP 具有高传质速率和增强的吸附能力,通过在电极表面修饰还原氧化石墨烯(rGO)和金纳米粒子(AuNPs),进一步增强了电极的灵敏度。分子印迹传感器对三环素表现出优异的选择性和灵敏度,以六氰基铁酸盐(Ⅳ)为电化学探针,通过循环伏安法、微分脉冲伏安法和电化学阻抗谱评估了其传感性能。实验发现,该电极在 0.16V 左右(相对于 Ag/AgCl)的工作电位下工作效果最佳,对三环素的线性响应浓度范围为 1~800ng/mL,检测限为 0.17ng/mL(信噪比 $S/N=3$)。

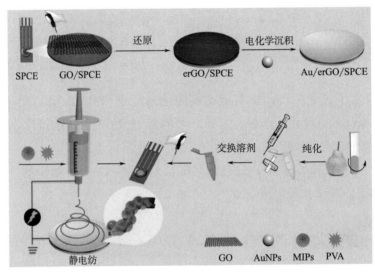

图 2-13 用于检测三环素的电化学传感器示意图[159]

2.4 纳米纤维基生物传感器

纳米纤维技术为生物传感器的设计和制备提供了新思路。纳米纤维的高比表面积,可以提高生物传感的灵敏度、特异性和反应速率。纳米纤维基生物传感器在疾病诊断和医疗检测方面显示出巨大的应用潜力,已被用于检测葡萄糖、尿素、胆固醇和 microRNA 等。按照纳米纤维的不同,用于生物传感的纳米纤维可以分为碳纳米纤维、金属氧化物纳米纤维、聚合物及其改性纳米纤维三大类。下面对这三大类纳米纤维在生物传感器的设计和制备方面的应用进行介绍。

2.4.1　碳纳米纤维生物传感器

碳具有优异的力学性能、耐化学性以及电子性能,是制备电化学传感器和生物传感器中最常用的电极材料之一。碳基纳米材料(如碳纳米管)已广泛集成到电化学生物传感器中,以提高其灵敏度。与碳纳米管相比,碳电纺纳米纤维(CENFs)可以为生物分子的固定提供更高的表面积并且更容易制备,成为生物传感器设计中常用的纤维材料[160-162]。碳纳米纤维可以引入合适的官能团进行修饰或与导电纳米材料(如金属纳米颗粒)结合,以产生具有增强电子特性和更大生物分子负载能力的亲水表面。

聚丙烯腈(PAN)是生产 CENFs 最常用的聚合物,合成的碳纳米纤维产量高且力学性能优异[163-165]。碳基纳米纤维由电纺聚合物纳米纤维按照两步工艺制成。首先,纳米纤维在相对较低温度(200~300℃)的氧化气氛下稳定,将热塑性聚合物纳米纤维转化为凝聚的热固性纳米纤维。其次,纳米纤维在较高温度(通常为 800~1300℃)的惰性气氛下碳化。纤维的微观结构和电子特性以及它们的表面结构可以通过改变电纺溶液的组成、调整热处理条件或通过添加合适的后改性工艺来调节。

用金属纳米粒子(MNPs)掺杂 CENFs 是提高 CENFs 基生物传感器灵敏度和稳定性的有效方法。CENFs—MNPs 复合材料通常是通过静电纺含有聚合物和金属盐的前体,然后经热处理将金属盐前体转化为 MNPs 来制备[166]。Wei 等[143]报道了从含有 PAN、PVP 和醋酸铜的溶液中制备铜掺杂的 CENFs 来检测邻苯二酚。将电纺纳米纤维进一步煅烧并分散在醋酸盐缓冲液(0.1M,pH=4)中,与漆酶(Lac)/Nafion 溶液混合并固定在玻碳电极上,构建了纤维基生物传感器。研究人员还制备了不含铜的 CENFs 以及 CENFs/Lac/Nafion/GCE,并对两者进行了比较。通过扫描电子显微镜可以看出,CENFs 的平均直径为 170nm,并且由于 PVP 碳化,纤维与纤维相互连接[图 2-14(a)]。相比之下,CuNPs/CENFs 更均匀,没有表现出任何互连,且平均直径更大(300nm)[图 2-14(b)]。CuNPs/CENFs/Lac/Nafion/GCE 对邻苯二酚的响应线性范围为 9.95μM~9.76mM,LOD 为 1.18μM,其 LOD 值比没有 CuNPs 时低 2.8 倍。CuNPs 对纳米纤维的掺杂使材料的稳定性也略有提高,CuNPs/CENFs/Lac/Nafion 基生物传感器在 22 天后可以保持初始响应的 95.9%,而 CENFs/Lac/Nafion 只能保持 89.1%。

Wei 等[141]又利用镍掺杂碳纳米纤维制备了一种基于聚多巴胺(PDA)/漆酶(Lac)/镍纳米颗粒(NiCNFs)负载的碳纳米纤维复合材料(PDA/Lac/NiCNFs)检测邻苯二酚(图 2-15)。首先,通过静电纺丝和高温碳化技术相结合的方法制备 NiCNFs;其次,在含有漆酶、NiCNFs 和多巴胺的水悬浮液中,通过漆酶催化的多巴胺氧化获得磁性复合材料;最后,采用磁性玻璃碳电极分离并固定复合材料,得到的修饰电极为 PDA/Lac/NiCNFs/磁性玻碳电极(MGCE)。傅里叶变换红外光谱和循环伏安法分析表明,NiCNFs 对漆酶的固定具有良好的生物相容性,并极大地促进了漆酶与电极表面之间的直接电子转移。固定的漆酶显示出一对稳定且明确的氧化还原峰,漆酶的电化学行为在 pH=5.5 的醋酸盐缓冲溶液中是一个表面控制的过程。用 PDA/Lac/NiC-NFs/MGCE 检测邻苯二酚的灵敏度为 25μA/(mM·cm^2),检测限为 0.69μM(信噪比 $S/N=3$),

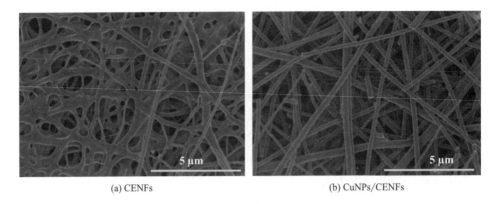

(a) CENFs (b) CuNPs/CENFs

图 2-14　CENFs 和 CuNPs/CENFs 的扫描电子显微镜图像

线性范围为 1μM~9.1mM。这与之前提到的掺杂铜的 CENFs 相比,LOD 提高了 1.7 倍,线性范围也更宽。该生物传感器具有良好的选择性和稳定性,成功应用于真实水样中邻苯二酚的加标检测,具有广阔的应用前景。

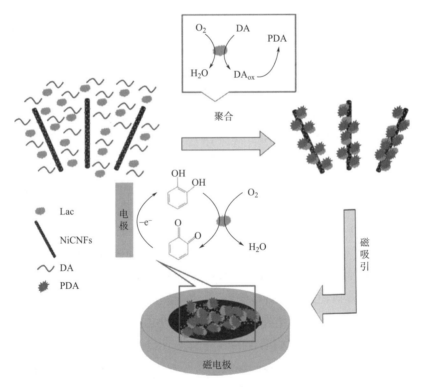

图 2-15　基于 PDA/Lac/NiCNFs 复合材料的生物传感器示意图[141]

用氮掺杂碳纳米材料是提高其亲水性(以及生物相容性)、电子供体能力和电导率的有效方法。You 等[160]利用氮掺杂碳纳米球/碳纳米纤维复合膜,研究了葡萄糖氧化酶的直接电子转移和基于直接电子转移的葡萄糖生物传感。复合材料是通过对电纺聚吡咯纳米球掺杂的聚丙烯腈纳米纤维进行可控热处理得到的,该复合材料无需任何预处理,可以直接用作葡萄糖氧化酶的固定平台。通过加入氮掺杂碳纳米球,碳纳米纤维表面的亲水性显著提高,为葡萄糖氧化酶以及酶与碳电极之间的直接电子转移创造了有利的环境。实验发现,在不含氧气的溶液中,固定的葡萄糖氧化酶的循环伏安法显示出一对明确的氧化还原峰,表明葡萄糖氧化酶发生了直接电子转移。随着葡萄糖的加入,阳极峰值电流增加,而阴极峰值电流减少,这证明了基于葡萄糖氧化酶的生物电催化。该生物传感器实现了基于葡萄糖氧化酶直接电子转移的葡萄糖检测,具有高灵敏度、高稳定性和高选择性,检测限为 $2\mu M$,线性范围为 $12\sim1000\mu M$。该生物传感器可以作为第三代葡萄糖生物传感器的理想平台。

Lee 等[161]报道了另一种制备具有增强分析性能的基于电纺碳纳米纤维(ECNF)的酶生物传感器的方法。通过将二氧化硅纳米颗粒(平均尺寸为 $16nm\pm2nm$)掺入前体 PAN 溶液中,可以产生更高且受控的孔隙率。静电纺丝后,通过氢氟酸处理去除 NPs,并将所得 PAN NFs 碳化。拉曼光谱表征证明热处理促进了碳的结晶度和取向,并且热处理后电导率显著增加。以这种方式制造的中孔碳结构非常有利于葡萄糖氧化酶的有效固定,并且嵌入的酶仍然非常容易接触葡萄糖底物,大大提高了生物传感性能。

另一种改善电纺碳纳米纤维(ECNFs)对生物受体的固定能力以及电纺碳纳米纤维基生物传感器性能的策略是使用物理或湿化学方法对纤维进行后处理。Li 等[132]使用湿化学酸处理碳化 PAN(NFs)使其表面带羧基,并使用羧基化的 CENFs 合成羟基磷灰石 CENFs(HA—CEN-Fs),随后将细胞色素 C 进一步固定到微孔 HA—CENFs 复合材料上。该生物传感器表现出良好的电催化活性,可以对 H_2O_2 快速响应。Hou 等[162]使用相同的方法制备了 ECNFs,然后将普鲁士蓝(PB)纳米结构以可控的方式生长到羧基官能化的 ECNFs 上,随后将 PB—ECNFs 复合材料涂在玻碳电极(GCE)表面并覆盖 GOx/壳聚糖(Chit)薄膜。该生物传感器检测葡萄糖的线性范围较宽($0.02\sim12mM$),检测限较低($0.5\mu M$)。

Sharma 等[167]提出了一种简单的方法来构建嵌入在多孔碳膜中的功能性微米、亚微和纳米通道,研究了该微流体平台在电化学传感中的应用。作者首先将聚甲基丙烯酸甲酯 PMMA 纤维电纺到彻底清洁的硅片基板的表层,然后在表面涂覆聚丙烯腈膜。复合膜的高温炭化分解了 PMMA NFs,并在 PAN 衍生的非晶碳电极中生成了嵌入式的微通道。然后通过前体金属盐的原位热分解,进一步用 Pt 纳米粒子修饰通道,以增强碳电极的功能。通过等离子体处理在带有微通道和不带微通道的复合材料表面产生羧基,使用 EDC/NHS 法固定抗黄曲霉毒素 B1(AFB1)抗体,通过电化学阻抗技术检测 AFB1。在多孔碳膜中排列的纳米通道可以充当抗原—抗体相互作用的反应室,有利于电子向电极的快速传输。该方法对 AFB1 的检测可低至 $1\times10^{-12}g/mL$,线性范围为 $10^{-12}\sim10^{-7}g/mL$。Jang 等[168]构建了一种基于 ECNFs 的电位适配体传感器,用于双酚 A 检测。通过将两种不混溶的聚合物溶液(PAN/PPMA)进行单喷嘴静电纺丝,然后在惰性气氛中进行热处理,制备了大表面积、多通道 ECNFs;随后用酸性氧化处理将纤维进行羧基官能化,并通过共价结合将双酚 A 适配体连接到纳米纤维表面。该生物传感器对双酚 A 高度敏感(LOD 为 $1\times10^{-15}mol/L$),并有较好的稳定性,可以在 4 周内重复使用。

2.4.2　金属氧化物纳米纤维生物传感器

金属氧化物纳米纤维材料也被用于构建生物传感器[99]。金属氧化物纳米纤维可以通过静电纺含有无机前驱体(金属醇盐或金属盐)和聚合物载体的溶液来制备[169]。将初纺无机/有机复合纳米纤维材料在高温下进一步煅烧以去除聚合物并氧化前体以通过成核和生长产生金属氧化物相。虽然在煅烧过程中聚合物的去除和金属氧化物相的烧结,会导致纳米纤维直径收缩,伴随着热应力和内部机械应力,纳米纤维会具有较差的机械强度,进而可能会影响金属氧化物 NFs 基生物传感器的长期稳定性。但这可以通过在静电纺溶液中或加热前加入合适的添加剂来解决[99]。在煅烧过程中,聚合物分解,而无机前体氧化和结晶形成纳米晶体,纳米晶体沿着初纺纤维的方向排列。静电纺产生的多晶金属氧化物纳米纤维表现出独特的形态,比表面积大,结构中纳米孔与较大孔共存。纳米纤维中金属氧化物结构的存在可以提高生物传感检测的灵敏度,并降低检测限[168]。

基于 ZnO 纳米纤维的生物传感器被广泛用于生物医学检测。例如,Ahmad 等[131]利用聚乙烯吡咯烷酮/醋酸锌制备的 ZnO 纳米纤维来测定葡萄糖。将前体纤维高温煅烧后,转移到金电极上并用 PVA 薄膜覆盖,葡萄糖氧化酶(GOx)通过物理吸附进一步固定在金电极的纳米纤维表面。生物传感器对葡萄糖的响应速度非常快(4s),线性范围为 0.25~19mM,检测下限为 1μM。聚(苯胺)/醋酸锌混合物制备的 ZnO 纳米纤维基免疫传感器,被用于电化学检测由恶性疟原虫表皮合成并释放到血流中的富组氨酸蛋白 Ⅱ[170]、乳腺癌标志物生长因子受体 2ErbB-2[171]、卵巢癌生物标志物癌抗原-125[172]。

为了降低 ZnO 的固有电阻率,从而提高生物传感器的灵敏度,通过在静电纺丝溶液中加入硝酸铜或多壁碳纳米管(MWCNTs)来制备 Cu 掺杂或 MWCNTs 掺杂的 NFs[170,172]。通过 MWCNT 的热氧化[170]、氧等离子体处理[172]或通过巯基(—SH)与 Zn^{2+} 的相互作用在材料上结合巯基丙酸[171],从而在 NFs 表面产生活性羧基。利用纳米纤维上羧基和蛋白质氨基之间的偶联反应(EDC/NHS)将抗体与 NFs 平台偶联。其中,Singh[170]等构建的超灵敏检测富组氨酸蛋白 Ⅱ 的纳米生物传感器检测平台的检测限为 6.8ag/mL。如图 2-16 所示,该纳米生物传感器平台由通过静电纺丝技术合成的巯丙基膦酸功能化的铜掺杂氧化锌纳米纤维组成。巯丙基膦酸和氧化锌中铜掺杂的互补效应使得检测灵敏度大大提高,巯丙基膦酸增强了固定抗体所需的官能团,氧化锌中的铜掺杂不仅增加了纳米纤维的电导率,而且在铜/氧化锌异质结界面处产生的固有电场也可以使目标分析物预浓缩到经巯丙基膦酸处理的纳米纤维表面。铜掺杂氧化锌纳米纤维修饰电极的阻抗检测响应在 10ag/mL~10μg/mL 范围内表现出优异的灵敏度[28.5kΩ/(g/mL)/cm^2],检测限为 6.8ag/mL(1ag/mL = 10^{-14} g/L)。

Singh 等[172]构建的一种嵌入多壁碳纳米管的氧化锌纳米线新型生物传感器,可用于超敏感地检测癌抗原-125(图 2-17)。与纯氧化锌纳米线相比,该复合纳米纤维材料的电化学活性要高得多,其伏安法检测癌抗原-125 的范围为 0.001U/mL~1kU/mL,检测限为 0.00113U/mL,灵敏度极高,且具有良好的可重复性、选择性和稳定性。

TiO_2 纳米纤维、Mn_2O_3 纳米纤维和氧化铱(IrO_x)纳米纤维也被认为是非常有前景的生物分子固定界面,并成功用于构建超灵敏生物传感器。TiO_2 NFs 由聚乙烯吡咯烷酮(PVP)和钛酸四

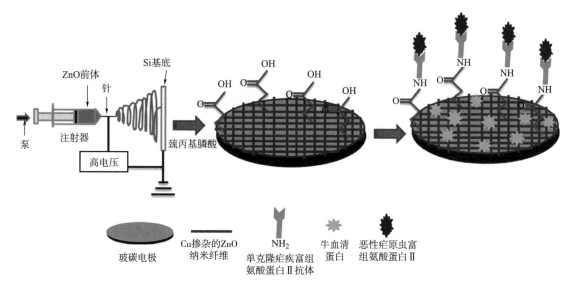

图 2-16　超灵敏检测富组氨酸蛋白 II 抗体的纳米纤维基生物传感器示意图[170]

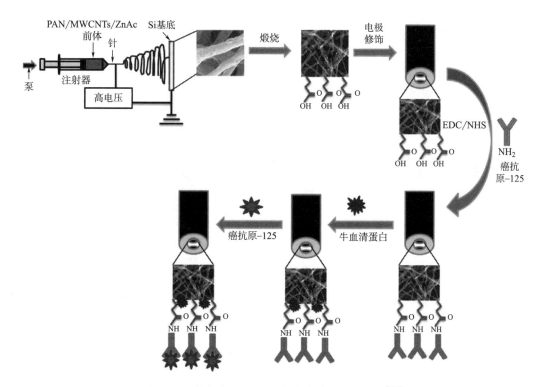

图 2-17　制备癌抗原-125 免疫传感器的示意图[172]

丁酯或钛酸正丙酯制备[92,173-174]。Yan 等[173]用 TiO₂ 电纺纤维改性 Pt 电极，并通过滴涂将 GOx 吸附在电极表面。作者通过在 GOx/TiO₂ NFs/Pt 电极上添加壳聚糖（Chit）提高了其对生物分

子的固定能力。添加 TiO₂ NFs 后使得生物传感器对葡萄糖的响应提高了 2.7 倍,并且 Chit/
GOx/TiO₂ NFs/Pt 电极对 100μM 葡萄糖的响应分别是 Chit/GOx/Pt 和壳聚糖/葡萄糖氧化酶/
二氧化钛(Chit/GOx/TiO₂)薄膜/Pt 的 4.6 倍和 74 倍,这表明纳米纤维结构可以有效提高传感
检测性能。Yan 等还研究了 TiO₂ NFs 含量对生物传感器信号的影响,实验结果显示,TiO₂ NFs
的数量必须足以保证大量葡萄糖氧化酶分子的固定,但过高的密度会导致界面处的电子转移阻
力过大,因此存在一个最佳的含量。

Mondal 等[92]在氧化铟锡(ITO)电极的表面修饰了介孔 TiO₂ NFs。将 NFs 用氧等离子体处理,
随后将胆固醇氧化酶和胆固醇酯酶两种酶,共价固定在 TiO₂ NFs 上构建生物传感器(图 2-18)。
通过循环伏安法可以成功检测酯化胆固醇,检测限低(0.49mmol/L),响应时间快(20s)。在另
一项研究中,Zhao 等提出了一种基于静电纺 TiO₂ NFs 的细胞捕获免疫测定法,并将其应用于检
测结直肠癌和胃癌患者的循环肿瘤细胞。除了抗体抗原的生物识别外,与平面相比,水平堆积
的 TiO₂ NFs 沉积的电极和细胞外基质支架之间增强的局部形貌相互作用有助于显著提高捕获
效率。

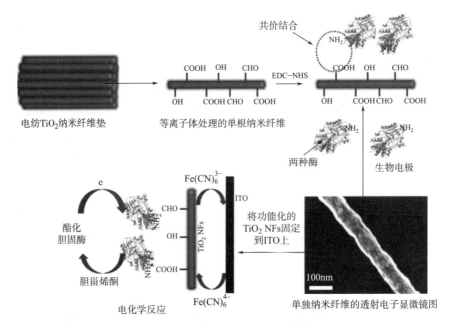

图 2-18 用于酯化胆固醇检测的生物功能化介孔 TiO₂ NFs[92]

Mn₂O₃ 纳米纤维也是固定 GOx 或 DNA 探针的有效平台,可以用于电化学检测葡萄糖[147]
或登革热共有引物[135]。在第一项工作中,Lei 等[147]将 AgNO₃ 添加到静电纺溶液中,然后通
过简单的两步程序(静电纺丝和煅烧)制备高度多孔的 Mn₂O₃-Ag 纳米纤维。TEM 显示,纳
米纤维中 Ag-NPs 聚结在一起,因此多孔的 NFs 具有增强的酶负载能力和改进的电化学特
性。将与 GOx 混合的 Mn₂O₃-Ag 纳米纤维进一步滴到电极上,最后使用戊二醛蒸气交联
GOx,构建了电流型葡萄糖生物传感器。该生物传感器显示出对葡萄糖的快速响应、高灵敏

度[40.60μA/(mM·cm²)]、低检测限(1.73μM,信噪比 $S/N=3$)和出色的选择性。这些结果表明,新型 Mn_2O_3-Ag 纳米纤维—葡萄糖氧化酶复合材料在基于氧还原的葡萄糖生物传感中具有巨大的应用潜力。在第二项工作中,Singh 等[135]报道了一种使用电纺 Mn_2O_3 纳米纤维进行DNA 杂交检测的超灵敏电化学平台(图 2-19)。所提出的平台结合了金属氧化物纳米纤维和电化学技术的固有优势,纳米纤维中锰特定氧化态的低带隙大大增强了检测的灵敏度,实现了DNA 杂交的无标记登革热共有引物的超灵敏检测。该传感器成功地在对照和加标血清样本中对登革热共有引物进行了定量检测,检测限为 $1.2×10^{-19}$ M。

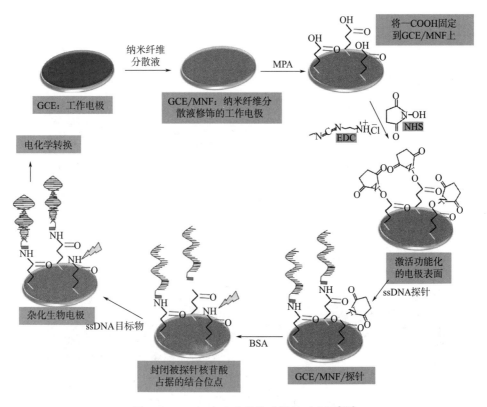

图 2-19　DNA 杂交生物传感器的示意图[135]

Song 等[174]最近提出了一种基于铱氧化物 IrO_x NFs/CS 修饰玻碳电极的无标记免疫传感器,用来免疫测定癌症生物标志物甲胎蛋白(图 2-20)。通过改变退火温度,可以获得特定的线中管纳米结构,还可以控制 IrO_x 纳米纤维的组成($0 \leqslant x \leqslant 2$)。在 500℃下获得的 IrO_x 纳米纤维具有独特的管中线结构,从透射电子显微镜(TEM)图中可以看到独立的纳米线嵌入纳米纤维中,并且管中线的内线和整个 NFs 的平均直径分别约为 70nm 和 110nm(图 2-21)。图 2-21(a)中的插图是放大的 TEM 图像,(b)中的插图是选区电子衍射图案。该结构不仅可以使电极表面积增加,电子转移动力学加快,而且可以为生物分子与壳聚糖(CS)的结合提供高度稳定的基质。 IrO_x 纳米纤维基免疫传感器具有良好的电化学性能,可在 0.05～150ng/mL 的宽浓度范围内检测甲胎蛋白,检测限为 20pg/mL。该免疫传感器已成功用于人血清中甲胎蛋白的测定。

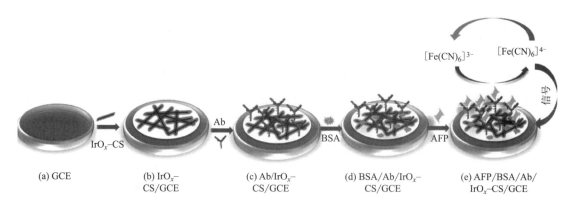

图 2-20　Song 等提出的电流检测甲胎蛋白的电纺 NFs 免疫传感器的原理[174]

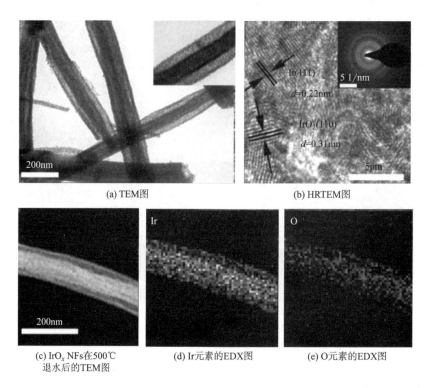

图 2-21　无标记免疫传感器用于测定甲胎蛋白的 TEM 图[174]

2.4.3　聚合物纳米纤维生物传感器

前面生物分子在纳米纤维表面的固定策略中可以发现,文献报道的基于 NFs 的生物传感器中,只有少数是光学[176-177]、比色或机械[178]检测模式,大多数是电化学检测模式。在电化学生物传感器的构建中,除了前面介绍的碳纳米纤维和金属氧化物纳米纤维外,应用得较多的纤维还有掺杂有导电材料的聚合物纳米纤维。其中掺杂的导电材料可以是碳纳米管(CNTs)、金属纳米粒子(MNPs)、导电聚合物(CPs)或这几者的组合[179]。

2.4.3.1　掺杂碳纳米管的聚合物纳米纤维

生产 CNTs-聚合物纳米纤维复合材料的直接策略是在静电纺丝之前将 CNTs 分散到聚合物溶液中。按照这种方法,Lee 等[180]通过将 GOx 固定在聚合物—碳纳米管复合材料上构建了葡萄糖生物传感器。将由阳离子聚合物[聚(二烯丙基二甲基氯化铵),PDDA]包裹的多壁碳纳米管(MWCNTs)分散到聚甲基丙烯酸甲酯(PMMA)中,并通过混合物静电纺丝到氧化铟锡(ITO)电极上来制备纳米纤维膜。将 PDDA 包裹在 MWCNTs 表面有助于防止 MWCNTs 聚集,并可用于将带负电荷的酶附着在修饰电极表面。在电极表面添加了一层薄薄的 Nafion 膜,以减少生物介质中存在的阴离子可能造成的干扰。制备的 Nafion/GOx/MWCNTs(PDDA)/PMMA NFs/ITO 电极对过氧化氢(H_2O_2)表现出优异的电催化活性,在 +100mV 时具有明显的氧化电流。在 0.1M 磷酸盐缓冲溶液(PBS,pH = 7)中以 +100mV 电流检测葡萄糖,响应时间快(4s),对葡萄糖响应的线性范围为 $20\mu M \sim 15mM$,LOD 为 $1\mu M$。

Wang 等[181]通过静电纺丝制备了 CNTs 掺杂的聚(丙烯腈—丙烯酸)(PANCAA)NFs,并通过 PANCAA NFs 表面的羧基将 GOx 共价固定在膜上。酶电极的电化学性质通过计时电流测量来表征,结果表明,MWCNTs 的填充增强了电极的电流和灵敏度。结合动力学研究结果表明,即使固定化 GOx 的二级结构在 MWCNTs 的存在下受到干扰,MWCNTs 和葡萄糖氧化酶含有的黄素腺嘌呤二核苷酸(FAD)之间的相互作用在增强固定化 GOx 的电活性方面也发挥着重要作用。

Numnuam 等[182]提出了一种基于静电纺丝 Chit—CNTs NFs 的安培生物传感器,用于尿酸检测。首先将 Ag NPs 层电沉积在金电极上,然后电纺 Chit/PVA/MWCNTs 混合物,利用 NaOH 处理去除 PVA,将尿酸酶通过其氨基和 Chit 氨基之间的交联固定在 Chit—CNTs NFs 膜上。制造的尿酸生物传感器具有较宽的线性范围($1.0 \sim 400\mu M$),LOD 为 $1.0\mu M$,存储时间可以超过六周,并且对血浆样品中尿酸的测定值与通过标准酶比色法获得的值具有良好的一致性。

Bourourou 等[183]将 MWCNTs 分散到 PAN 溶液中,以生产直接用作电极的电纺 NFs 垫。PAN 聚合物的腈基随后被还原成氨基,多酚氧化酶(PPO)通过戊二醛共价结合固定在 PAN—MWCNTs NFs 上。PAN—MWCNTs—PPO 电极成功用于高灵敏电流检测邻苯二酚,线性范围较宽,为 $1\mu M \sim 0.4mM$,LOD 为 $0.9\mu M$。

2.4.3.2　掺杂金属纳米粒子的聚合物纳米纤维

MNPs 的尺寸、形状和分散性对其电化学性质有重要影响。功能材料中 MNPs 的高度分散对于提供高电化学活性很重要,而 MNPs 的聚集会降低它们的催化活性和再利用寿命。因此,如何设计和制备具有长期分散稳定性和高催化效率的 MNPs 基材料是其广泛应用的主要挑战。和 CNT 类似,可以通过将 NPs 分散到聚合物溶液中然后纺丝制备 MNPs 掺杂的 NFs。Paik 等[184]通过将三种成分的混合物静电纺合成了 Au NPs—Nafion—聚丙烯酸(PAA)NFs(图 2-22)。透射电子显微镜图表明,在复合 NFs 中 Au NPs 是均匀分散的(图 2-23),这归因于带正电的 4-二甲氨基吡啶 DMAP 保护的 Au NPs 和 Nafion 中带负电的磺酸盐基团之间的强静电相互作用。Au NPs 复合 NFs 表现出比 Nafion—PAA NFs 更高的电导率。将辣根过氧化物酶(HRP)通过与PAA的负电荷的静电相互作用进一步固定在纳米纤维电极上,并将其用于电化学检测H_2O_2。实验结果表明,在NFs中加入Au NPs改善了对H_2O_2的检测性能,其LOD降低了2.6倍。

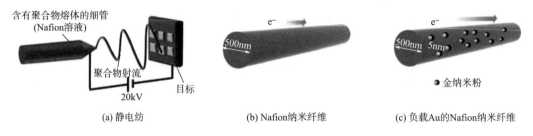

(a) 静电纺　　　　　　(b) Nafion纳米纤维　　　　(c) 负载Au的Nafion纳米纤维

图2-22　静电纺合成Au NPs—Nafion—PAA NFs的过程示意图

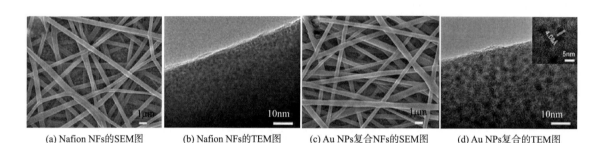

(a) Nafion NFs的SEM图　　(b) Nafion NFs的TEM图　　(c) Au NPs复合NFs的SEM图　　(d) Au NPs复合的TEM图

图2-23　各组分的SEM和TEM图

掺杂MNPs的聚合物NFs也可以通过原位还原金属前体离子来合成,金属离子可以在静电纺丝溶液中引入,或者在静电纺丝后滴在聚合物NFs上。Du等[101]分别使用第一种和第二种策略制备了Ag NPs—PVA NFs和Ag NPs—PVA/PEI NFs(图2-24)。使用戊二醛蒸气对制备的NFs进行交联,以提高其水稳定性。通过用绿色还原剂表没食子儿茶素没食子酸酯原位还原$AgNO_3$前体,在PVA NFs内或PVA/PEI NFs表面生成Ag NPs,然后将辣根过氧化物酶(HRP)滴到纤维垫上构建生物传感器。HRP/Ag NPs/PVA/GCE和HRP/Ag NPs/(PVA/PEI)/GCE生物传感器均对H_2O_2和葡萄糖表现出高电流灵敏度,HRP/Ag NPs/(PVA/PEI)/GCE生物传感器的分析性能最佳。

在该小组的另一项工作中,Zhang等[185]将制备的PVA/PEI NFs浸入$PdCl_2$溶液中,随后用$NaBH_4$还原Pd盐得到掺杂Pd NPs的纳米纤维。透射电子显微镜表征显示Pd NPs在NFs上分散良好,这归因于Pd(II)和PEI的游离氨基之间的络合。产生的Pd NPs的平均直径为3.4nm,部分聚集。吸附HRP后获得的HRP/Pd NPs/PVA/PEI NFs/GCE生物传感器对H_2O_2的CV响应灵敏度高于HRP/Ag NPs/PVA/PEI NFs/GCE生物传感器,表明Pd NPs在H_2O_2的氧化还原活性位点与电极之间的电子转移中起着关键作用。

Russell等[186]提出将静电纺丝和Au NPs的优点相结合,以构建性能增强的电流型葡萄糖生物传感器。首先使用化学沉积方法在PAN NFs上修饰Au NPs,然后通过电泳沉积法将羧基化的

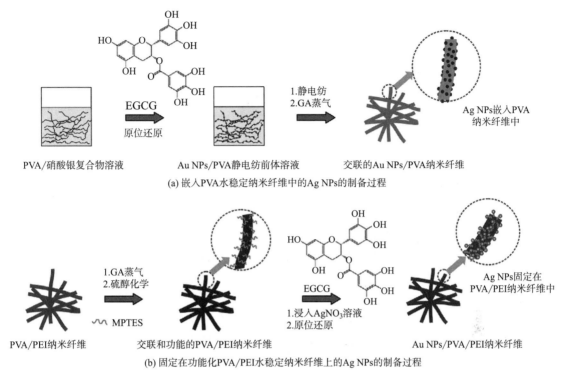

(a) 嵌入PVA水稳定纳米纤维中的Ag NPs的制备过程

(b) 固定在功能化PVA/PEI水稳定纳米纤维上的Ag NPs的制备过程

图 2-24　Ag NPS—PVA NFs 和 Ag NPs—PVA/PEI NFs 的制备过程[101]

MWCNTs 进一步涂覆在 Au NPs/PAN NFs 上,最后利用纤维上的羧基共价固定 GOx(图 2-25)。从扫描电子显微镜图可以看到,纤维表面有完整且均匀的多壁碳纳米管涂层。实验发现,GOx 和电极表面之间存在直接电子转移,无需氧化还原活性介质,固定的 GOx 表现出表面限制的可逆双电子和双质子反应,电子转移速率常数 k_s 为 $1.12s^{-1}$。该传感器检测葡萄糖的线性浓度范围为 $0 \sim 30mM$,灵敏度为 $0.47\mu A/(mM \cdot cm^{-2})$,检测限为 $4\mu M$。

2.4.3.3　掺杂导电聚合物的聚合物纳米纤维

导电聚合物(CPs),如聚苯胺(PANI)、聚吡咯(PPy)或聚(3,4-亚乙基二氧噻吩)(PEDOT),由于其独特的电学特性,在电化学生物传感器的开发中备受关注。这些材料具有特殊的化学和物理特性,如源自其共轭 π 电子体系的固有电导率,因此它们已被用于提高生物传感器的传感速度、灵敏度以及将生物传感器多功能化。理论上直接静电纺 CPs 是合成导电 NFs 最简单的方法,然而大多数导电聚合物的全共轭芳族骨架结构使得其不溶不熔,几乎不能电纺,因此 CPs 的直接电纺是非常具有挑战性的。

制备掺杂导电聚合物的第一种策略是将 CPs 与非导电可电纺聚合物混合,将后者作为提高 CPs 可纺性的载体。Gladisch 等[187]通过在 ITO 电极上静电纺丝 PAN 和高导电性磺化聚苯胺(PANI)的混合物,创建了基于聚合物 NFs 的酶固定平台。除磺酸基团外,聚合物还具有羧酸基团,可用于共价固定吡咯并喹啉醌依赖性葡萄糖脱氢酶(PQQ—GDH)。修饰电极表现出对葡萄糖的高催化电流响应,检测范围为 $2.5\mu M \sim 1mM$。

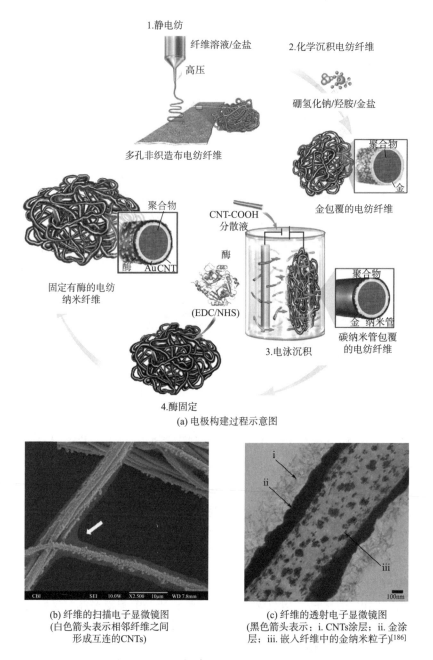

1.静电纺

纤维溶液/金盐

高压

2.化学沉积电纺纤维

硼氢化钠/羟胺/金盐

多孔非织造布电纺纤维

金包覆的电纺纤维

聚合物

金

聚合物

酶 AuCNT

固定有酶的电纺
纳米纤维

酶

(EDC/NHS)

CNT-COOH
分散液

聚合物

金 纳米管

碳纳米管包覆
的电纺纤维

3.电泳沉积

4.酶固定

(a) 电极构建过程示意图

(b) 纤维的扫描电子显微镜图
(白色箭头表示相邻纤维之间
形成互连的CNTs)

(c) 纤维的透射电子显微镜图
(黑色箭头表示：i. CNTs涂层；ii. 金涂
层；iii. 嵌入纤维中的金纳米粒子)[186]

图2-25 电极构建过程及 SEM 和 TEM 图

另外一种策略是在电纺纳米纤维表面覆盖 CPs。Fu 等[149]通过在羧甲基纤维素（CMC）修饰的纤维素纳米纤维上原位聚合苯胺,在玻碳电极（GCE）上制备了聚苯胺/CMC/纤维素 NFs（图2-26）。从透射电子显微镜图可以观察到生长在 CMC/纤维素 NFs 表面的高密度 PANI 纳米棒（60nm×180nm）（图2-27）,其中 NFs 的平均直径为 310nm±8nm。将 Nafion/漆酶（Lac）溶液滴在 NFs 表面以进行 Lac 固定。制备的 Lac/PANI/CMC/纤维素/GCE 可以对邻苯二酚进行高灵敏度检测,检测的线性范围宽（0.497μM～2.27μM）,检测限低（0.374μM）。Abidian 等[76]

采用类似的方法,将电纺聚(L-丙交酯)(PLLA)纳米纤维修饰到 Pt 微电极上,在聚(对苯乙烯磺酸钠)和 GOx 的存在下电聚合 3,4-乙烯二氧噻吩(EDOT)单体,在电极表面覆盖 GOx—PEDOT 薄膜。作者将此纳米纤维修饰电极的传感性能与覆盖有相似厚度(约 330nm)的 PEDOT/GOx 薄膜的 Pt 电极的传感性能进行了比较。实验发现,PEDOT NFs—GOx 生物传感器的检测灵敏度大大提高,其检测葡萄糖的 LOD(0.12mM)比 PEDOT 薄膜—GOx 生物传感器(0.45mM)更低。

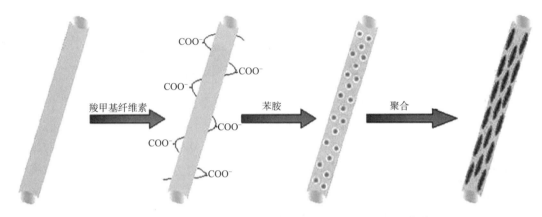

图 2-26　PANI/CMC/纤维素纳米纤维的制备过程示意图[149]

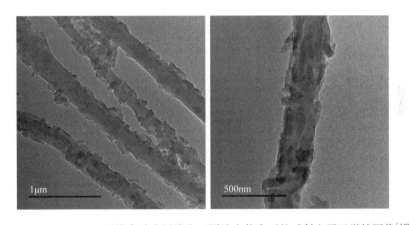

图 2-27　PANI/CMC/纤维素纳米纤维在不同放大倍率下的透射电子显微镜图像[149]

为了提高纳米纤维材料最终的电化学性能,还有一些研究者提出通过将 CNTs 集成到电纺溶液中使电纺聚合物导电。Uyar 等[107]用一步电纺尼龙 66 纳米纤维或掺有 4%(质量分数)多壁碳纳米管(MWCNTs)尼龙 66 纳米纤维(PA66)的修饰石墨棒电极表面。由此产生的新型电流型葡萄糖生物传感器在多壁碳纳米管存在下显示出更高的稳定性和灵敏度,对葡萄糖检测的线性响应范围为 0.01mM ~ 2mM,LOD 为 9μM。Wang 等[188]以同样的方式静电纺丝制备了 MWCNTs 掺杂的尼龙 6(PA6)复合纳米纤维,并作为吡咯电聚合的骨架。将该功能复合物表面固定 P_{53} 单键 DNA(P_{53} ssDNA),构建了检测 P_{53} 抑癌基因的生物传感器(图 2-28)。

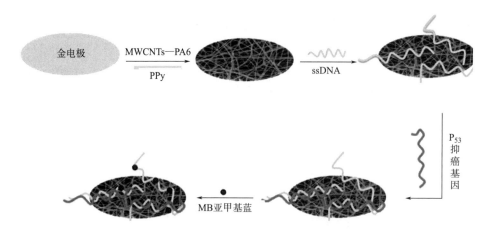

图 2-28　基于功能复合纳米纤维的 P_{53} 抑癌基因电化学生物传感器的制备示意图

Supaphol 等[189]报道了在丝网印刷碳电极上制造 PAN—MWCNTs 混合 NFs,使用对甲苯磺酸铁(Ⅲ)作为氧化剂,利用气相聚合吡咯的方法在 NFs 表面覆盖聚吡咯(PPy),随后将模型酶 GOx 吸附在修饰电极上,以检测葡萄糖为例探讨了其生物传感应用。该生物传感器安培法检测葡萄糖的线性范围为 $0.25 \sim 6mM$,LOD 为 $0.98mM$。在另一项研究中,Jang 等[116]也采用气相沉积羧基吡咯单体的方法在 ZnO 纳米材料修饰的碳纳米纤维支架上覆盖羧化的聚吡咯,将血小板衍生的生长因子 B(PDGF-B)结合适配体通过 PPy 的羧基与场效应晶体管传感器表面的纳米纤维结合,构建了高灵敏度和高选择性检测血小板衍生生长因子的生物传感器,该生物传感器具有很好的选择性,对血小板衍生的生长因子(PDGF)的检测灵敏度为 5fM。

2.5　小结

纳米纤维基生物传感器的设计和制造是一个不断扩大的研究领域,使用各种材料以及后处理工艺构建的具有增强功能和分析传感性能的纳米纤维基生物传感器被广泛开发,但仍处于实验室学术研究的早期阶段。目前,报道的大多数生物传感器使用酶作为传感元件,并利用电化学信号来进行传感。纳米纤维可以提供大的比表面积和孔隙率以及功能化的表面,是固定酶的极好载体,同时也可以为生物分子提供有利的周围环境以提高酶的稳定性和活性。基于纳米纤维的酶生物传感器大多数使用模型酶 GOx 来进行设计和评估,纳米纤维的独特性质可以为它们在更广泛的生物分子(即其他酶、抗体、DNA 或适体)的固定和其他转导模式(如光学)中的应用开辟新道路。

习题

1. 生物传感器由几部分组成? 每个组成部分的作用是什么?

2. 简述纳米纤维表面固定生物分子的方法及其固定原理。

3. 纳米纤维基生物传感器大致可以分为哪几类？列举每一类中应用得比较多的纳米纤维材料。

☞ 参考文献

[1] KIRCHHAIN A, BONINI A, VIVALDI F, et al. Latest developments in non-faradic impedimetric biosensors: Towards clinical applications [J]. TrAC Trends in Analytical Chemistry, 2020, 133:116073.

[2] LI P, LEE G-H, KIM S Y, et al. From diagnosis to treatment: recent advances in patient-friendly biosensors and implantable devices [J]. ACS Nano, 2021, 15(2):1960-2004.

[3] RIU J, GIUSSANI B. Electrochemical biosensors for the detection of pathogenic bacteria in food [J]. TrAC Trends in Analytical Chemistry, 2020, 126:115863.

[4] ALI A A, ALTEMIMI A B, ALHELFI N, et al. Application of biosensors for detection of pathogenic food bacteria: A Review [J]. Biosensors, 2020, 10(6).

[5] BRAHMKHATRI V, PANDIT P, RANANAWARE P, et al. Recent progress in detection of chemical and biological toxins in Water using plasmonic nanosensors [J]. Trends in Environmental Analytical Chemistry, 2021, 30:e00117.

[6] HARA T O, SINGH B. Electrochemical biosensors for detection of pesticides and heavy metal toxicants in water: recent trends and progress [J]. ACS ES&T Water, 2021, 1(3):462-478.

[7] DINCER C, BRUCH R, COSTA RAMA E, et al. Disposable sensors in diagnostics, food, and environmental monitoring [J]. Advanced Materials, 2019, 31(30):1806739.

[8] HULANICKI A, GLAB S, INGMAN F. Chemical sensors: definitions and classification [J]. Pure and Applied Chemistry, 1991, 63(9):1247-1250.

[9] KIM J, CAMPBELL A S, DE ÁVILA B E F, et al. Wearable biosensors for healthcare monitoring [J]. Nature Biotechnology, 2019, 37(4):389-406.

[10] AHMAD R, WOLFBEIS O S, HAHN Y B, et al. Deposition of nanomaterials: a crucial step in biosensor fabrication [J]. Materials Today Communications, 2018, 17:289-321.

[11] BAZIN I, TRIA S A, HAYAT A, et al. New biorecognition molecules in biosensors for the detection of toxins [J]. Biosensors and Bioelectronics, 2017, 87:285-298.

[12] CESEWSKI E, JOHNSON B N. Electrochemical biosensors for pathogen detection [J]. Biosensors and Bioelectronics, 2020, 159:112214.

[13] SASSOLAS A, BLUM L J, LECA BOUVIER B D. Immobilization strategies to develop enzymatic biosensors [J]. Biotechnology Advances, 2012, 30(3):489-511.

[14] ARUGULA M A, SIMONIAN A. Novel trends in affinity biosensors: current challenges and perspectives [J]. Measurement Science and Technology, 2014, 25(3):032001.

［15］MORALES M A,HALPERN J M. Guide to selecting a biorecognition element for biosensors［J］. Bioconjugate Chemistry,2018,29(10):3231−3239.

［16］CAVALCANTE F T T,DE A. Falcão I R,da S. Souza J E,et al. Designing of nanomaterials−based enzymatic biosensors:synthesis, properties, and applications［J］. Electrochem, 2021, 2 (1).

［17］EL−MOGHAZY A Y,SOLIMAN E A,IBRAHIM H Z,et al. Biosensor based on electrospun blended chitosan−poly (vinyl alcohol) nanofibrous enzymatically sensitized membranes for pirimiphos−methyl detection in olive oil［J］. Talanta,2016,155:258−264.

［18］LI D,PANG Z,CHEN X,et al. A catechol biosensor based on electrospun carbon nanofibers ［J］. Beilstein Journal of Nanotechnology,2014,5:346−354.

［19］TEEPOO S, DAWAN P, BARNTHIP N. Electrospun chitosan − gelatin biopolymer composite nanofibers for horseradish peroxidase immobilization in a hydrogen peroxide biosensor［J］. Biosensors,2017,7(4):47.

［20］RAHIMI P,JOSEPH Y. Enzyme−based biosensors for choline analysis:A review［J］. TrAC Trends in Analytical Chemistry,2019,110:367−374.

［21］FOPASE R,PARAMASIVAM S,Kale P,et al. Strategies,challenges and opportunities of enzyme immobilization on porous silicon for biosensing applications［J］. Journal of Environmental Chemical Engineering,2020,8(5):104266.

［22］ASAL M,ÖZEN Ö,Sahinler M,et al. An overview of biomolecules,immobilization methods and support materials of biosensors［J］. Sensor Review,2019,39(3):377−386.

［23］FELIX F S,ANGNES L. Electrochemical immunosensors:A powerful tool for analytical applications［J］. Biosensors and Bioelectronics,2018,102:470−478.

［24］REID R,CHATTERJEE B,DAS S J,et al. Application of aptamers as molecular recognition elements in lateral flow assays［J］. Analytical Biochemistry,2020,593:113574.

［25］SUPRAJA P,SINGH V,VANJARI S R K,et al. Electrospun CNT embedded ZnO nanofiber based biosensor for electrochemical detection of Atrazine:a step closure to single molecule detection［J］. Microsystems & Nanoengineering,2020,6(1):3.

［26］SOARES J C,IWAKI L E O,SOARES A C,et al. Immunosensor for pancreatic cancer based on electrospun nanofibers coated with carbon nanotubes or gold nanoparticles［J］. ACS Omega, 2017,2(10):6975−6983.

［27］ADABI M,ESNAASHARI S S,ADABI M. An electrochemical immunosensor based on electrospun carbon nanofiber mat decorated with gold nanoparticles and carbon nanotubes for the detection of breast cancer［J］. Journal of Porous Materials,2021,28(2):415−421.

［28］WANG X,WANG Y,JIANG M,et al. Functional electrospun nanofibers−based electrochemiluminescence immunosensor for detection of the TSP53 using RuAg/SiO$_2$NPs as signal enhancers ［J］. Analytical Biochemistry,2018,548:15−22.

[29]PAIMARD G,SHAHLAEI M,MORADIPOUR P,et al. An impedimetric immunosensor modified with electrospun core−shell nanofibers for determination of the carcinoma embryonic antigen [J]. Sensors and Actuators B:Chemical,2020,311:127928.

[30]REZAEI B,SHOUSHTARI A M,RABIEE M,et al. An electrochemical immunosensor for cardiac troponin I using electrospun carboxylated multi−walled carbon nanotube−whiskered nanofibres [J]. Talanta,2018,182:178−186.

[31]CHAUHAN D,SOLANKI P R. Hydrophilic and insoluble electrospun cellulose acetate fiber−based biosensing platform for 25−hydroxy Vitamin−D3 detection[J]. ACS Applied Polymer Materials,2019,1(7):1613−1623.

[32]CHAUHAN D,GUPTA P K,SOLANKI P R. Electrochemical immunosensor based on magnetite nanoparticles incorporated electrospun polyacrylonitrile nanofibers for Vitamin−D3 detection[J]. Materials Science and Engineering:C,2018,93:145−156.

[33]GUPTA P K,GUPTA A,DHAKATE S R,et al. Functionalized polyacrylonitrile−nanofiber based immunosensor for Vibrio cholerae detection[J]. Journal of Applied Polymer Science,2016,133 (44):44170.

[34]LI Z,LIU Y,CHEN X,et al. Surface−modified mesoporous nanofibers for microfluidic immunosensor with an ultra−sensitivity and high signal−to−noise ratio[J]. Biosensors and Bioelectronics,2020,166:112444.

[35]WANG X,WANG Y,SHAN Y,et al. An electrochemiluminescence biosensor for detection of CdkN2A/p16 anti−oncogene based on functional electrospun nanofibers and core−shell luminescent composite nanoparticles[J]. Talanta,2018,187:179−187.

[36]TRIPATHY S,BHANDARI V,SHARMA P,et al. Chemiresistive DNA hybridization sensor with electrospun nanofibers:A method to minimize inter−device variability[J]. Biosensors and Bioelectronics,2019,133:24−31.

[37]WANG H,WANG D,PENG Z,et al. Assembly of DNA−functionalized gold nanoparticles on electrospun nanofibers as a fluorescent sensor for nucleic acids[J]. Chemical Communications, 2013,49(49):5568−5570.

[38]ZARE CHAVOSHY H,GHASEMI R. Fabrication of a novel fluorescent polyacrylonitrile electrospun nanofiber for DNA−based optical biosensing of microRNA−21[J]. Nano Express,2020,1 (2):020031.

[39]OUYANG J,ZHAN X,GUO S,et al. Progress and trends on the analysis of nucleic acid and its modification[J]. Journal of Pharmaceutical and Biomedical Analysis,2020,191:113589.

[40]HASHKAVAYI A B,RAOOF J B. Nucleic acid−based electrochemical biosensors[M]. Elsevier, 2019.

[41]HEJAZI M S,POURNAGHI AZAR M H,ALIPOUR E,et al. Construction,electrochemically biosensing and discrimination of recombinant plasmid (pEThIL−2) on the basis of interleukine−2

DNA insert[J]. Biosensors and Bioelectronics,2008,23(11):1588-1594.

[42]FOTOUHI L,HASHKAVAYI A B,HERAVI M M. Interaction of sulfadiazine with DNA on a MWCNT modified glassy carbon electrode:Determination of DNA[J]. International Journal of Biological Macromolecules,2013,53:101-106.

[43]GIANNETTI A,TOMBELLI S. Aptamer optical switches:From biosensing to intracellular sensing [J]. Sensors and Actuators Reports,2021,3:100030.

[44]VILLALONGA A,PéREZ-CALABUIG A M,VILLALONGA R. Electrochemical biosensors based on nucleic acid aptamers[J]. Analytical and Bioanalytical Chemistry,2020,412(1):55-72.

[45]GRIESCHE C,BAEUMNER A J. Biosensors to support sustainable agriculture and food safety [J]. TrAC Trends in Analytical Chemistry,2020,128:115906.

[46]MAZIZ A,ÖZGüR E,BERGAUD C,et al. Progress in conducting polymers for biointerfacing and biorecognition applications[J]. Sensors and Actuators Reports,2021,3:100035.

[47]MAJDINASAB M,MISHRA R K,TANG X,et al. Detection of antibiotics in food:new achieve-ments in the development of biosensors [J]. TrAC Trends in Analytical Chemistry, 2020, 127:115883.

[48]BELBRUNO J J. Molecularly Imprinted Polymers[J]. Chemical Reviews, 2019, 119(1): 94-119.

[49]VASAPOLLO G,SOLE R D,MERGOLA L,et al. Molecularly imprinted polymers:present and future prospective[J]. International Journal of Molecular Sciences,2011,12(9):5908-5945.

[50]HALICKA K,CABAJ J. Electrospun nanofibers for sensing and biosensing applications:a review [J]. International Journal of Molecular Sciences,2021,22(12):6357.

[51]SAPOUNTZI E,BRAIEK M,CHATEAUX J-F,et al. Recent advances in electrospun nanofiber interfaces for biosensing devices[J]. Sensors,2017,17(8):1887.

[52]CHEN K,CHOU W,LIU L,et al. Electrochemical sensors fabricated by electrospinning technolo-gy:an overview[J]. Sensors,2019,19(17):3676.

[53]ZHANG M,ZHAO X,ZHANG G,et al. Electrospinning design of functional nanostructures for biosensor applications[J]. Journal of Materials Chemistry B,2017,5(9):1699-1711.

[54]ANDRE R S,MERCANTE L A,FACURE M H M,et al. 8-Electrospun composite nanofibers as sensors for food analysis[M]. Woodhead Publishing,2021.

[55]ANDRE R S,FACURE M H M,SCHNEIDER R,et al. chemical sensors based on nanofibers pro-duced by electrospinning and solution blow spinning[M]. Elsevier,2021.

[56]MERCANTE L A,ANDRE R S,MATTOSO L H C,et al. Electrospun ceramic nanofibers and hy-brid-nanofiber composites for gas sensing[J]. ACS Applied Nano Materials,2019,2(7):4026-4042.

[57]MERCANTE L A,SCAGION V P,MIGLIORINI F L,et al. Electrospinning-based (bio)sensors for food and agricultural applications:A review[J]. TrAC Trends in Analytical Chemistry,2017,

91:91-103.

[58]TERRA I A A,MERCANTE L A,ANDRE R S,et al. Fluorescent and colorimetric electrospun nanofibers for heavy-metal sensing[J]. Biosensors,2017,7(4):61.

[59]BILAL M,IQBAL H M N. Chemical,physical,and biological coordination:an interplay between materials and enzymes as potential platforms for immobilization[J]. Coordination Chemistry Reviews,2019,388:1-23.

[60]SOLTANI S,KHANIAN N,CHOONG T S Y,et al. Recent progress in the design and synthesis of nanofibers with diverse synthetic methodologies:characterization and potential applications[J]. New Journal of Chemistry,2020,44(23):9581-9606.

[61]AGARWAL S,GREINER A,WENDORFF J H. Functional materials by electrospinning of polymers[J]. Progress in Polymer Science,2013,38(6):963-991.

[62]XUE J,WU T,DAI Y,et al. Electrospinning and electrospun nanofibers:methods,materials,and applications[J]. Chemical Reviews,2019,119(8):5298-5415.

[63]MERCANTE L A,PAVINATTO A,PEREIRA T S,et al. Nanofibers interfaces for biosensing:design and applications[J]. Sensors and Actuators Reports,2021,3:100048.

[64]LIU Y,HAO M,CHEN Z,et al. A review on recent advances in application of electrospun nanofiber materials as biosensors[J]. Current Opinion in Biomedical Engineering,2020,13:174-189.

[65]WANG Y,YOKOTA T,SOMEYA T. Electrospun nanofiber-based soft electronics[J]. NPG Asia Materials,2021,13(1):22.

[66]NIE G,ZHANG Z,WANG T,et al. Electrospun one-dimensional electrocatalysts for oxygen reduction reaction:insights into structure-activity relationship[J]. ACS Applied Materials & Interfaces,2021,13(32):37961-37978.

[67]MERCANTE L A,IWAKI L E O,SCAGION V P,et al. Electrochemical detection of bisphenol a by tyrosinase immobilized on electrospun nanofibers decorated with gold nanoparticles[J]. Electrochem,2021,2(1):41-49.

[68]MERCANTE L A,PAVINATTO A,IWAKI L E O,et al. Electrospun polyamide 6/poly(allylamine hydrochloride) nanofibers functionalized with carbon nanotubes for electrochemical detection of dopamine[J]. ACS Applied Materials & Interfaces,2015,7(8):4784-4790.

[69]MA F,HE L,LINDNER E,et al. Highly porous poly(l-lactic) acid nanofibers as a dual-signal paper-based bioassay platform for in vitro diagnostics[J]. Applied Surface Science,2021,542:148732.

[70]ORIERO D A,GYAN I O,BOLSHAW B W,et al. Electrospun biocatalytic hybrid silica-PVA-tyrosinase fiber mats for electrochemical detection of phenols[J]. Microchemical Journal,2015,118:166-175.

[71]UNAL B,YALCINKAYA E E,DEMIRKOL D O,et al. An electrospun nanofiber matrix based on

organo-clay for biosensors: PVA/PAMAM-Montmorillonite[J]. Applied Surface Science, 2018, 444:542-551.

[72] PAVINATTO A, MERCANTE L A, FACURE M H M, et al. Ultrasensitive biosensor based on polyvinylpyrrolidone/chitosan/reduced graphene oxide electrospun nanofibers for 17α-ethinylestradiol electrochemical detection[J]. Applied Surface Science, 2018, 458:431-437.

[73] ZHAI Y, WANG D, LIU H, et al. Electrochemical molecular imprinted sensors based on electrospun nanofiber and determination of ascorbic acid[J]. Analytical Sciences, 2015, 31(8): 793-798.

[74] KHALID A, BAI D, ABRAHAM A N, et al. Electrospun nanodiamond-silk fibroin membranes: a multifunctional platform for biosensing and wound-healing applications[J]. ACS Applied Materials & Interfaces, 2020, 12(43):48408-48419.

[75] LI J, MEI H, ZHENG W, et al. A novel hydrogen peroxide biosensor based on hemoglobin-collagen-CNTs composite nanofibers[J]. Colloids and Surfaces B: Biointerfaces, 2014, 118:77-82.

[76] YANG G, KAMPSTRA K L, ABIDIAN M R. High performance conducting polymer nanofiber biosensors for detection of biomolecules[J]. Advanced Materials, 2014, 26(29):4954-4960.

[77] HAZARIKA J, KUMAR A. Scalable and low cost synthesis of highly conducting polypyrrole nanofibers using oil-water interfacial polymerization under constant stirring[J]. The Journal of Physical Chemistry B, 2017, 121(28):6926-6933.

[78] SCAGION V P, MERCANTE L A, SAKAMOTO K Y, et al. An electronic tongue based on conducting electrospun nanofibers for detecting tetracycline in milk samples[J]. RSC Advances, 2016, 6(105):103740-103746.

[79] YANG T, ZHAN L, HUANG C Z. Recent insights into functionalized electrospun nanofibrous films for chemo-/bio-sensors[J]. TrAC Trends in Analytical Chemistry, 2020, 124:115813.

[80] ZHU H, DU M, ZHANG M, et al. Facile and green fabrication of small, mono-disperse and size-controlled noble metal nanoparticles embedded in water-stable polyvinyl alcohol nanofibers: High sensitive, flexible and reliable materials for biosensors[J]. Sensors and Actuators B: Chemical, 2013, 185:608-619.

[81] MIGLIORINI F L, SANFELICE R C, MERCANTE L A, et al. Urea impedimetric biosensing using electrospun nanofibers modified with zinc oxide nanoparticles[J]. Applied Surface Science, 2018, 443:18-23.

[82] ZHANG P, ZHAO X, JI Y, et al. Electrospinning graphene quantum dots into a nanofibrous membrane for dual-purpose fluorescent and electrochemical biosensors[J]. Journal of Materials Chemistry B, 2015, 3(12):2487-2496.

[83] SAGITHA P, RESHMI C R, SUNDARAN S P, et al. Recent advances in post-modification strategies of polymeric electrospun membranes[J]. European Polymer Journal, 2018, 105:227-249.

[84] SCHNEIDER R, FACURE M H M, CHAGAS P A M, et al. Tailoring the surface properties of mi-

cro/nanofibers using 0D,1D,2D,and 3D nanostructures:a review on post-modification methods [J]. Advanced Materials Interfaces,2021,8(13):2100430.

[85]KHALILY M A,YURDERI M,HAIDER A,et al. Atomic layer deposition of ruthenium nanoparticles on electrospun carbon nanofibers:a highly efficient nanocatalyst for the hydrolytic dehydrogenation of methylamine borane[J]. ACS Applied Materials & Interfaces,2018,10(31):26162-26169.

[86]AL-DHAHEBI A M,GOPINATH S C B,SAHEED M S M. Graphene impregnated electrospun nanofiber sensing materials:a comprehensive overview on bridging laboratory set-up to industry [J]. Nano Convergence,2020,7(1):27.

[87]SHIN Y J,KAMEOKA J. Amperometric cholesterol biosensor using layer-by-layer adsorption technique onto electrospun polyaniline nanofibers[J]. Journal of Industrial and Engineering Chemistry,2012,18(1):193-197.

[88]MYNDRUL V,COY E,BECHELANY M,et al. Photoluminescence label-free immunosensor for the detection of aflatoxin B1 using polyacrylonitrile/zinc oxide nanofibers[J]. Materials Science and Engineering:C,2021,118:111401.

[89]HOY C F O,KUSHIRO K,YAMAOKA Y,et al. Rapid multiplex microfiber-based immunoassay for anti-MERS-CoV antibody detection [J]. Sensing and Bio-Sensing Research, 2019, 26:100304.

[90]FASANO V,LAURITA R,MOFFA M,et al. Enhanced electrospinning of active organic fibers by plasma treatment on conjugated polymer solutions [J]. ACS Applied Materials & Interfaces, 2020,12(23):26320-26329.

[91]MAKHNEVA E,BARILLAS L,FARKA Z,et al. Functional plasma polymerized surfaces for biosensing[J]. ACS Applied Materials & Interfaces,2020,12(14):17100-17112.

[92]MONDAL K, ALI M A, AGRAWAL V V, et al. Highly sensitive biofunctionalized mesoporous electrospun TiO$_2$ nanofiber based interface for biosensing[J]. ACS Applied Materials & Interfaces,2014,6(4):2516-2527.

[93]MAHMOUDIFARD M,SOLEIMANI M,VOSSOUGHI M. Ammonia plasma-treated electrospun polyacrylonitryle nanofibrous membrane:the robust substrate for protein immobilization through glutaraldhyde coupling chemistry for biosensor application [J]. Scientific Reports, 2017, 7 (1):9441.

[94]BORISOVA I,STOILOVA O,MANOLOVA N,et al. Modulating the mechanical properties of electrospun PHB/PCL materials by using different types of collectors and heat sealing[J]. Polymers,2020,12(3):693.

[95]ALI A A,RUTLEDGE G C. Hot-pressed electrospun PAN nano fibers:an idea for flexible carbon mat[J]. Journal of Materials Processing Technology,2009,209(9):4617-4620.

[96]ES-SAHEB M,ELZATAHRY A. Post-heat treatment and mechanical assessment of polyvinyl al-

cohol nanofiber sheet fabricated by electrospinning technique[J]. International Journal of Polymer Science,2014,2014:605938.

[97]WANG Z,WU S,WANG J,et al. Carbon nanofiber-based functional nanomaterials for sensor applications[J]. Nanomaterials,2019,9(7):1045.

[98]TEBYETEKERWA M,RAMAKRISHNA S. What is next for electrospinning? [J]. Matter,2020, 2(2):279-283.

[99]MONDAL K,SHARMA A. Recent advances in electrospun metal-oxide nanofiber based interfaces for electrochemical biosensing[J]. RSC Advances,2016,6(97):94595-94616.

[100]ASGHARI S,REZAEI Z,MAHMOUDIFARD M. Electrospun nanofibers:a promising horizon toward the detection and treatment of cancer[J]. Analyst,2020,145(8):2854-2872.

[101]ZHU H,DU M,ZHANG M,et al. Facile fabrication of AgNPs/(PVA/PEI) nanofibers:high electrochemical efficiency and durability for biosensors[J]. Biosensors and Bioelectronics, 2013,49:210-215.

[102]VITALE A,MASSAGLIA G,CHIODONI A,et al. Tuning porosity and functionality of electrospun rubber nanofiber mats by photo-crosslinking[J]. ACS Applied Materials & Interfaces, 2019,11(27):24544-24551.

[103]SCOUTEN W H,LUONG J H T,STEPHEN BROWN R. Enzyme or protein immobilization techniques for applications in biosensor design[J]. Trends in Biotechnology, 1995, 13 (5): 178-185.

[104]AHUJA T,MIR I A,KUMAR D,et al. Biomolecular immobilization on conducting polymers for biosensing applications[J]. Biomaterials,2007,28(5):791-805.

[105]GUAN G,LIU B,WANG Z,et al. Imprinting of molecular recognition sites on nanostructures and its applications in chemosensors[J]. Sensors,2008,8(12):8291-8320.

[106]SMITH S,GOODGE K,DELANEY M,et al. A comprehensive review of the covalent immobilization of biomolecules onto electrospun nanofibers[J]. Nanomaterials,2020,10(11):2142.

[107]DEMIRCI UZUN S,KAYACI F,UYAR T,et al. Bioactive surface design based on functional composite electrospun nanofibers for biomolecule immobilization and biosensor applications [J]. ACS Applied Materials & Interfaces,2014,6(7):5235-5243.

[108]DING Y,WANG Y,LI B,et al. Electrospun hemoglobin microbelts based biosensor for sensitive detection of hydrogen peroxide and nitrite[J]. Biosensors and Bioelectronics,2010,25(9): 2009-2015.

[109]GUO F,XU X X,SUN Z Z,et al. A novel amperometric hydrogen peroxide biosensor based on electrospun Hb-collagen composite[J]. Colloids and Surfaces B:Biointerfaces,2011,86(1): 140-145.

[110]DENG Z X,TAO J W,ZHAO L J,et al. Effect of protein adsorption on bioelectrochemistry of electrospun core-shell MWCNTs/gelatin-Hb nanobelts on electrode surface[J]. Process Bio-

chemistry,2020,96:73-79.

[111]LI X,FENG Q,LU K,et al. Encapsulating enzyme into metal-organic framework during in-situ growth on cellulose acetate nanofibers as self-powered glucose biosensor[J]. Biosensors and Bioelectronics,2021,171:112690.

[112]ALIHEIDARI N,ALIAHMAD N,AGARWAL M,et al. Electrospun nanofibers for label-free sensor applications[J]. Sensors,2019,19(16):3587.

[113]MAHMOUDIFARD M,SOUDI S,SOLEIMANI M,et al. Efficient protein immobilization on polyethersolfone electrospun nanofibrous membrane via covalent binding for biosensing applications[J]. Materials Science and Engineering:C,2016,58:586-594.

[114]WANG H,TANG W,WEI H,et al. Integrating dye-intercalated DNA dendrimers with electrospun nanofibers:a new fluorescent sensing platform for nucleic acids,proteins,and cells[J]. Journal of Materials Chemistry B,2015,3(17):3541-3547.

[115]DEMIRCI S,CELEBIOGLU A,UYAR T. Surface modification of electrospun cellulose acetate nanofibers via RAFT polymerization for DNA adsorption[J]. Carbohydrate Polymers,2014, 113:200-207.

[116]JUN J,LEE J S,SHIN D H,et al. Aptamer-functionalized hybrid carbon nanofiber fet-type electrode for a highly sensitive and selective platelet-derived growth factor biosensor[J]. ACS Applied Materials & Interfaces,2014,6(16):13859-13865.

[117]GORDEGIR M,OZ S,YEZER I,et al. Cells-on-nanofibers:effect of polyethyleneimine on hydrophobicity of poly-ε-caprolacton electrospun nanofibers and immobilization of bacteria[J]. Enzyme and Microbial Technology,2019,126:24-31.

[118]PIPERNO S,TSE SUM BUI B,HAUPT K,et al. Immobilization of molecularly imprinted polymer nanoparticles in electrospun poly(vinyl alcohol) nanofibers[J]. Langmuir,2011,27(5): 1547-1550.

[119]PIRDADEH-BEIRANVAND M,AFKHAMI A,MADRAKIAN T. Magnetic molecularly imprinted electrospun nanofibers for selective extraction of nilotinib from human serum[J]. Analytical and Bioanalytical Chemistry,2020,412(7):1629-1637.

[120]MORAES SEGUNDO J d D P d,Oneide Silva de Moraes M,Brito W R,et al. Incorporation of molecularly imprinted polymer nanoparticles in electrospun polycaprolactone fibers[J]. Materials Letters,2020,275:128088.

[121]BETATACHE A,BRAIEK M,CHATEAUX J F O,et al. Molecular imprinted poly(ethylenecovinyl alcohol) nanofibers electrospun on gold electrodes for impedimetric creatinine sensing [J]. Key Engineering Materials,2013,543:84-88.

[122]VICKERS N J. Animal communication:when i'm calling you,will you answer too? [J]. Current Biology,2017,27(14):R713-R715.

[123]PATEL K D,KIM H W,KNOWLES J C,et al. Molecularly imprinted polymers and electrospin-

ning:manufacturing convergence for next-level applications[J]. Advanced Functional Materials,2020,30(32):2001955.

[124]CHEN L,XU S,LI J. Recent advances in molecular imprinting technology:current status,challenges and highlighted applications[J]. Chemical Society Reviews,2011,40(5):2922-2942.

[125]MATLOCK-COLANGELO L, BAEUMNER A J. Biologically inspired nanofibers for use in translational bioanalytical systems[J]. Annual Review of Analytical Chemistry,2014,7(1):23-42.

[126]WANG Z G,WAN L S,LIU Z M,et al. Enzyme immobilization on electrospun polymer nanofibers:an overview[J]. Journal of Molecular Catalysis B:Enzymatic,2009,56(4):189-195.

[127]SHELDON R A,BASSO A,BRADY D. New frontiers in enzyme immobilisation:robust biocatalysts for a circular bio-based economy [J]. Chemical Society Reviews, 2021, 50 (10): 5850-5862.

[128]DHAWANE M,DESHPANDE A,JAIN R,et al. Colorimetric point-of-care detection of cholesterol using chitosan nanofibers[J]. Sensors and Actuators B:Chemical,2019,281:72-79.

[129]EBRAHIMI VAFAYE S, RAHMAN A, SAFAEIAN S, et al. An electrochemical aptasensor based on electrospun carbon nanofiber mat and gold nanoparticles for the sensitive detection of Penicillin in milk [J]. Journal of Food Measurement and Characterization, 2021, 15 (1): 876-882.

[130]ZHOU S, HU M, HUANG X, et al. Electrospun zirconium oxide embedded in graphene-like nanofiber for aptamer-based impedimetric bioassay toward osteopontin determination[J]. Microchimica Acta,2020,187(4):219.

[131]AHMAD M,PAN C,LUO Z,et al. A single ZnO nanofiber-based highly sensitive amperometric glucose biosensor[J]. The Journal of Physical Chemistry C,2010,114(20):9308-9313.

[132]CUI K,SONG Y,GUO Q,et al. Architecture of electrospun carbon nanofibers-hydroxyapatite composite and its application act as a platform in biosensing[J]. Sensors and Actuators B:Chemical,2011,160(1):435-440.

[133]BAEK S H,ROH J,PARK C Y,et al. Cu-nanoflower decorated gold nanoparticles-graphene oxide nanofiber as electrochemical biosensor for glucose detection[J]. Materials Science and Engineering:C,2020,107:110273.

[134]TANG C,SAQUING C D,MORTON S W,et al. Cross-linked polymer nanofibers for hyperthermophilic enzyme immobilization:approaches to improve enzyme performance[J]. ACS Applied Materials & Interfaces,2014,6(15):11899-11906.

[135]TRIPATHY S,KRISHNA VANJARI S R,SINGH V,et al. Electrospun manganese (Ⅲ) oxide nanofiber based electrochemical DNA-nanobiosensor for zeptomolar detection of dengue consensus primer[J]. Biosensors and Bioelectronics,2017,90:378-387.

[136]MAHMOUDIFARD M,VOSSOUGHI M. Different PES nanofibrous membrane parameters effect

on the efficacy of immunoassay performance[J]. Polymers for Advanced Technologies,2019,30 (8):1968-1977.

[137] HUANG G P, SHANMUGASUNDARAM S, MASIH P, et al. An investigation of common crosslinking agents on the stability of electrospun collagen scaffolds[J]. Journal of Biomedical Materials Research Part A,2015,103(2):762-771.

[138] GULER GOKCE Z, AKALıN P, KOK F N, et al. Impedimetric DNA biosensor based on polyurethane/poly(m-anthranilic acid) nanofibers[J]. Sensors and Actuators B:Chemical,2018, 254:719-726.

[139] DATTA S, CHRISTENA L R, RAJARAM Y R S. Enzyme immobilization:an overview on techniques and support materials[J]. 3 Biotech,2013,3(1):1-9.

[140] KIM J, JIA H, WANG P. Challenges in biocatalysis for enzyme-based biofuel cells[J]. Biotechnology Advances,2006,24(3):296-308.

[141] LI D, LUO L, PANG Z, et al. Novel phenolic biosensor based on a magnetic polydopamine-laccase-nickel nanoparticle loaded carbon nanofiber composite[J]. ACS Applied Materials & Interfaces,2014,6(7):5144-5151.

[142] NGUYEN H H, LEE S H, LEE U J, et al. Immobilized enzymes in biosensor applications[J]. Materials,2019,12(1).

[143] FU J, QIAO H, LI D, et al. Laccase biosensor based on electrospun copper/carbon composite nanofibers for catechol detection[J]. Sensors,2014,14(2).

[144] REN G, XU X, LIU Q, et al. Electrospun poly(vinyl alcohol)/glucose oxidase biocomposite membranes for biosensor applications[J]. Reactive and Functional Polymers,2006,66(12): 1559-1564.

[145] JI X, SU Z, WANG P, et al. "Ready-to-use" hollow nanofiber membrane-based glucose testing strips[J]. Analyst,2014,139(24):6467-6473.

[146] WANG Y, HSIEH Y L. Immobilization of lipase enzyme in polyvinyl alcohol (PVA) nanofibrous membranes[J]. Journal of Membrane Science,2008,309(1):73-81.

[147] HUANG S, DING Y, LIU Y, et al. Glucose biosensor using glucose oxidase and electrospun Mn_2O_3-Ag nanofibers[J]. Electroanalysis,2011,23(8):1912-1920.

[148] WANG Z G, WANG J Q, Xu Z K. Immobilization of lipase from candida rugosa on electrospun polysulfone nanofibrous membranes by adsorption[J]. Journal of Molecular Catalysis B:Enzymatic,2006,42(1):45-51.

[149] FU J, PANG Z, YANG J, et al. Fabrication of polyaniline/carboxymethyl cellulose/cellulose nanofibrous mats and their biosensing application[J]. Applied Surface Science,2015,349:35-42.

[150] KIM G J, KIM K O. Novel glucose-responsive of the transparent nanofiber hydrogel patches as a wearable biosensor via electrospinning[J]. Scientific Reports,2020,10(1):18858.

[151]SAPOUNTZI E,BRAIEK M,FARRE C,et al. One-step fabrication of electrospun photo-cross-linkable polymer nanofibers incorporating multiwall carbon nanotubes and enzyme for biosensing[J]. Journal of The Electrochemical Society,2015,162(10):B275-B281.

[152]OTHMAN A,KARIMI A,ANDREESCU S. Functional nanostructures for enzyme based biosensors:properties,fabrication and applications[J]. Journal of Materials Chemistry B, 2016, 4 (45):7178-7203.

[153]GHORANI B,TUCKER N,YOSHIKAWA M. Approaches for the assembly of molecularly imprinted electrospun nanofibre membranes and consequent use in selected target recognition[J]. Food Research International,2015,78:448-464.

[154]YILMAZ E,MOSBACH K,HAUPT K. Influence of functional and cross-linking monomers and the amount of template on the performance of molecularly imprinted polymers in binding assays [J]. Analytical Communications,1999,36(5):167-170.

[155]DAI H,GONG L,XU G,et al. An electrochemical impedimetric sensor based on biomimetic electrospun nanofibers for formaldehyde[J]. Analyst,2015,140(2):582-589.

[156]YANG X,LI X,ZHANG L,et al. Electrospun template directed molecularly imprinted nanofibers incorporated with BiOI nanoflake arrays as photoactive electrode for photoelectrochemical detection of triphenyl phosphate[J]. Biosensors and Bioelectronics,2017,92:61-67.

[157]HE Y,HONG S,WANG M,et al. Development of fluorescent lateral flow test strips based on an electrospun molecularly imprinted membrane for detection of triazophos residues in tap water [J]. New Journal of Chemistry,2020,44(15):6026-6036.

[158]TAWFIK S M,ELMASRY M R,Sharipov M,et al. Dual emission nonionic molecular imprinting conjugated polythiophenes-based paper devices and their nanofibers for point-of-care biomarkers detection[J]. Biosensors and Bioelectronics,2020,160:112211.

[159]ZHANG C,ZHAO F,HE Y,et al. A disposable electrochemical sensor based on electrospinning of molecularly imprinted nanohybrid films for highly sensitive determination of the organotin a-caricide cyhexatin[J]. Microchimica Acta,2019,186(8):504.

[160]ZHANG X,LIU D,LI L,et al. Direct electrochemistry of glucose oxidase on novel free-standing nitrogen-doped carbon nanospheres@ Carbon nanofibers composite film[J]. Scientific Reports, 2015,5(1):9885.

[161]BAE T-S,SHIN E,IM J S,et al. Effects of carbon structure orientation on the performance of glucose sensors fabricated from electrospun carbon fibers[J]. Journal of Non-Crystalline Solids,2012,358(3):544-549.

[162]WANG L,YE Y,ZHU H,et al. Controllable growth of Prussian blue nanostructures on carboxylic group-functionalized carbon nanofibers and its application for glucose biosensing[J]. Nanotechnology,2012,23(45):455502.

[163]MAO X,TIAN W,HATTON T A,et al. Advances in electrospun carbon fiber-based electro-

chemical sensing platforms for bioanalytical applications [J]. Analytical and Bioanalytical Chemistry,2016,408(5):1307-1326.

[164] INAGAKI M, YANG Y, KANG F. Carbon nanofibers prepared via electrospinning[J]. Advanced Materials,2012,24(19):2547-2566.

[165] ZHANG L, ABOAGYE A, KELKAR A, et al. A review: carbon nanofibers from electrospun polyacrylonitrile and their applications [J]. Journal of Materials Science, 2014, 49 (2): 463-480.

[166] BOTHENGEL A, BECHELANY M, FONTAINE O, et al. One-pot route to gold nanoparticles embedded in electrospun carbon fibers as an efficient catalyst material for hybrid alkaline glucose biofuel cells[J]. ChemElectroChem,2016,3(4):629-637.

[167] MONDAL K, ALI M A, SRIVASTAVA S, et al. Electrospun functional micro/nanochannels embedded in porous carbon electrodes for microfluidic biosensing[J]. Sensors and Actuators B: Chemical,2016,229:82-91.

[168] KIM S G, LEE J S, JUN J, et al. Ultrasensitive bisphenol a field-effect transistor sensor using an aptamer-modified multichannel carbon nanofiber transducer[J]. ACS Applied Materials & Interfaces,2016,8(10):6602-6610.

[169] DAI Y, LIU W, FORMO E, et al. Ceramic nanofibers fabricated by electrospinning and their applications in catalysis, environmental science, and energy technology [J]. Polymers for Advanced Technologies,2011,22(3):326-338.

[170] BRINCE PAUL K, KUMAR S, TRIPATHY S, et al. A highly sensitive self assembled monolayer modified copper doped zinc oxide nanofiber interface for detection of Plasmodium falciparum histidine-rich protein-2: Targeted towards rapid, early diagnosis of malaria[J]. Biosensors and Bioelectronics,2016,80:39-46.

[171] ALI M A, MONDAL K, SINGH C, et al. Anti-epidermal growth factor receptor conjugated mesoporous zinc oxide nanofibers for breast cancer diagnostics [J]. Nanoscale, 2015, 7 (16): 7234-7245.

[172] PAUL K B, SINGH V, VANJARI S R K, et al. One step biofunctionalized electrospun multiwalled carbon nanotubes embedded zinc oxide nanowire interface for highly sensitive detection of carcinoma antigen-125[J]. Biosensors and Bioelectronics,2017,88:144-152.

[173] TANG H, YAN F, TAI Q, et al. The improvement of glucose bioelectrocatalytic properties of platinum electrodes modified with electrospun TiO_2 nanofibers[J]. Biosensors and Bioelectronics,2010,25(7):1646-1651.

[174] LI Q, LIU D, XU L, et al. Wire-in-tube IrO_x architectures:alternative label-free immunosensor for amperometric immunoassay toward α-fetoprotein[J]. ACS Applied Materials & Interfaces, 2015,7(40):22719-22726.

[175] ZHANG N, DENG Y, TAI Q, et al. Electrospun TiO_2 nanofiber-based cell capture assay for de-

tecting circulating tumor cells from colorectal and gastric cancer patients[J]. Advanced Materials,2012,24(20):2756-2760.

[176]ZHOU C,SHI Y,DING X,et al. Development of a fast and sensitive glucose biosensor using iridium complex-doped electrospun optical fibrous membrane[J]. Analytical Chemistry,2013,85(2):1171-1176.

[177]NETSUWAN P,MIMIYA H,BABA A,et al. Long-range surface plasmon resonance immunosensor based on water-stable electrospun poly(acrylic acid) fibers[J]. Sensors and Actuators B:Chemical,2014,204:770-776.

[178]SUN M,DING B,LIN J,et al. Three-dimensional sensing membrane functionalized quartz crystal microbalance biosensor for chloramphenicol detection in real time[J]. Sensors and Actuators B:Chemical,2011,160(1):428-434.

[179]SU Z,DING J,WEI G. Electrospinning:a facile technique for fabricating polymeric nanofibers doped with carbon nanotubes and metallic nanoparticles for sensor applications[J]. RSC Advances,2014,4(94):52598-52610.

[180]MANESH K M,KIM H T,SANTHOSH P,et al. A novel glucose biosensor based on immobilization of glucose oxidase into multiwall carbon nanotubes-polyelectrolyte-loaded electrospun nanofibrous membrane[J]. Biosensors and Bioelectronics,2008,23(6):771-779.

[181]WANG Z G,WANG Y,XU H,et al. Carbon nanotube-filled nanofibrous membranes electrospun from poly(acrylonitrile-co-acrylic acid) for glucose biosensor[J]. The Journal of Physical Chemistry C,2009,113(7):2955-2960.

[182]NUMNUAM A,THAVARUNGKUL P,KANATHARANA P. An amperometric uric acid biosensor based on chitosan-carbon nanotubes electrospun nanofiber on silver nanoparticles[J]. Analytical and Bioanalytical Chemistry,2014,406(15):3763-3772.

[183]BOUROUROU M,HOLZINGER M,BOSSARD F,et al. Chemically reduced electrospun polyacrilonitrile-carbon nanotube nanofibers hydrogels as electrode material for bioelectrochemical applications[J]. Carbon,2015,87:233-238.

[184]DEVADOSS A,HAN H,SONG T,et al. Gold nanoparticle-composite nanofibers for enzymatic electrochemical sensing of hydrogen peroxide[J]. Analyst,2013,138(17):5025-5030.

[185]WANG P,ZHANG M,CAI Y,et al. Facile fabrication of palladium nanoparticles immobilized on the water-stable polyvinyl alcohol/polyehyleneimine nanofibers via in-situ reduction and their high electrochemical activity[J]. Soft Materials,2014,12(4):387-395.

[186]JOSE M V,MARX S,MURATA H,et al. Direct electron transfer in a mediator-free glucose oxidase-based carbon nanotube-coated biosensor[J]. Carbon,2012,50(11):4010-4020.

[187]GLADISCH J,SARAULI D,SCHÄFER D,et al. Towards a novel bioelectrocatalytic platform based on "wiring" of pyrroloquinoline quinone-dependent glucose dehydrogenase with an electrospun conductive polymeric fiber architecture[J]. Scientific Reports,2016,6(1):19858.

［188］WANG X,WANG X,WANG X,et al. Novel electrochemical biosensor based on functional composite nanofibers for sensitive detection of p53 tumor suppressor gene［J］. Analytica Chimica Acta,2013,765:63－69.

［189］EKABUTR P,CHAILAPAKUL O,SUPAPHOL P. Modification of disposable screen－printed carbon electrode surfaces with conductive electrospun nanofibers for biosensor applications［J］. Journal of Applied Polymer Science,2013,130(6):3885－3893.

第3章 抗菌纳米纤维材料

随着社会的迅猛发展,人类的生存环境和健康面临着越来越严峻的挑战。严重急性呼吸系统综合征(SARS)、猪流感病毒(甲型 H1N1)以及肆虐全球的新型冠状病毒(2019-nCoV)等给人类社会带来了巨大的损失和伤害。抗菌材料成为人类社会活动安全的重要保障之一,开发并拓展具有抗菌功能的新材料迫在眉睫。

抗菌(antibacterial)是一个十分广泛的概念,包括抑菌、灭菌、消毒、抗病毒、防螨、防霉和防腐等行为,一般是指通过化学或物理方法杀灭细菌或抑制细菌生长繁殖及活性的过程。纳米纤维因具有高比表面积、高孔隙率以及易于功能化等优点,在抗菌领域表现出极大的潜能。自2004 年首次报道抗菌纳米纤维材料以来,国内外科研工作者竭力开发研究各种不同形态的抗菌纳米纤维,使其具有不同的抗菌特征。目前,将功能粒子和纳米纤维复合逐渐成为抗菌材料的研究热点,应用前景广阔。

不同形态的抗菌纤维具有不同的抗菌特性。目前研究的抗菌纳米纤维材料主要包括天然抗菌纳米纤维材料、无机抗菌纳米纤维材料、有机抗菌纳米纤维材料、有机—无机复合抗菌纳米纤维材料以及阳离子型和光动力型等新型抗菌纳米纤维材料。这些抗菌纳米纤维材料在生物医用领域都有巨大的应用潜力,例如创面敷料、组织工程、抗菌医疗器械等。

3.1 抗菌剂

抗菌材料的有效成分是抗菌剂,它是指能够在一定时间内,使各类病原微生物(细菌、真菌、酵母菌、藻类及病毒等)的生长或繁殖保持在必要水平以下的化学物质。目前抗菌纳米纤维的抗菌剂主要包括天然抗菌剂、无机抗菌剂、有机抗菌剂、有机—无机复合抗菌剂以及光动力学新型抗菌剂等。相关文献中,也常将天然抗菌剂归纳为有机抗菌剂。

3.1.1 天然抗菌剂
天然抗菌剂是指从某些动物、植物和微生物体内提取出的具有抗菌活性的物质,按其来源可分为动物类、植物类和微生物类三大类。
3.1.1.1 动物类天然抗菌剂
动物类天然抗菌剂主要包括高分子糖类、天然肽类和氨基酸类。

(1)糖类——壳聚糖

壳聚糖(chitosan)为天然多糖甲壳素脱除部分乙酰基的产物,纯净的壳聚糖为白色或灰白色半透明的片状固体,壳聚糖呈双螺旋结构特征,螺距约为 0.515 nm,6 个糖残基组成一个螺旋平面,大量存在于海洋节肢动物,如虾、蟹的甲壳之中,也存在于菌类、昆虫类、藻类细胞膜和高等植物的细胞壁中。壳聚糖具有生物降解性、生物相容性、无毒性、无刺激、抑菌、抗癌、降脂、增强免疫等多种生理功能。壳聚糖的脱乙酰度、相对分子质量、溶液体系的 pH 和溶剂等对其抑菌能力均有影响[1](图 3-1)。

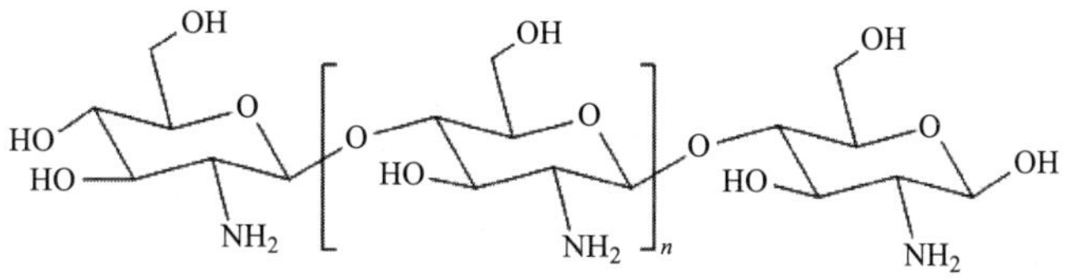

图 3-1　壳聚糖分子结构示意图

(2)天然肽类——抗菌肽

抗菌肽也称抗微生物肽(antimicrobial peptides,AMPs),是生物体内产生的一种小分子多肽物,相对分子质量在 2000~7000,参与人体第一道免疫防线,能够预防细菌、真菌、病毒、寄生虫等病原体对生物体的侵害。这类活性多肽大多数具有强碱性、热稳定性以及广谱高效抗菌等特点,不易引起细菌耐药性[2-4]。目前已相继从细菌、真菌、两栖类、昆虫、高等植物、哺乳动物乃至人类中发现并获得具有抗菌活性的多肽物质。

抗菌肽根据来源不同分为植物源抗菌肽、动物中的无脊椎动物源抗菌肽和脊椎动物源抗菌肽、微生物源抗菌肽等。抗菌肽肽链相对较短,一般少于 60 个氨基酸残基,其中具有代表性的抗菌肽氨基酸残基多为 12~50 个。抗菌肽一般带有 2~9 个正电荷,表现出较强的阳离子特征。带正电荷的多少取决于肽链中赖氨酸、精氨酸和组氨酸残基含量。一般认为这些阳离子肽倾向于同表面或细胞膜带负电荷的菌体磷脂双分子层作用。大部分的抗菌肽具有热稳定性,在100℃下加热 10~15min 仍能保持活性。此外,抗菌肽通常拥有约 50% 的疏水残基,因此,这些抗菌肽在空间结构上存在疏水区和亲水区,对细胞膜表现为两亲性。

20 世纪 70 年代瑞典科学家 G. Boman 等发现了世界上第一个抗菌肽,是经注射阴沟肠杆菌及大肠杆菌诱导惜古比天蚕蛹产生的具有抗菌活性的多肽[5],名为天蚕素。2013 年 11 月,中国科学院昆明动物研究所研究员张云课题组发现天然抗菌肽具有选择性免疫激活和调节功能,对败血症有良好的预防和保护作用[6]。目前研究较为广泛的是阳离子抗菌肽,可通过静电相互作用与带负电荷的细菌等微生物结合吸附在细胞膜上,破坏蛋白质的合成,导致细胞膜的极化甚至破裂,最终致使细菌死亡,即抗菌肽杀菌机理主要是作用于细菌的细胞膜,破坏其完整性并产生穿孔现象,进而造成细胞内容物溢出胞外而死亡。

(3)氨基酸类

氨基酸类抗菌剂具有抗菌效果良好、原料来源丰富、价格低廉、安全性较高且对环境污染小等优点[7]。甘氨酸是最简单的氨基酸,它能有效抑制枯草杆菌的生长繁殖。除此之外,氨基酸金属盐类也具有抗菌活性,主要包括氨基酸铜盐、镍盐和铁盐的络合物,甘氨酸、缬氨酸、异亮氨酸、色氨酸的铜盐或镍。氨基酸衍生物也可以作为抗菌剂,主要包括氨基酸高级酯和氨基酸高级烷酯。大部分氨基酸月桂酯对金黄色葡萄球菌都有较强的抑菌活性,赖氨酸月桂酯对大肠杆菌和绿色极毛杆菌有较强的抑制作用。对于氨基酸高级烷酯,其烷基的碳数多少对其抗菌活性具有一定的影响。

3.1.1.2 植物类天然抗菌剂

植物类天然抗菌剂主要来源于果蔬类、中草药类和香辛料类。

(1)果蔬类来源

许多水果中含有酚类、黄酮类等物质,具有抑菌特性。周晓敏等从珍珠番石榴、鸡心柿和番荔枝中提取的多酚类物质,表现出较高的抗菌活性[8]。

(2)中草药类来源

中草药具有杀菌消毒功效,且常用的中草药类杀菌物质有近百余种。李建志课题组研究甘草、丹参、蒲公英、马齿苋、半边莲等8种中草药对表皮葡萄球菌、大肠杆菌等13种菌株的抗菌活性,结果表明,这8种中草药对13种菌株均存在不同程度的抗菌性。

(3)香辛料类来源

香辛料是从植物的花、叶、茎、根、果实或全草等中提炼出来的一类具有芳香和辛香等典型风味的天然植物性制品,常用来做调味品。研究证实,丁香、生姜、大蒜、肉桂等许多香料能抗致病菌、腐败菌和真菌等。近年来香辛料主要被用作药物抑菌和食品防腐剂。

3.1.1.3 微生物类天然抗菌剂

微生物源天然抗菌剂主要包括细菌类、真菌类及微生物产生的可抑制其他微生物的抗菌素。

(1)细菌类来源

有些细菌本身对其他菌类有抑制作用,但是对人类无伤害,所以可制作成抗菌剂抑制某些致病菌的生长。

(2)真菌类来源

真菌种类丰富,但是仅有小部分真菌被用作药物抗菌。罗等[9]从海鞘中纯化出14株真菌做初步鉴定,将其分属于青霉属、曲霉属、枝孢属和麦轴梗霉。经试验发现,其对海鞘共附生真菌存在良好抑菌能力,可作为研究新型抗菌活性物质的潜在资源。

(3)微生物类抗菌素来源

微生物类抗菌素被广泛应用于养殖业,在预防、治疗疾病,防止健康动物被传染,提高动物生长速度中起到重要作用。随着抗菌素使用频率和剂量的加大,抗菌素滥用现象频出,对动物的生长繁殖造威胁,进而影响到动物类制品的安全性。

3.1.2 无机抗菌剂

无机抗菌剂具有持效性、不易产生耐药性、无毒副作用、广谱抗菌等优点,特别是其突出的缓释性和良好的耐热性,已成为抗菌剂领域的研究热点,受到各国科研工作者的关注,也是纤维、塑料、建材等生活制品最适宜的抗菌剂。无机抗菌剂不足之处是价格较高、速效性差,即不能像有机抗菌剂那样迅速杀死细菌。

无机抗菌剂主要有银、铜、锌等金属(或离子)及其响应的粒子和氧化物。汞、镉和铅等金属离子虽然也具有抗菌能力,但是该类金属的高毒性导致其并未应用在抗菌纳米纤维材料中。金属离子杀灭、抑制病原体的活性按下列顺序递减:$Ag^+ > Hg^{2+} > Cu^{2+} > Cd^{2+} > Cr^{3+} > Ni^{2+} > Pd^{2+} > Co^{4+} >$ $Zn^{2+} > Fe^{3+}$。此外,还有氧化锌、氧化铜、磷酸二氢铵、碳酸锂等无机抗菌剂。银离子类抗菌剂是目前最常用的抗菌剂。

金属离子抗菌剂是将具有抗菌功能的金属离子负载在各种无机或合成的矿物载体上,使用时载体缓释抗菌离子或者活性的氧化成分,从而使其具有抗菌效果。其中,银离子类抗菌剂的载体主要有玻璃、磷酸锆、沸石、陶瓷、活性炭等。在银离子类抗菌剂中添加铜离子、锌离子可以有效提高协同作用。生物碳负载银离子制成的长效生物碳抗菌材料,克服了其他载体(如玻璃、磷酸锆、沸石、陶瓷、活性炭)的不稳定和分布不均的特性。

按照载体材料的不同,金属离子型抗菌剂可分为沸石型抗菌剂、磷酸盐型抗菌剂、膨润土抗菌剂和硅胶抗菌剂等[10-11]。

(1)沸石型抗菌剂

沸石是一种具有结晶型硅铝酸盐结构的多孔材料,具有较大的比表面积和很强的阳离子交换能力。Miyoshi 等用离子交换法制备的 Ag(2.5%)沸石抗菌剂,对大肠杆菌和金黄色葡萄球菌的最小抑制浓度分别为 62.5μg/mL 和 125μg/mL[12]。

(2)磷酸盐型抗菌剂

磷酸盐抗菌材料主要包括磷酸钛盐、磷酸钴盐、磷酸钙盐抗菌材料。其中磷酸钙为载体的抗菌材料由于磷酸钙与生物具有良好亲和性,在人工齿根、人工骨、生物骨水泥等生物材料上得到广泛应用,是一种安全性较高的抗菌载体材料。

(3)膨润土抗菌剂

膨润土为典型的层状黏土矿物,其层间的阳离子易被交换,因而具有很大的离子交换容量。膨润土的主要成分为蒙脱石,它是中间为铝氧八面体,上下为硅氧四面体所组成的三层片状结构。通过阳离子交换可将银离子等抗菌离子引入其层间,使用过程中通过缓释银离子而使材料具有抗菌作用。然而,蒙脱石在 400℃ 左右结构会发生破坏,限制了该类型抗菌剂的应用。

(4)硅胶抗菌剂

医用硅橡胶透明度高,抗黄变性好,不易变旧,抗撕裂强度高,且无毒无味,有良好的生理惰性。通常将银、铜、锌、镁离子及其氧化物等载到硅胶载体上制备硅胶抗菌剂。

3.1.3　有机抗菌剂

有机抗菌剂杀菌速度快、抗菌效能高、加工方便、使用寿命长,在某些领域中有着不可替代的作用。近年来,科研工作者致力于发展高效、低毒、环境友好、缓释、长效的绿色有机抗菌剂。

有机抗菌剂主要包括天然有机抗菌剂、低分子有机抗菌剂和高分子有机抗菌剂。其中天然有机抗菌剂是以从蟹和虾的壳中提炼出来的壳聚糖为代表的一类抗菌剂。低分子有机抗菌剂是以有机酸类、酚类、季铵盐类、季磷盐类、苯并咪唑类等有机物为抗菌成分的抗菌剂,其抗菌机理主要是与细菌和霉菌的细胞膜表面的阴离子相结合或与巯基反应,抑制细菌和霉菌的繁殖。根据其用途通常可分为杀菌剂、防腐剂和防霉剂[13]。

近年来,对高分子有机抗菌剂的研究较多,抗菌高分子的抗菌性能是通过引入抗菌官能团而获得的,抗菌官能团可以通过带官能团单体均聚或共聚引入,也可以通过接枝的方式引入。Kamazawa A 等对季铵盐型和季磷盐型抗菌聚合物的性能作了一系列的研究,制备了氯化三丁基(4-乙烯基苄基)铵和氯化三丁基(4-乙烯基苄基)磷的均聚物及其共聚物,并研究了它们的协同效应[14]。Sun Gang 等用苯乙烯和丙烯乙内酰脲通过悬浮共聚合制备多孔聚苯乙烯乙内酰脲,用丁二烯作交联剂,它是一种长久的、可再生的抗菌剂[15]。Sauvet G 等通过用带 3-氯丙基(3-溴丙基)的线性硅氧烷与 n-庚基二甲胺(n-十二烷基二甲胺)反应制得带季铵盐侧基的硅氧烷,带季铵盐侧基的硅氧烷接入硅树脂网络结构时,对大肠杆菌有较好的抗菌性[16]。

有机抗菌剂也存在一些缺点,如热稳定性较差(通常在 300℃ 以下使用)、易分解、持久性差,而且通常毒性较大,长时间使用会危害人体健康。

3.1.4　有机—无机复合抗菌剂

随着人们生活水平和健康环境意识的提高,传统的有机或无机抗菌材料已不能满足人们的需求,发展长效、低毒、安全、广谱、易生物降解的新型抗菌材料尤为重要。有机—无机复合抗菌剂兼有有机抗菌剂的高效性、持续性及无机抗菌剂的安全性、耐热性。这类复合抗菌剂的出现大大提高了抗菌剂的性能和适用范围。例如,将有机聚硅氧烷、含三唑基的化合物及沸石混合,所得产品不仅抗菌效果好,不受紫外线的干扰,而且与聚合物有很好的相容性,还可利用层间插入技术将有机抗菌剂引入银离子交换过的层状黏土的层间隙中,这类硅酸盐有足够的层间距离和耐热温度,在高温下使用时,银离子和有机抗菌剂可一起慢慢释放出来,兼具抗菌和防霉的效果。

3.1.5　光动力学抗菌剂

光动力学抗菌剂因抗菌谱广、毒副作用小、有耐药性等优点成为优秀的抗菌剂代表之一。光动力学抗菌基本原理是在光照作用下,光敏剂接收能量从基态跃迁到高能量三线态,三线态光敏剂与分子氧反应产生单线态氧等活性氧。活性氧对微生物表面蛋白等造成不可逆转的损伤,从而杀灭细菌。

3.2　壳聚糖类抗菌纳米纤维材料

壳聚糖纳米纤维具有良好的生物相容性和较高的安全性,这类化合物表现出比表面积大、孔隙率高、无毒、生物降解性、生物可再生性、低免疫原性和较好的临床功能等优点。然而,纯的壳聚糖溶液的静电纺丝性能较差,这主要是由于壳聚糖溶液存在黏度大、流变性高、脆性大、刚性大、溶解性差、链间/链内存在强氢键、溶液呈现阳离子电性。因此,在静电纺丝之前,壳聚糖溶液会与各种聚合物、金属纳米粒子以及纳米黏土进行混合[17-28]。壳聚糖抗菌纳米纤维也是有机抗菌纳米纤维材料的主要代表之一,壳聚糖容易与金属纳米粒子混合,可制备多种有机—无机复合抗菌纳米纤维材料。几类常见壳聚糖/聚合物纳米纤维性能比较见表 3-1。

表 3-1　几类壳聚糖/聚合物纳米纤维性能比较

纳米纤维名称	性能
壳聚糖/聚-L-乳酸	生物相容性、生物降解性、无毒、疏水、高机械强度、高结晶度、热塑性、环境友好、适合作为碳水化合物代谢的天然中间体
壳聚糖/聚-ε-己内酯	生物相容性、生物降解性、无毒、疏水、柔性、半结晶、优异的力学性能
壳聚糖/聚乙烯醇	生物相容性、生物降解性、无毒、亲水、柔性、半结晶、热稳定性、低蛋白质吸收性能、耐化学性
壳聚糖/聚环氧乙烷	生物相容性、生物黏附性、无毒、亲疏水性的平衡,具有水化性能、溶胀性能、防污性能
壳聚糖/聚二甲基硅氧烷	生物相容性、生物降解性、无毒、疏水、黏弹性、弹性体,可作消泡剂、耐热润滑剂、阻燃剂
壳聚糖/聚乙烯吡咯烷酮	生物相容性、生物降解性、无毒、亲水、耐温性
壳聚糖/聚乙丙交酯	生物相容性、生物降解性、最小毒性、亲水等
壳聚糖/聚氨酯	生物相容性、生物降解性、毒性、亲水、柔性、液晶性、热塑性、优异而稳定的机械强度,良好的耐磨性、耐腐蚀性和耐化学性

Mohammad Irani 等总结了壳聚糖分子与聚合物在共混溶液中的相互作用类型(图 3-2)[29]。Yuan 等通过红外和拉曼光谱对壳聚糖/聚环氧乙烷纳米纤维进行研究,结果表明,壳聚糖分子的羟基(—OH)、羰基($—\overset{\overset{\text{O}}{\|}}{\text{C}}—$)、氨基(—NH$_2$)与聚环氧乙烷中的醚基(—C—O—C—)之间形成氢键[30]。Jia 等通过静电纺丝方法制备了聚乙烯醇/壳聚糖纳米纤维,壳聚糖的羟基(—OH)和氨基(—NH$_2$)与聚乙烯醇的羟基(—OH)形成氢键[31]。Sarojini 等的研究指出,壳聚糖的羟基(—OH)与聚氨酯的氨基(—NH—)形成氢键[32]。Pires 等合成了壳聚糖/聚二甲基硅氧烷纳米纤维,其壳聚糖的羟基(—OH)和氨基(—NH$_2$)与聚二甲基硅氧烷的醚基(—C—O—C—)形成氢键[33]。Adel 等发现壳聚糖的氨基(—NH$_2$)与环糊精的羟基(—OH)也会形成氢键[34]。Hasegawa 等指出,壳聚糖可与纤维素分子间形成氢键[35]。Malheiro 等预测壳聚糖的羟基(—OH)和氨基(—NH$_2$)与聚 ε-己内酯的羰基($—\overset{\overset{\text{O}}{\|}}{\text{C}}—$)之间形成酯键和酰胺键[36]。Mahdavinia 等报道了聚乙烯吡咯烷酮/壳聚糖纳米纤维,指出壳聚糖的羟基(—OH)和聚丙烯酸盐的羧基(—COOH)之间形成吸引[37]。Christou 等指出,壳聚糖的—CH$_2$—基团和聚乙烯吡咯烷酮的—CH—基团之间形成—C—C—键[38]。Li、Khouri 和 Banihashem 等的研究中均发现壳聚糖的氨基(—NH$_2$)和聚合物中的羧基(—COOH)之间形成酰胺键[39]。

3.2.1　医用敷料

近几年,壳聚糖纳米纤维作为医用敷料,用于伤口愈合已展示出巨大的潜力。壳聚糖纳米

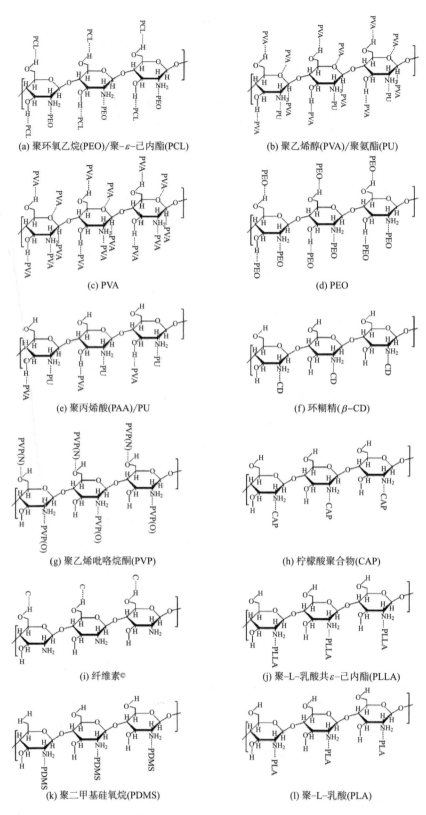

(a) 聚环氧乙烷(PEO)/聚-ε-己内酯(PCL)

(b) 聚乙烯醇(PVA)/聚氨酯(PU)

(c) PVA

(d) PEO

(e) 聚丙烯酸(PAA)/PU

(f) 环糊精(β-CD)

(g) 聚乙烯吡咯烷酮(PVP)

(h) 柠檬酸聚合物(CAP)

(i) 纤维素©

(j) 聚-L-乳酸共ε-己内酯(PLLA)

(k) 聚二甲基硅氧烷(PDMS)

(l) 聚-L-乳酸(PLA)

图 3-2 壳聚糖分子与聚合物在共混溶液中的相互作用类型[29]

纤维材料本身具有的微小毛孔和高的比表面积使它可以抑制外来的微生物入侵并且能辅助控制伤口液体的流出。理想的医用敷料应当具有透气性、透湿性和保湿能力,抵御外界细菌的侵入,防止创口感染。此外,敷料要柔软以便与皮肤黏合,并且生物相容性好,能促进新组织再生。抗菌剂和药物容易在纺丝过程中被纳入材料中,使其能成为多功能纳米纤维,这种材料以其良好的生物相容性、无毒亲水而被广泛应用。但是单组分的壳聚糖可纺性差,如使用聚氧乙烯的醋酸水溶液对高脱乙酰度的壳聚糖进行静电纺丝,制得直径为 60~80nm 的纤维[40]。

3.2.2　支架

壳聚糖纳米纤维复合材料还可以用作骨支架、血管支架等,生物降解塑料聚乳酸和壳聚糖复合纳米纤维材料就是其中应用最为广泛的一个。用同轴电纺技术将聚乳酸/壳聚糖制成纳米纤维制作血管垫片、支架,与纯聚乳酸纤维网格血管支架相比,聚乳酸—壳聚糖纤维机械强度较高。对骨缺损模型兔分别采用空白植入、髂后上棘自体松质骨移植、聚左旋乳酸/壳聚糖纳米纤维多孔支架移植和复合了骨髓间充质干细胞的聚左旋乳酸/壳聚糖纳米纤维多孔支架移植修复缺损部位。由于壳聚糖具有好的生物降解性、生物相容性并且无毒,这种材料也可用于外科缝合手术线等。此外,壳聚糖纳米纤维还可以作骨组织工程支架材料,用于提供形成细胞附着骨的临时衬底,从而增殖,形成新的组织。

3.2.3　癌症治疗

近年来,多种抗癌药物,如阿霉素、紫杉醇、小檗碱、甲氨蝶呤、阿霉素、姜黄素、喜树碱、卡托嘌呤、长春新碱、巯基嘌呤、吲哚美辛、布洛芬、酮洛芬、地塞米松、四环素、加替沙星、毒鼠强、叶酸、槲皮素、白藜芦醇、阿魏酸、戊二醛、替莫唑胺、金属氧化物(CuO、ZnO、磁性材料等)、5-氟尿嘧啶、棉酚等,在体外和体内癌症治疗过程中负载在纤维载体上,同时,在不同的纤维载体中,壳聚糖由于具有聚阳离子性质,成为该领域的优势纤维载体。

此外,在活体条件下,Toshkova 等将季铵化的壳聚糖/聚(L-丙交酯-共-D,L-丙交酯)纳米纤维(QCh/coPLA)和季铵化壳聚糖/聚(L-丙交酯-共-D,L-丙交酯)/阿霉素纳米纤维 QCh/coPLA/DOX(DOX 10μg/mL)植入 Graffi 肿瘤[图 3-3(a)(d)]。术后 3 天,组织病理学检查发现,QCh/coPLA 种植体周围形成一层较薄的肿瘤坏死组织[图 3-3(b)],QCh/coPLA/DOX(DOX 10μg/mL)种植体周围肿瘤组织全部破坏[图 3-3(c)]。7 天后,QCh/coPLA/DOX(DOX 10μg/mL)植入物周围的肿瘤组织分别完全死亡[图 3-3(e)];QCh/coPLA 植入物周围的肿瘤组织呈现较低水平死亡[图 3-3(f)]。20 天后,对照组仓鼠的 Graffi 肿瘤体积增加 34600mm³;对 DOX 注射液(10μg/mL)情况,体积减少 11000mm³。在 QCh/coPLA、coPLA/DOX(DOX 10μg/mL)和 QCh/coPLA/DOX(DOX 10μg/mL)植入物的情况下,体积分别减少了 21500mm、20600mm 和 20600mm³。然而,与 QCh/coPLA 相比,由于 coPLA/DOX 和 QCh/coPLA/DOX 植入物的初始爆裂和持续 DOX 释放,15 天内体积减少率增加[图 3-3(g)]。此外,由于 DOX 的高毒性,仓鼠的体重下降,阴性对照组、QCh/coPLA、coPLA/DOX(DOX 10μg/mL)、QCh/coPLA/DOX(DOX 10μg/mL)和游离 DOX(10μg/mL)的仓鼠体重分别减少 9%、7.8%、13.9%、4.3% 和 17.2%[40]。

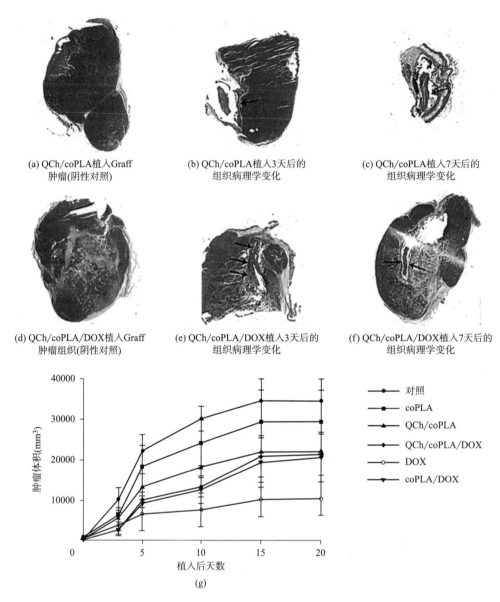

(a) QCh/coPLA植入Graff
肿瘤(阴性对照)

(b) QCh/coPLA植入3天后的
组织病理学变化

(c) QCh/coPLA植入7天后的
组织病理学变化

(d) QCh/coPLA/DOX植入Graff
肿瘤组织(阴性对照)

(e) QCh/coPLA/DOX植入3天后的
组织病理学变化

(f) QCh/coPLA/DOX植入7天后的
组织病理学变化

(g)

图3-3　QCh/coPLA及QCh/coPLA/DOX纳米纤维植入后的组织病理学变化情况

　　Dizaji等为了治疗小鼠前列腺癌,设计制备了聚乳酸/壳聚糖/金属有机骨架(MOFs)纳米纤维,用于紫杉醇抗癌药物的体内外控释。研究结果表明,MOFs的活性更好,紫杉醇药物负载更高,药物从含有MOFs的纳米纤维更持久的释放,治疗效果较佳。

　　Zhao等将小鼠HT29肿瘤组织分别与壳聚糖/聚乙烯醇/二硫化钼/阿霉素(C/P/M/D),C/P/M和C纳米纤维进行孵育,然后用激光照射肿瘤组织5min,阴性对照、C/P/M和C/P/M/D纳米纤维的肿瘤温度分别升高6.5℃、31.8℃和31.8℃[图3-4(a)(c)]。C/P/M和C/P/M/D纳米纤维的温度相比较,可知阿霉素对肿瘤温度无影响。28天后,肿瘤体积变化阴性对照和C/P/M/D纳米纤维分别为12.3cm³±2.3cm³和0[图3-4(b)],在C/P/M/D纳米纤维存在情况下,28天后疤痕完全愈合[图3-4(d)]。

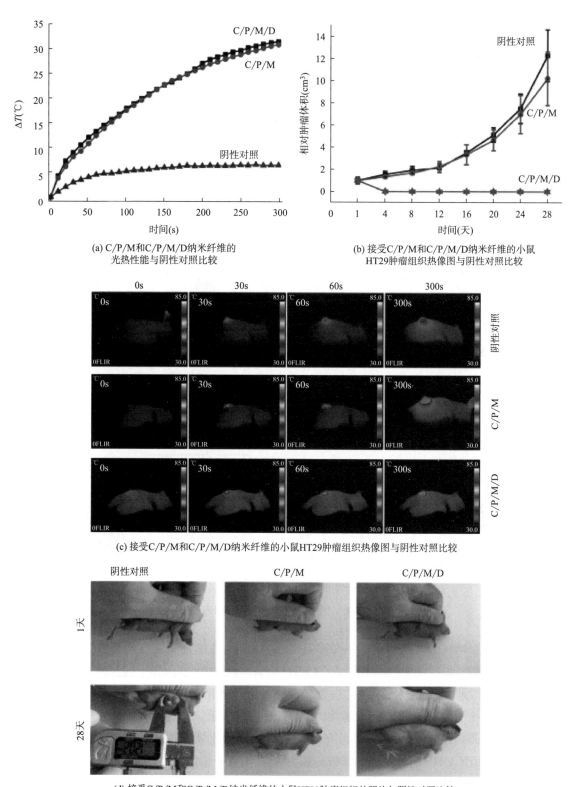

(a) C/P/M和C/P/M/D纳米纤维的
光热性能与阴性对照比较

(b) 接受C/P/M和C/P/M/D纳米纤维的小鼠
HT29肿瘤组织热像图与阴性对照比较

(c) 接受C/P/M和C/P/M/D纳米纤维的小鼠HT29肿瘤组织热像图与阴性对照比较

(d) 接受C/P/M和C/P/M/D纳米纤维的小鼠HT29肿瘤组织的照片与阴性对照比较

图 3-4　小鼠 HT29 肿瘤组织接受 C/P/M 和 C/P/M/D 纳米纤维治疗的光热性能与体积变化

3.3　抗菌肽类抗菌纳米纤维材料

3.3.1　抗菌肽的抗菌活性

抗菌肽(AMPs)的抗菌活性主要受电荷、疏水性、两亲性以及结构特征的影响(图3-5),并且这些影响因素是相互关联的。换言之,抗菌肽的抗菌活性和选择性是由所有影响因素的平衡量决定的。目前,抗菌肽的抗菌性能优化主要采用单一变量修饰调整其主要影响因素的方案[44]。

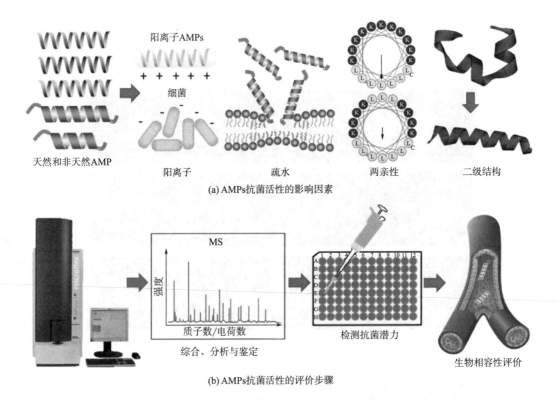

(a) AMPs抗菌活性的影响因素

天然和非天然AMP　　　阳离子　　　疏水　　　两亲性　　　二级结构

(b) AMPs抗菌活性的评价步骤

MS

强度

质子数/电荷数

综合、分析与鉴定

检测抗菌潜力

生物相容性评价

图3-5　AMPs 抗菌活性的影响因素和评价步骤

正电荷是影响抗菌肽抗菌性的主要参数之一。AMPs 发挥抗菌活性的必要条件之一是其与微生物膜中带负电荷的成分,如脂多糖(LPS)、脂磷酸(LTA)、细菌膜中的甘露糖蛋白以及真菌膜中的磷脂酰肌醇、甲壳素链、β-1,3-葡聚糖等发生静电相互作用[45-48]。AMPs 的正电荷取决于序列中精氨酸(Arg)、赖氨酸(Lys)和组氨酸(His)的数量。在这三种氨基酸中,His 的等电点最低,因此,His 在中性环境中几乎没有阳离子。Arg 能与脂类头基中的磷酸部分形成较强的双齿氢键,从而使 AMPs 具有更强的膜破坏能力[49]。与 Arg 相比,Lys 的等电点稍低,但一般具有较高的生物相容性。

为探讨电荷对抗菌活性的影响,Cliona 等对鸡 β-防御毒(AvβD8)进行了系统的研究,研究结果表明,用带正电荷的 Arg 替代缬氨酸(Val)和异亮氨酸(Ile)会增强肽的抗菌活性,而用带负电荷的天冬氨酸(Asp)替代缬氨酸和 Ile 会降低 AvβD8 肽的抗菌活性[50]。然而,Jiang 等提出了不同的观点,他们发现 V13K 肽的净电荷从+7 增加到+10 对抗菌活性没有影响,但其溶血活性显著增强[51]。大量的研究提出了类似的观点,净电荷的增加与抗菌活性之间存在一个阈值,超过这个阈值,抗菌活性不会进一步增强,反而使毒性增加[52-54]。虽然大部分 AMPs 带正电荷,但阴离子 AMPs 也是不可忽略的部分[55-56]。有研究表明,阴离子 AMPs 在 Zn^{2+} 等正盐离子的协助下,与细菌膜带负电荷的组分形成阳离子盐桥,从而增强对革兰氏阴性菌和革兰氏阳性菌的活性[57-59]。然而,在大多数情况下,细菌膜的负电荷更容易与阳离子抗菌肽直接作用。因此,阴离子 AMPs 的作用机制和先天免疫机制尚不清楚。

AMPs 的疏水度通常定义为肽中疏水残基的百分比,它决定了 AMPs 在膜疏水核中的分布[60-61]。通过对大多数 AMPs 的比较分析,发现疏水氨基酸残基约占氨基酸残基总数的 40%~60%[62]。这表明 AMPs 的疏水性和抗菌活性在一定程度上密切相关,改变疏水性也是提高抗菌活性的有效途径之一[63]。例如,Zhou 等用 Ile 替换抗菌肽 PMAP-37 第 20 和 27 位的 Lys,以增加疏水性,发现抗菌肽 PMAP-37(K20/27-I)不仅抑制大多数细菌生长,而且对细菌感染的小鼠也有治疗作用[64]。

增加 AMPs 疏水性最简单和传统的方法是在序列中替换或添加疏水性氨基酸,这就需要充分了解各种疏水性氨基酸的特性。已知氨基酸的疏水性由强到弱依次为色氨酸(Trp)>伊乐>苯丙氨酸(Phe)>亮氨酸(Leu)>半胱氨酸(Cys)>蛋氨酸(Met)>缬氨酸>酪氨酸(Tyr)>脯氨酸(Pro)>丙氨酸(Ala)[65]。

但值得注意的是,疏水性并不一定与 AMPs 的抗菌活性呈正相关。最近,Song 等利用单疏水性氨基酸(Ile、Leu、Ala、Trp、Val 和 Phe)对 W4(RWRWWWR—NH$_2$)的 C 端进行末端标记,设计了一系列 AMPs[66]。在这 6 种氨基酸中,只有疏水性最弱的 Ala 能够增强 W4 的活性,其他疏水性残基会降低其抗菌活性。这一结果可能是由于疏水氨基酸的加入改变了 AMPs 的二级结构所致。此研究也表明各种参数是相辅相成,共同决定 AMPs 的抗菌活性。因此,只考虑 AMPs 的疏水性而不平衡其他参数可能会得到与设计理念相悖的结果。

除了取代或添加疏水性氨基酸外,化学修饰成为提高 AMPs 疏水性的理想方法。胆固醇和脂肪酸是膜磷脂的重要组成成分,可提高 AMPs 与细菌膜的亲和力,并可通过诱导 AMPs 转化为特定构象而提高抗菌活性。有研究表明,肽 Chol-37 杀菌效果和治疗潜力的提高归因于胆固醇修饰对抗菌肽 PMAP-37 疏水性和二级结构的调控[67]。同样,将不同长度的脂肪酸与多肽结合,增加疏水性也能促进抗菌活性的增强[68]。Zhong 等在肽 Anoplin-D4,7(GLLkRIkTLL—NH$_2$)的 N 端共轭脂肪酸并进行了二聚化[69]。结果表明,与较长脂肪酸链结合的多肽具有较好的抗菌活性,但会伴随细胞选择性的降低。因此,疏水性与抗菌活性之间不存在线性关系,在阈值范围内增加 AMP 的疏水性可增加抗菌活性。当超过阈值时,过高的疏水性会进一步诱导多肽深入疏水核心,从而导致宿主细胞破裂,失去细胞选择性[51,70-72]。虽然没有绝对的疏水性固定值来保证 AMPs 具有最佳的抗菌活性,但在设计具有近乎完美选择性的理想 AMP 时,疏水性可能需要在一定范围内才能保证 AMPs 在不超过阈值的情况下满足抗菌要求。从已报道的研究总结设计经验,当 AMPs 具有最佳的细胞选择性时,通常情况下其疏水性不超过 70%。

3.3.2 抗菌肽纳米纤维的应用

肽类抗菌药物在实际应用中显示出巨大的潜力,虽然一些肽基抗菌药在抗菌方面呈现出优越性能,但其在实际应用中的可行性仍有待进一步系统全面的分析。本小节将重点介绍肽基抗菌药在生物医学及医疗相关领域的发展前景。

3.3.2.1 伤口愈合和皮肤感染

皮肤是抵御病原体入侵的第一道屏障。由于皮肤病原体不仅包括细菌,还包括真菌和病毒,因此与抗生素相比,广谱的 AMPs 可能更有效。同时,AMPs 还能诱导细胞迁移、增殖、血管生成,增强和控制免疫反应,使其成为皮肤感染和伤口治疗的理想选择。

近年来,开发用于伤口愈合的药物输送系统已成为一种趋势。水凝胶、纳米纤维等一系列纳米材料被开发成伤口敷料用于伤口消毒[73-74]。抗菌水凝胶具有吸收组织渗出物、抑制细菌生长、负载多种药物等功能。Wang 等开发了一种 pH 响应抗菌超分子水凝胶。在中性 pH 条件下,八肽(IKFQFHFD)自组装形成超分子水凝胶,在酸性条件下,水凝胶解离释放药物,20 天内治愈耐甲基西林金黄色葡萄球菌(MRSA)生物膜感染的糖尿病小鼠伤口(图 3-6)[75]。虽然这

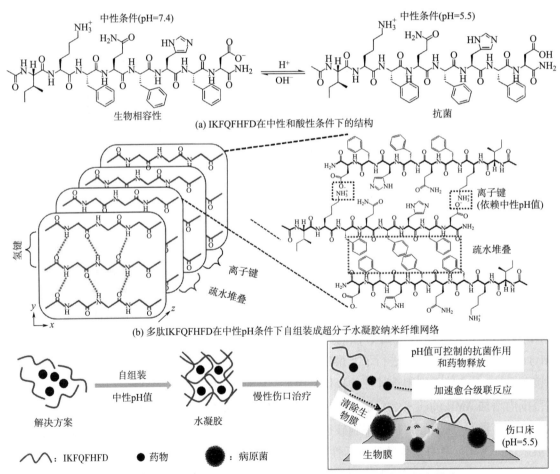

图 3-6　pH 响应抗菌超分子水凝胶

种水凝胶敷料具有许多生物学优势,但不容忽视的是其黏附性较弱,不能促进组织再生[76-77]。为了使水凝胶具有更好的力学性能,Annabi 等在可见光照射下制备了甲基丙烯酰基取代的重组人弹性蛋白(MeTro)/明胶甲基丙烯酰基(GelMA)复合水凝胶(图 3-7)。AMP Tet213(KRWKWWRRC)与聚合物网络结合制备具有抗菌性能的水凝胶。这种 MeTro/ GelMA-AMP 水凝胶表现出广谱的抗菌活性,在预防感染和促进伤口愈合方面显示出巨大的潜力[78]。

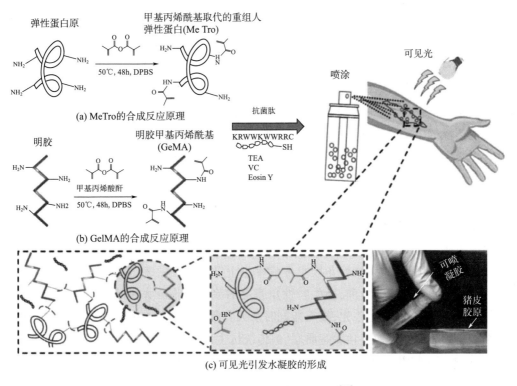

图 3-7 MeTro/GelMA 复合水凝胶[78]

3.3.2.2 抗菌涂层

随着现代医学的快速发展,临床上开始使用各种材料,如尿管、支架、人工关节、隐形眼镜等。然而,这些材料在造福人类的同时容易引发细菌感染,给医学界带来麻烦。肽类抗菌药物由于其优良的抗菌性能和良好的生物相容性,在预防与医用材料相关的感染方面展现出巨大的应用前景。

三聚氰胺(TLISWIKNKRKQRPRVSRRRRGGRRRR)是一种广谱的 AMPs,是鱼精蛋白和蜂毒素的杂合体[79-80]。亚胺通过 EDC(1-乙基-3-[3-二甲氨基丙基]碳二亚胺盐酸盐)偶联共价连接到角膜接触镜表面,可有效防止微生物恶化,有助于减轻接触镜诱发的外周溃疡[81-82]。此外,尿管是医疗中常用的插入设备,长期使用这些设备很可能引起与尿管相关的尿路感染,加重患者的发病率,进而产生较高的治疗费用[83-84]。为了解决这一问题,Yu 等报道了一种在医用塑料聚氨酯[图 3-8(a)(b)]上涂敷抗黏附 AMP E6(RRWRIVVIRVRRC)涂层的策略。聚氨酯导管表面的 AMP 具有广谱抗菌活性,可阻止大多数细菌黏附,抑制浮游细菌生长[图 3-8(c)]。

相关研究表明,在小鼠尿管感染模型中,AMP 涂层的抗黏附性和抗菌性得到了进一步证实。细菌荧光成像结果显示,AMPs 导管处理 7 天后小鼠膀胱内细菌数量明显减少[图 3-8(d)(e)][85]。

尽管用抗菌药物负载材料表面是一种可行的抗菌策略,但如何尽可能地保留 AMPs 的抗菌活性一直是一个难题。此外,聚合物刷的化学性质也会影响整体抗菌活性。Yu 等将 AMPs 偶联到 3 种不同的聚合物刷上,结果表明,聚合物刷对抗菌肽的抗菌活性具有一定的影响[图 3-8(f)(g)],这可能是由于连接肽的二级结构发生变化所致[86]。刷状结构也是表明 AMP 活性的决定因素之一。Costa 等分别将 Dhvar5 肽(LLLFLLKRKKRKY)的 N 端和 C 端共价固定在壳聚糖膜上。他们发现,暴露在肽 Dhvar5 阳离子端(C 端)会大大减少细菌在表面的定殖[87]。本研究结果表明,AMPs 的固定化方向也影响涂层的抗菌效果。

尽管 AMPs 在预防医用材料相关感染方面具有巨大的应用前景,但要获得 AMPs 的最佳负载方式仍需系统研究。AMPs 的表面浓度、吸附方向、二级结构、稳定性以及载体的弹性等特性对整体抗菌活性的影响有待进一步研究。此外,由于医用植入物可以直接接触人体血清中的蛋白酶和盐类,为了保持较长时间的抗菌活性,AMPs 的蛋白酶和盐类稳定性应该是需要考虑的因素之一。研究者可以利用前面提到的策略提高 AMPs 的稳定性,从而增加其作为医用涂层的潜力。

3.3.2.3　角膜炎的治疗

据世界卫生组织统计,每年有 150 万~200 万人因角膜溃疡而丧失视力[88]。近年来,由于接触镜使用者日益增多,微生物性角膜炎发病率呈上升趋势[89]。微生物性角膜炎是由细菌或真菌引起的一种眼部疾病。目前,微生物性角膜炎的治疗面临巨大挑战[90]。传统抗生素治疗微生物性角膜炎无效的原因:首先,缺乏能同时杀灭真菌和细菌的有效广谱抗生素。其次,真菌菌丝可覆盖角膜表面并延伸至角膜基质层,但传统抗生素穿透能力差,不能完全杀灭深层真菌。最后,耐药性的发展和生物膜的形成加剧了抗生素敏感性的降低[91-93]。AMPs 可以完美应对这些挑战,并促进角膜伤口愈合。AMPs 可解决金黄色葡萄球菌、铜绿假单胞菌或白色念珠菌引起的角膜炎。表 3-2 列出一小部分具有治疗角膜炎潜力的 AMPs。读者也可参考相关综述,了解治疗角膜炎方面的不同类型 AMPs[94]。

表 3-2　具有治疗角膜炎潜力的 AMPs

名称	序号	起源	致病因素	参考文献
Peptide 1,2	C(LLKK)2C,C(LLKK)3C	从头设计	白体	[95]
Peptide 1,2	(IKIK)2-NH₂,(IRIK)2-NH₂	从头设计	白体	[96]
FK16	GIFSKLAGKKIKNLLISGLKN	天然肽的衍生物	铜绿假单胞菌	[97]
W8	AARIILRWRFR	单因素法	白体	[98]
Mel-4	GIGAVLKVLTTGLPALISWIKRKRQQ①	单因素法	金色葡萄球菌	[99]
A(1-7)M(5-9)	KWKLFKKVLKVL	杂种	铜绿假单胞菌	[100]

①ε-赖氨酰残基记为"K"。

3.3.2.4　治疗微生物系统性感染

除局部治疗外,AMPs 在治疗微生物系统感染方面也显示出显著疗效。脓毒症是一种常见的全身细菌感染,对人类健康和生命构成严重威胁。流行病学调查显示,脓毒症相关死亡约占全球死亡率的20%。与抗生素治疗相比,AMPs阳离子可中和革兰氏阴性菌的脂多糖(LPS),在杀灭细菌的同时可降低全身炎症的发生率。考虑到生理血清和盐对AMPs抗菌活性的潜在抑制作用,开发了一种两亲性α螺旋肽WLBU2(RRWVRRVRRWVRVRRWVRR),用于治疗铜绿假单胞菌引起的全身感染。与天然肽LL37相比,高阳离子化肽WLBU2更有利于克服生理盐环境。此外,色氨酸(Trp)残基的加入使多肽WLBU2获得更强的膜界面亲和力,进一步增强其稳定性,证实了多肽WLBU2在治疗铜绿假单胞菌全身感染中的有效性。AMPR-11是线粒体非选择性通道Romo1的衍生肽,在疏水环境α-螺旋构象中标准,具有广谱抗菌活性。静脉注射10mg/kg肽AMPR-11治疗脓毒症小鼠后,肝、脾、肾的细菌负荷明显降低。

虽然上述AMPs在脓毒症的治疗中取得了系统的疗效,但其结构与功能的关系尚未完全显示出来。为了解决这个问题,纳拉亚纳等分析了数据库中短肽的特性,并利用这些特性设计了具有系统功效的AMPs。根据数据库筛选结果,他们倾向于设计疏水性高、精氨酸(Arg)残基数量少的短肽。同时,他们发现短肽中芳香族疏水性氨基酸含量较高。因此,设计中采用具有高膜界面亲和力的Trp。随后,通过序列改组、三维结构模拟、氨基酸替换等一系列步骤来平衡多肽的抗菌活性和细胞选择性,开发出多肽horine和verine来应对系统性细菌感染。正如预期,无论是静脉注射还是腹腔注射,多肽horine和verine都能降低全身感染小鼠的死亡率,降低小鼠脾脏、肺脏、肾脏和肝脏的细菌负荷。

3.4 阳离子型抗菌纳米纤维材料

阳离子抗菌聚合物作为一种新型抗菌材料,具有独特的抗菌机理和高效的抗菌活性,并且能有效解决细菌耐药性问题,引起了科研工作者的广泛关注。在阳离子聚合物中,阳离子基团与呈电负性的细菌细胞膜之间存在静电结合作用,同时聚合物上的疏水链结构可以通过疏水作用插入细菌细胞膜的磷脂双分子层结构中,并扰动破坏细胞膜,在上述两种作用力下阳离子聚合物可以有效地杀死细菌(图3-8)[101]。

阳离子聚合物的结构一般可以分为两部分,一个是单双键交替的π电子共轭的主链,另一个是带有阳离子的可进行修饰的侧链[102-103]。主链主要由一些具有刚性结构的有机功能团构成,如苯乙烯、苯乙炔、噻吩、吡咯、芴以及芴苯。常见阳离子聚合物的阳离子通常包括咪唑盐(imidazolium)、吡咯烷盐(pyrrolidinium)、吡啶盐(pyridinium)、季铵盐(ammonium)、季鏻盐(phosphonium)及胍盐(guanidinium)等(图3-9)。阳离子型抗菌纳米纤维材料的抗菌性能受阳离子化学结构、疏水链结构、阴离子化学结构、电荷密度以及功能性基团引入的影响。

3.4.1 阳离子化学结构对抗菌性能的影响

不同阳离子结构的聚合物抗菌性也存在显著差异。苏州大学严锋教授课题组设计合成了一系列阳离子(包括季铵盐、咪唑盐、季鏻盐、哌啶盐阳离子)小分子化合物和聚合物,通过试验

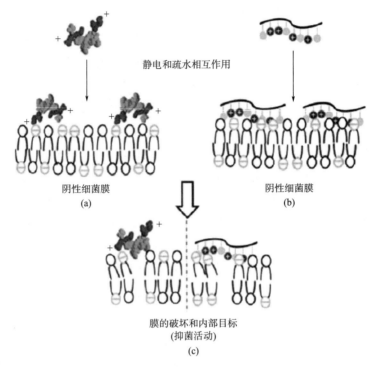

图 3-8　阳离子聚合物抗菌作用机理

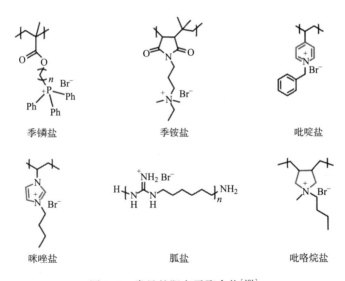

图 3-9　常见的阳离子聚合物[101]

测试和理论模拟相结合的方法,系统研究阳离子结构对聚合物抗菌性能的影响。研究结果表明,阳离子结构会显著影响聚合物与细菌细胞膜结合的静电作用力和疏水作用力,进而影响其抗菌活性。抗菌率大小为:季鏻盐>咪唑盐>哌啶盐>季铵盐(图 3-10)[104]。Guo 等研究了基于咪唑盐、季铵盐及三乙烯二胺阳离子的阳离子聚合物(主链型/侧链型)的抗菌性能,结果表明,咪唑盐阳离子聚合物的抗菌活性较含季铵盐和三乙烯二胺盐的阳离子聚合物有显著提高。这

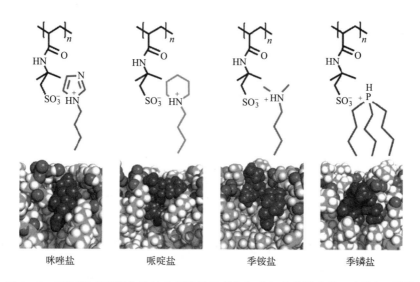

图 3-10　不同阳离子聚合物的分子结构及其与细菌细胞膜结合的理论模拟图[104]

主要是因为咪唑盐阳离子的芳香特性使得正电荷通过芳族共轭咪唑环均匀地离域,对细菌细胞壁产生更高吸附能力,表现出相对较高的抗菌活性。值得注意的是,虽然三乙烯二胺阳离子电荷密度更高,但由于三乙烯二胺基团的空间构型和空间位阻效应阻止了其与细菌细胞膜的有效接触,其抗菌性能不及其他两种阳离子聚合物[105]。

3.4.2　疏水链结构对抗菌性能的影响

阳离子聚合物的疏水链官能团对其抗菌性能的调控同样起着至关重要的作用。研究表明,季铵盐阳离子聚合物中的烷基取代基的链段长度显著影响其抗菌效果。孙树林教授课题组合成了一系列疏水链长度不同的季铵盐阳离子小分子化合物和聚合物,并对其抗菌性能进行了研究。研究结果表明,当烷基链长度为 2,6,7,10,12 时,季铵盐小分子可有效抑制大肠杆菌、金黄色葡萄球菌、白色念珠菌和熏蒸曲霉等细菌,且抗菌性能随着烷基链增加而增强;而对于季铵盐聚合物,其抗菌性能随着聚合物中链长度的增加而减弱,过长的烷基链会发生弯曲/卷曲,覆盖包裹季铵盐基团的正电荷,阻碍其与细菌间的静电作用,并导致抗菌活性的逐步下降[106]。张伟教授课题组通过对 N-烷基咪唑盐基聚离子液体纳米颗粒的抗菌活性进行研究,也得到了类似的结论[107]。

对于咪唑盐阳离子聚合物而言,疏水链取代基的长度也会对其抗菌活性产生影响。研究发现,阳离子均聚物溶液的抗菌性能随着 N_3 取代基烷基链长度的增加而增加。而阳离子聚合物膜材料则表现出相反的结论:随着烷基链长度的增加,其抗菌性减弱。由于烷基链是疏水性的,表面接触到细菌溶液时,烷基链端基会插到膜材料内部,从而降低了其抗菌性能[108]。类似的结论也适用于吡咯烷盐离子液体及其聚合物[109]。

季铵盐阳离子聚合物侧链的环化和不饱和也对其抗菌性具有显著影响。Uppu 等研究发现,就两亲性季铵盐阳离子聚合物的选择性抗菌活性而言,侧链的环化和不饱和度对抗菌活性的影响要优于侧链异构化(图 3-11)。对侧链烷基取代基长度相同的聚合物而言,含有环化侧链的阳离子聚合物的抗菌活性显著高于直链取代基的阳离子聚合物;而具有不饱和侧链的阳离子聚合物的抗菌活性则相反,低于直链取代基的阳离子聚合物[110]。

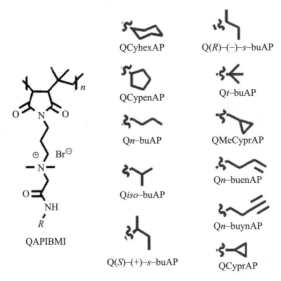

聚合物	季铵化程度DQ(%)	分子质量M_n(kDa)	最低抑菌浓度MIC(μg/mL)			
			Ec	Sa	MRSA	VRE
QCyhexAP	94	17.3	16	8	8	8
QCypexAP	93	16.7	16	4~8	8	8
Qn-buAP	94	16.4	31	4	8	4
Qiso-buAP	93	16.3	16	4	8	4~8
Q(S)-(+)-s-buAP	93	16.3	16	16	31	8
Q(R)-(-)-s-buAP	92	16.2	16	16	31	16
Qt-buAP	93	16.3	16	16	31	8
QMeCyprAP	95	16.4	31	16	16	8
Qn-buenAP	93	16.2	31	31	31~62	16
Qn-buynAP	92	16.0	31	31	125~250	62
QCyprAP	93	15.7	16~31	16	125	125

注 Ec为大肠杆菌,Sa为金黄色葡萄球菌,MRSA耐甲氧西林金黄色葡萄球菌,VRE为耐万古霉素肠球菌。

图 3-11 阳离子聚合物的表征与抗菌活性

不仅疏水链长度对阳离子聚合物抗菌性能具有显著的影响,而且阳离子中心和疏水链段的拓扑位置变化也会影响聚合物的抗菌活性。研究结果发现,在季铵盐均聚物中,连接到电荷中心的烷基链长度增加(从甲基到丁基),有利于聚合物与细菌表面之间的附着,进而显著提高阳离子聚合物抗菌活性[111]。

3.4.3 阴离子化学结构对抗菌性能的影响

尽管在阳离子聚合物中对细菌起主要作用的是阳离子官能团和疏水链段,但作为阳离子聚合物的重要组成部分,阴离子官能团的化学结构与组成也能够影响阳离子聚合物的构象,或本身具有协同抗菌作用,从而进一步影响阳离子聚合物的抗菌活性。Mokhtarani 课题组对 $N(CN)^{2-}$、NO_3^-、SCN^-、I^-、Cl^-、PF^{6-}、$MeOSO^{3-}$、HSO^{4-}、BF^{4-}、PTS^- 和 NTf^{2-} 等一系列阴离子进行了系统的研究。结果表明,咪唑盐阳离子聚合物的抗菌性因阴离子而异,当阴离子为双三氟甲磺酸根(NTf^{2-})时,其杀菌性能明显高于含其他阴离子的聚合物,而含对甲基苯磺酸根阴离子(PTS^-)的阳离子聚合物的抗菌性能最差[112]。

3.4.4　电荷密度对抗菌性能的影响

阳离子和电负性细菌细胞膜间的静电吸引是阳离子聚合物抗菌作用过程的首要环节,电荷密度的差异会显著影响静电相互作用,进而影响阳离子聚合物的抗菌性能。研究表明,聚合物的电荷密度通常与聚合物的抗菌性呈正相关。例如,在季铵盐阳离子聚合物中,随着电荷密度增加,季铵盐阳离子与电负性细菌细胞膜间的静电作用改变,导致细菌膜中 K^+、Na^+、Ca^{2+} 和 Mg^{2+} 等离子失衡,蛋白质活性减弱或者失活,进而引起细菌的死亡;此外,电荷密度的增加对细菌的早期黏附、定植也有影响,能够阻碍生物膜的形成[113]。

3.4.5　功能性基团对抗菌性能的影响

针对部分阳离子聚合物存在抗菌性低、生物相容性差、功能单一等问题,研究人员在阳离子聚合物结构中引入功能性基团改善上述问题[114]。氨基酸是具有生物活性的功能基团,在阳离子聚合物结构中引入氨基酸基团可以改善材料的抗菌性能。此外,协同抗菌策略是提高阳离子聚合物抗菌性能的有效途径,研究人员将磁热作用、光动力疗法及光热疗法与阳离子聚合物结合,实现协同抗菌效果[115]。

3.5　光动力学抗菌纳米纤维材料及其他

3.5.1　光动力学抗菌纳米纤维材料

光动力抗菌疗法作为一种新型的疗法,其基本原理是在光照条件下,结合光敏剂、氧气产生活性氧,从而破坏菌膜中活性物质。它不易使细菌产生耐药性,且具有抗菌谱广、毒副作用小、时空可控性高等优势,因而在抗菌领域受到了广泛关注。Xu 等通过简单绿色的方法制备了一种包覆有银纳米粒子的单宁酸(TA)/Fe^{3+} 的纳米薄膜。TA/Fe^{3+}/AgNPs 纳米薄膜具有良好的光动力学抗菌性能。电子自旋共振谱表明,TA/Fe^{3+}/AgNPs 薄膜在可见光 660nm 的照射下,能够产生单线态氧。在 660nm 的可见光下照射 20min 后,其对金黄色葡萄球菌和大肠杆菌都具有较高的抗菌效率[116]。

3.5.1.1　光敏剂

光动力疗法的三大要素分别为光敏剂(photosensitizer)、光源(optical)、活性氧(reactive oxygen species,ROS),其中光敏剂的选择对抗菌疗效至关重要。光敏剂主要是含有四吡咯核的光敏剂,如卟啉、卟吩、菌绿素、酞菁染料、镭化物等,以及一些卤化物、黄原属,如酚噻嗪、吖啶、对苯醌等。一代光敏剂为血卟啉衍生物,虽然第一代光敏剂具有显著的疗效,但有很多缺点,如对特定波段的光线穿透能力较弱;代谢缓慢、停留时间较长等。二代光敏剂于 20 世纪 90 年代开始研发,主要是由动物血红素或者植物叶绿素合成的四吡咯化合物。随着研究的逐步深入,又开发了第三代光敏剂,即将二代光敏剂负载或者包裹到相应的载体上得到的功能性光敏剂[117]。

(1)卟啉类光敏剂

卟啉化合物结构中,3 个化合物有着共同的中心结构,此为卟啉的核心结构——卟吩(图 3-12),由亚甲基和吡咯形成的环型结构杂环化合物,由于环内双键、单键交替排列形成了共轭体系。图 3-12(b)是卟啉的衍生物,在亚甲基的位置上可以增加取代基,在 4 个亚甲基位置上的取代基可以相同,也可不同。图 3-12(c)为金属卟啉结构式,这类物质具有部分金属的性质。

对于卟啉类光敏剂来说,目前研究主要集中在对单卟啉主体的修饰上,对双卟啉和多卟啉体系的研究很少[118]。P. Henke 等合成阳离子 5,10,15,20-四(1-甲基吡啶)卟啉光敏剂[图 3-12(f)],其单线态氧产率为 0.74,可以用来杀菌,但其单线态氧的寿命较短,限制了它的应用[119]。张涛等合成两亲性卟啉化合物[ZnTP-TP,图 3-12(g)],该化合物可以产生大量的单线态氧,并具有两亲性、低毒性等优点[120]。纪海莹对其课题组合成的化合物 5,10,15,20-四{4-[S-2,6-二氨己基]酰氨基]苯基}卟啉(LD$_4$)进行了光动力学研究。结果表明,该化合物对外伤感染的治疗有一定作用,尤其是对铜绿假单胞菌作用明显[121]。

(2)酞菁类光敏剂

酞菁是具有四氮杂四苯并卟啉结构的化合物,它由 4 个异吲哚环组成,在酞菁分子结构中,中心的氢原子可被金属元素取代后形成金属酞菁配合物。目前,较为成熟的酞菁光敏剂主要包括俄罗斯的 Photosense(磺化酞菁铝光敏剂)、美国的 Pc4(轴向带有季胺基的硅酞菁)、瑞典的脂质体包裹的酞菁锌。福州大学黄金陵和陈耐生教授课题组的双取代酞菁化合物(二磺基二邻苯二甲酸亚胺甲基酞菁锌二钾盐)——"福大赛因"[图 3-12(i)]等[122-123]。

(3)天然产物光敏剂

天然产物光敏剂来源于植物,具有生物相容性好、来源广泛、化学结构新颖等优势。Andreazza 等发现,植物巴西莲子草的环己烷和乙醇提取物含有甾体、三萜以及类黄酮类物质,其介导的光动力疗法(浓度 100g/L,孵育 24h 或 48h,波长 685nm,照射 5min,剂量 28J/cm^2)具有抑制金黄色葡萄球菌、表皮葡萄球菌和杜氏假丝酵母菌生长的作用,然而同样浓度的该提取物在不照光的情况下,对上述细菌无显著影响。天然产物光敏剂来源广泛,将来可能在光动力抗菌方面得到长足的发展。

(4)其他光敏剂

吡啶取代的非那烯-1-酮衍生物介导的光动力疗法(浓度 10mol/L,孵育 10s,波长 405nm,照射 120s 或 40s,光照强度 1260mW/cm^2)治疗牙科细菌感染过程中,能产生超过 97% 的单线态氧,表现出较高的对粪肠球菌、变形链球菌和伴放线凝聚杆菌的抗菌活性。当剂量为 50J/cm^2、光照时间不超过 1min 时,几乎可以完全杀灭所有细菌。可见吡啶取代基在光动力杀菌方面具有重要作用。Keshishvan 等报道了由维生素 B$_2$ 介导、蓝光照射的光动力作用(浓度 10g/L,孵育

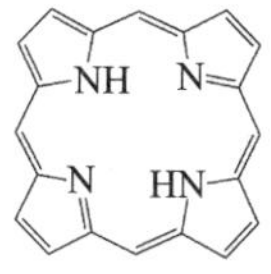

(a) 卟吩

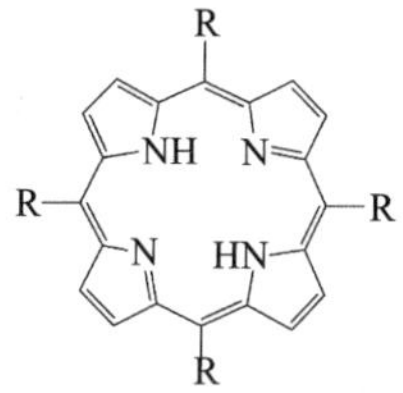

(b) 卟吩的衍生物

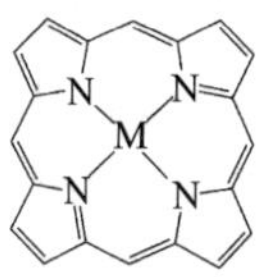

(c) 金属卟吩

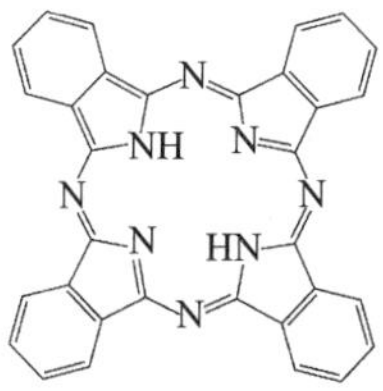

(d) 酞菁

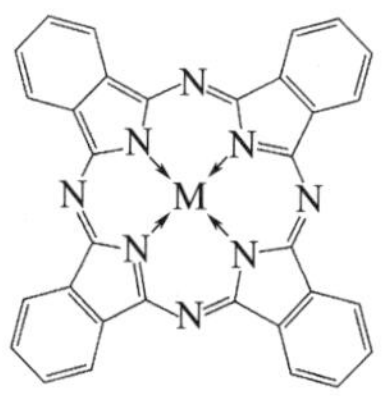

(e) 金属酞菁

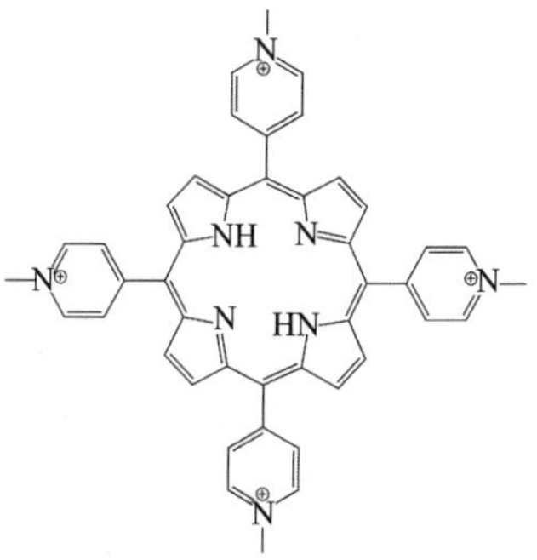

(f) 5, 10, 15, 20-四(1-甲基吡啶)卟啉

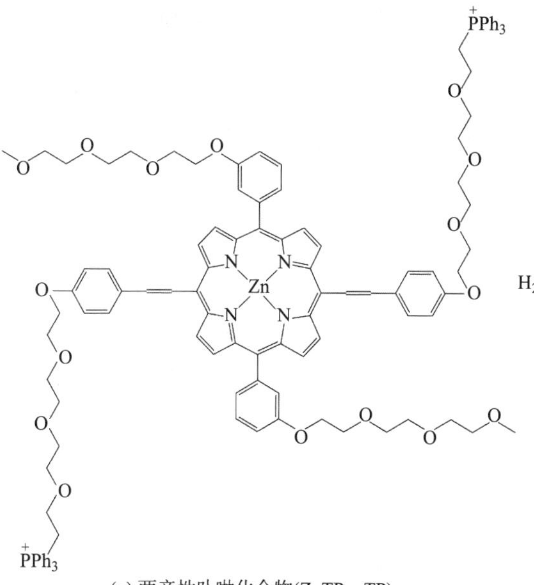

(g) 两亲性卟啉化合物(ZnTP—TP)

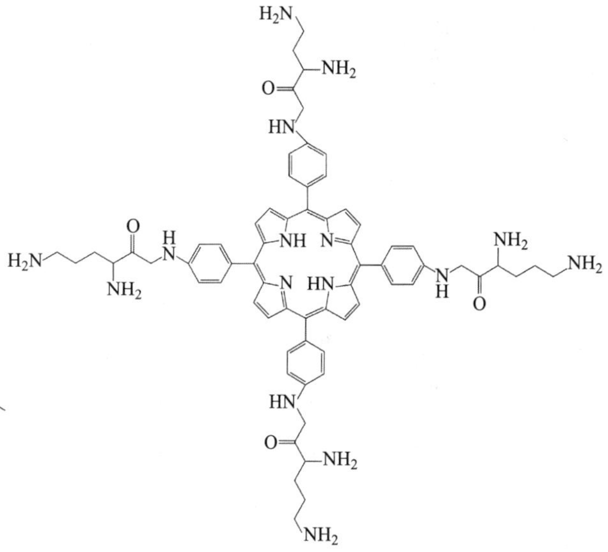

(h) LD₄

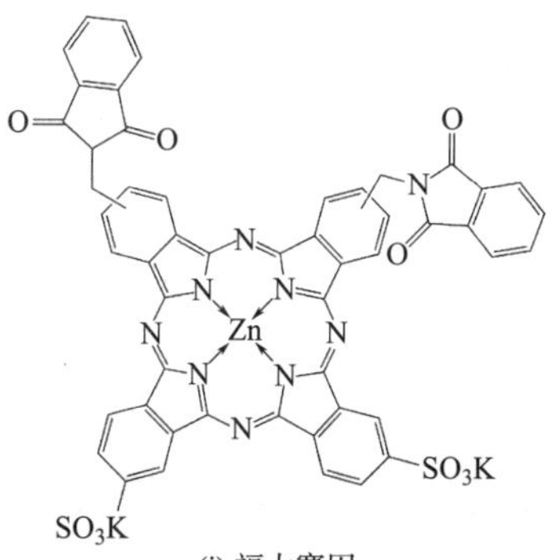

(i) 福大赛因

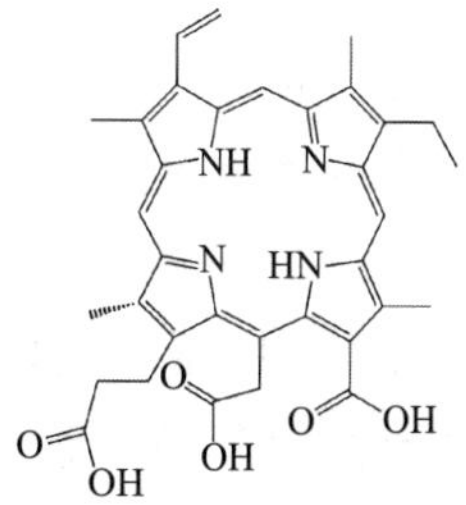

(j) 二氢卟吩c6(Ce6)

图 3-12　典型光敏剂的分子结构示意图

1h,波长450nm,照射12~24h,光照强度2mW/cm²)可体外灭活大肠杆菌、金黄色葡萄球菌和绿脓杆菌,而由亚甲蓝介导、蓝光照射的光动力作用则对上述细菌无效[124]。

3.5.1.2　光动力抗菌的作用机制

光动力抗菌的作用机制复杂,目前尚不清楚,其基本原理是:合适波长的光激发光敏剂从低能量的基态跃迁至高能量的三线态,并与目标微生物的生物分子反应,产生自由电子和(或)自由基(Ⅰ类光动力反应),或者是三线态光敏剂首先与三线态氧分子作用,生成单态氧,然后单态氧再对目标微生物产生毒性,达到灭活微生物的目的。除此之外,近年来国内外报道的相关研究主要有以下几方面[125]。

(1)一氧化氮合酶和促炎性细胞因子表达变化

Jeon等将痤疮丙酸杆菌皮内注射到美国癌症研究所小鼠的左耳,测定由二氢卟吩e6介导、卤光灯照射下的光动力抗菌消炎作用,发现该方法可以抑制痤疮丙酸杆菌促炎性细胞因子和一氧化氮合酶的表达,但对环氧合酶2基本无影响。该方法有望替代抗生素应用于痤疮的治疗。

(2)细菌感染部位胶原分解放缓、上皮形成、羟脯氨酸内容物和胶原重塑增加

Sahu等研究聚-L-赖氨酸二氢卟酚(PL-CP6)介导的光动力疗法对金黄色葡萄球菌和铜绿假单胞菌感染的鼠伤口处胶原恢复的作用。结果显示,PL-CP6光动力治疗组较未治疗组在第5天显示出较低的基质金属蛋白酶MMP8和MMP9水平,更有序的胶原基质和更高的羟脯氨酸含量,而PL-CP6光动力治疗感染伤口较单独使用PL-CP6治疗,胶原分解的放缓超过2倍,表明光动力疗法加速鼠感染伤口愈合归因于胶原分解的放缓、上皮组织形成、羟脯氨酸内容物和胶原重塑增加。

(3)核酸结构改变

Alves等研究卟啉类光敏剂介导的光动力抗菌过程中大肠杆菌和瓦氏葡萄球菌细胞内核酸的变化情况。大肠杆菌和瓦氏葡萄球菌浓度均为5.0μmol/L,细胞数均为10⁸个/mL,分别由5.0μmol/L 4-吡啶甲基卟啉(照射270min,强度4mW/cm²,孵育10min)和5.0μmol/L 3-吡啶甲基卟啉(照射40min,强度4mW/cm²,孵育10min)介导的光动力作用均能杀灭大肠杆菌,核酸结构改变的程度为23srRNA>16srRNA>染色体DNA。瓦氏葡萄球菌经过0.5μmol/L 3-吡啶甲基卟啉(强度4mW/cm²,孵育10min)介导的光动力作用5min后,核酸水平显著降低,而经过0.5μmol/L 4-吡啶甲基卟啉(强度4mW/cm²,孵育10min)介导的光动力作用5min后,核酸水平无明显变化。对于大肠杆菌,与其结合的3-吡啶甲基卟啉的数量比与其结合的4-吡啶甲基卟啉的数量多;而对于瓦氏葡萄球菌,与其结合的4-吡啶甲基卟啉的数量更多。该项研究表明,与致病菌结合的光敏剂的数量与光动力效率、核酸的减少无直接关系。

(4)对中性粒细胞聚集的影响

Tanaka等研究各种光敏剂介导的光动力抗菌治疗对鼠类外周血中性粒细胞水平的影响。结果发现,甲苯胺蓝和亚甲蓝介导的光动力作用后,超过80%中性粒细胞仍有活性;而使用赤藓红B、四氯四碘荧光素二钠、结晶紫、光卟啉、新亚甲蓝N、他拉泊芬钠介导的光动力作用后,有活性中性粒细胞比例降至70%以下。由此说明,甲苯胺蓝和亚甲蓝介导的光动力可以保证在最小程度影响中性粒细胞的情况下治疗特定部位的细菌感染。

（5）光动力作用产生的羟基自由基和单线态氧对细菌的影响

Huang 等发现革兰阴性菌更容易受到羟基自由基的影响,而革兰阳性菌则对单线态氧更敏感。Wang 等通过对 c60 和 c70 富勒烯水溶性加成物介导的光动力疗法的抗菌作用研究发现,单线态氧可能更容易穿过革兰阳性菌的细胞壁,而渗透性较差的革兰阴性菌的细胞壁需要更多的羟基自由基,从而引起细菌细胞损伤。

3.5.2　银系抗菌纳米纤维材料

金属单质纳米粒子/离子负载于纳米纤维表面或嵌入纳米纤维内部,从而制备具有抗菌功能的无机抗菌纳米纤维。Gouda 等制备了铜、铁、锌纳米粒子功能化纤维素,其纳米纤维的抗菌能力依次为:铜纳米纤维>锌纳米纤维>铁纳米纤维,与二价金属离子的 Irving-Williams 序列 ($Cu^{2+}>Zn^{2+}>Fe^{2+}$) 相一致,由此可知,异种金属抗菌纳米纤维与该金属离子和细菌蛋白的配位能力相关,并呈现正相关。

无机抗菌材料中最重要的是 Ag 系抗菌材料。Ag 纳米材料由于其尺寸小,比表面积高,相比传统材料,抗菌活性大大提高,因而纳米 Ag 抗菌剂或复合材料引起了研究者的广泛关注,具有代表性的是 Ag 纳米颗粒,通常质量分数为 6%~8% 的添加量即可达到灭菌效果。何晓伟等利用静电纺丝法制备醋酸银/聚乙烯醇(PVA)聚合物纤维膜,紫外照射后获得包覆 Ag 的纤维膜,利用浊度法分析得出 Ag(平均粒径 $d=15.2nm$) 含量 5% 的纤维膜比银($d=12.8nm$) 含量 1% 的纤维膜抗菌性能要差,表明纤维膜中银颗粒越小,越容易从纤维膜中游离出来,在溶液中扩散,提高杀菌效率[125]。

3.6　小结

抗菌纳米纤维材料已成为科研工作者的研究热点,并被广泛应用在生物医用领域。目前,抗菌纳米纤维主要包括壳聚糖型、抗菌肽型、阳离子型、光动力学型及银系抗菌型。抗菌纳米纤维材料的研究还处于实验室阶段,产业化生产还有很多亟需解决的问题。需要深入探索开发新的高抗菌、低毒性的抗菌方式,突破新型的抗菌纳米纤维制备技术。

☞ 习题

1. 简述抗菌剂的种类和来源。
2. 抗菌纳米纤维材料主要包括几大类?
3. 简述光动力抗菌疗法中光敏剂的主要作用。

☞ 参考文献

[1]SHIKHI-ABADI PG,IRANI M. A review on the applications of electrospun chitosan nanofibers

for the cancer treatment[J]. International Journal of Biological Macromolecules,2021,183:790-810.

[2]TAN P,FU H,MA X. Design,optimization,and nanotechnology of antimicrobial peptides:From exploration to applications[J]. Nano Today,2021,39:101229.

[3]YANG Q,XIE Z,HU J,et al. Hyaluronic acid nanofiber mats loaded with antimicrobial peptide towards wound dressing applications[J]. Materials Science and Engineering:C,2021,128:112319.

[4]苗建银,柯畅,郭浩贤,等. 抗菌肽的提取分离及抑菌机理研究进展[J]. 现代食品科技,2014,30(1):233-240.

[5]BOMAN H G,NILSSON I,RASMUSON B. Inducible antibacterial defense system in Drosophial[J]. Nature,1972,237:232-235.

[6]https://news. sciencenet. cn/htmlnews/2013/11/285610. shtm.

[7]杨哲民,侯鹿. 氨基酸类抗菌剂[J]. 陕西化工,1988(6):28-43.

[8]周晓敏,付丽,卢文青,等. 三种热带水果多酚物质的检测及其体外抗菌活性测定[J]. 中国热带医学,2017,17(1):36-40.

[9]罗国聪,黄蕴怡,柴慧子,等. 海鞘真菌的形态鉴定及其代谢产物抗菌活性研究[J]. 生物技术通报,2018,34(9):244-248.

[10]孙剑,乔学亮,陈建国. 无机抗菌剂的研究进展[J]. 材料导报,2007,21(F05):344-348.

[11]夏海民,孙斌,冯新星. 无机抗菌剂的分类,应用及发展[J]. 纺织导报,2010(6):115-117.

[12]MIYOSHI H,KOURAI H,MAEDA T. Light-induced formation of 2,5-dihydroxy-p-benzoquinonefrom hydroquinone in photoirradiated silver-loaded zirconium phosphate suspension[J]. Journal of the Chemical Society,Faraday Transactions,1998,94(2):283-287.

[13]张葵花,林松柏,谭绍早. 有机抗菌剂研究现状及发展趋势[J]. 涂料工业,2005,35(5):45-49.

[14]A KANAZAWA,T IKEDA,T ENDO. Polymeric phosphonium salts as a novel class of cationic biocides. Viii. Synergistic effect on antibacterial activity of polymeric phosphonium and ammonium salts[J]. Journal of Applied Polymer Science,1994,53(9):1245-1249.

[15]SUN Y,SUN G. Synthesis,characterization,and antibacterial activities of novel N-halamine polymer beads prepared by suspension copolymerization[J]. Macromolecules,2002,35(23):8909-8912.

[16]SAUVET G,DUPOND S,KAZMIERSKI K,et al. Biocidal polymers active by contact. V. Synthesis of polysiloxanes with biocidal activity[J]. Journal of Applied Polymer Science,2000,75(8):1005-1012.

[17]BANDATANG N,PONGSOMBOON S,JUMPAPAENG P,et al. Antimicrobial electrospun nanofiber mats of NaOH-hydrolyzed chitosan(HCS)/PVP/PVA incorporated with in-situ synthesized AgNPs:fabrication,characterization,and antibacterial activity[J]. International Journal of

Biological Macromolecules,2021,190:585-600.

[18]MISHRA D,KHARE P,SINGH DK,et al. Synthesis of ocimum extract encapsulated cellulose nanofiber/chitosan composite for improved antioxidant and antibacterial activities[J]. Carbohydrate Polymer Technologies and Applications,2021,2:100152.

[19]ZHOU L,CAI L,RUAN H,et al. Electrospun chitosan oligosaccharide/polycaprolactone nanofibers loaded with wound-healing compounds of rutin and quercetin as antibacterial dressings[J]. International Journal of Biological Macromolecules,2021,183:1145-1154.

[20]WU JY,OOI CW,SONG CP,et al. Antibacterial efficacy of quaternized chitosan/poly(vinyl alcohol)nanofiber membrane crosslinked with blocked diisocyanate[J]. Carbohydrate Polymers, 2021,262:117910.

[21]LIU Y,WANG D,SUN Z,et al. Preparation and characterization of gelatin/chitosan/3-phenylacetic acid food-packaging nanofiber antibacterial films by electrospinning[J]. International Journal of Biological Macromolecules,2021,169:161-170.

[22]LUNGU R,ANISIEI A,ROSCA I,et al. Double functionalization of chitosan based nanofibers towards biomaterials for wound healing[J]. Reactive and Functional Polymers,2021,167:105028.

[23]CUI C,SUN S,WU S,et al. Electrospun chitosan nanofibers for wound healing application[J]. Engineered Regeneration,2021,2:82-90.

[24]PEREIRA AGB,FAJARDO AR,GEROLA AP,et al. First report of electrospun cellulose acetate nanofibers mats with chitin and chitosan nanowhiskers:fabrication,characterization,and antibacterial activity[J]. Carbohydrate Polymers,2020,250:116954.

[25]DIMASSI S,TABARY N,CHAI F,et al. Polydopamine treatment of chitosan nanofibers for the conception of osteoinductive scaffolds for bone reconstruction[J]. Carbohydrate Polymers,2022, 276:118774.

[26]LI L,MAI Y,WANG Y,et al. Stretchable unidirectional liquid-transporting membrane with antibacterial and biocompatible features based on chitosan derivative and composite nanofibers[J]. Carbohydrate Polymers,2022,276:118703.

[27]BAHRAMINEGAD S,PARDAKHTY A,SHARIFI I,et al. Therapeutic effects of the as-synthesized polylactic acid/chitosan nanofibers decorated with amphotricin B for in vitro treatment of leishmaniasis[J]. Journal of Saudi Chemical Society,2021,25(11):101362.

[28]SAKIB MN,MALLIK AK,RAHMAN MM. Update on chitosan-based electrospun nanofibers for wastewater treatment:a review[J]. Carbohydrate Polymer Technologies and Applications,2021, 2:100064.

[29]SHIKHI-ABADI P G,IRANI M. A review on the applications of electrospun chitosan nanofibers for the cancer treatment[J]. International Journal of Biological Macromolecules,2021,183:790-810.

[30]YUAN T T,JENKINS P M,DIGEORGE FOUSHEE A M,et al. Electrospun chitosan/polyethy-

lene oxide nanofibrous scaffolds with potential antibacterial wound dressing applications[J]. Journal of Nanomaterials,2016,2016:6231040.

［31］JIA Y T,GONG J,GU X H,et al. Fabrication and characterization of poly(vinyl alcohol)/chitosan blend nanofibers produced by electrospinning method[J]. Carbohydrate Polymers,2007,67 (3):403-409.

［32］SAROJINI S K,INDUMATHI M P,Rajarajeswari G R. Mahua oil-based polyurethane/chitosan/ nano ZnO composite films for biodegradable food packaging applications[J]. International Journal of Biological Macromolecules,2019,124:163-174.

［33］PIRES A L R,DE AZEVEDO MOTTA L,DIAS A M A,et al. Towards wound dressings with improved properties:effects of poly(dimethylsiloxane)on chitosan-alginate films loaded with thymol and beta-carotene[J]. Materials Science and Engineering:C,2018,93:595-605.

［34］ADEL A M,IBRAHIM A A,EL-SHAFEI A M,et al. Inclusion complex of clove oil with chitosan/β-cyclodextrin citrate/oxidized nanocellulose biocomposite for active food packaging[J]. Food Packaging and Shelf Life,2019,20:100307.

［35］HASEGAWA M,ISOGAI A,ONABE F,et al. Characterization of cellulose-chitosan blend films [J]. Journal of Applied Polymer Science,1992,45(11):1873-1879.

［36］MALHEIRO V N,CARIDADE S G,ALVES N M,et al. New poly(ε-caprolactone)/chitosan blend fibers for tissue engineering applications[J]. Acta Biomaterialia,2010,6(2):418-428.

［37］MAHDAVINIA G R,POURJAVADI A,HOSSEINZADEH H,et al. Modified chitosan 4. superabsorbent hydrogels from poly(acrylic acid-co-acrylamide) grafted chitosan with salt-and pH-responsiveness properties[J]. European Polymer Journal,2004,40(7):1399-1407.

［38］CHRISTOU C,PHILIPPOU K,KRASIA-CHRISTOFOROU T,et al. Uranium adsorption by polyvinylpyrrolidone/chitosan blended nanofibers[J]. Carbohydrate Polymers,2019,219:298-305.

［39］LI L,SONG K,CHEN Y,et al. Design and biophysical characterization of poly(1-lactic)acid microcarriers with and without modification of chitosan and nanohydroxyapatite[J]. Polymers,2018,10(10):1061.

［40］吴敬瑞,于亚兰,赵薇,等. 壳聚糖纳米纤维的制备及其在生物医学领域的应用[J]. 广东化工,2017,44(14):135-135.

［41］TOSHKOVA R,MANOLOVA N,GARDEVA E,et al. Antitumor activity of quaternized chitosan-based electrospun implants against Graffi myeloid tumor[J]. International Journal of Pharmaceutics,2010,400(1-2):221-233.

［42］DIZAJI B F,AZERBAIJAN M H,SHEISI N,et al. Synthesis of PLGA/chitosan/zeolites and PLGA/chitosan/metal organic frameworks nanofibers for targeted delivery of paclitaxel toward prostate cancer cells death[J]. International Journal of Biological Macromolecules,2020,164:1461-1474.

[43]BHARATHI D,RANJITHKUMAR R,CHANDARSHEKAR B,et al. Bio-inspired synthesis of chitosan/copper oxide nanocomposite using rutin and their anti-proliferative activity in human lung cancer cells[J]. International Journal of Biological Macromolecules,2019,141:476−483.

[44]TAN P,FU H,MA X. Design,optimization,and nanotechnology of antimicrobial peptides:from exploration to applications[J]. Nano Today,2021,39:101229.

[45]FARBOUDI A,NOURI A,SHIRINZAD S,et al. Synthesis of magnetic gold coated poly(ε-caprolactonediol) based polyurethane/poly(N-isopropylacrylamide)-grafted-chitosan core-shell nanofibers for controlled release of paclitaxel and 5-FU[J]. International Journal of Biological Macromolecules,2020,150:1130−1140.

[46]MATURANA P,GONCALVES S,MARTINEZ M,et al. Interactions of "de novo" designed peptides with bacterial membranes:Implications in the antimicrobial activity[J]. Biochimica et Biophysica Acta(BBA)-Biomembranes,2020,1862(11):183443.

[47]LUM KY,TAY ST,LE CF,et al. Activity of novel synthetic peptides against Candida albicans [J]. Scientific Reports,2015,5(1):1−12.

[48]TAKAHASHI D,SHUKLA SK,PRAKASH O,et al. Structural determinants of host defense peptides for antimicrobial activity and target cell selectivity[J]. Biochimie,2010,92(9):1236−1241.

[49]SHAO C,TIAN H,WANG T,et al. Central β-turn increases the cell selectivity of imperfectly amphipathic α-helical peptides[J]. Acta Biomater,2018,69:243−255.

[50]HIGGS R,LYNN DJ,CAHALANE S,et al. Modification of chicken avian β-defensin-8 at positively selected amino acid sites enhances specific antimicrobial activity[J]. Immunogenetics,2007,59(7):573−580.

[51]JIANG Z,VASIL AI,HALE JD,et al. Effects of net charge and the number of positively charged residues on the biological activity of amphipathic α-helical cationic antimicrobial peptides[J]. Peptide Science,2008,90(3):369−383.

[52]CAO B,XIAO F,XING D,et al. Polyprodrug antimicrobials:remarkable membrane damage and concurrent drug release to combat antibiotic resistance of methicillin-resistant staphylococcus aureus[J]. Small,2018,14(41):1802008.

[53]WEN S,MAJEROWICZ M,WARING A,et al. Dicynthaurin(ala)monomer interaction with phospholipid bilayers studied by fluorescence leakage and isothermal titration calorimetry[J]. The Journal of Physical Chemistry B,2007,111(22):6280−6287.

[54]DATHE M,NIKOLENKO H,MEYER J,et al. Optimization of the antimicrobial activity of magainin peptides by modification of charge[J]. FEBS Letters,2001,501(2−3):146−150.

[55]SOWA-JASIŁEK A,ZDYBICKA-BARABAS A,Stączek S,et al. Antifungal activity of anionic defense peptides:Insight into the action of Galleria mellonella anionic peptide 2[J]. International Journal of Molecular Sciences,2020,21(6):1912.

[56] HARRIS F, DENNISON SR, PHOENIX DA. Anionic antimicrobial peptides from eukaryotic organisms[J]. Current Protein and Peptide Science, 2009, 10(6): 585-606.

[57] BROGDEN KA. Antimicrobial peptides: pore formers or metabolic inhibitors in bacteria? [J]. Nature Reviews Microbiology, 2005, 3(3): 238-250.

[58] SCHUTTE BC, MCCRAY JRPB. β-Defensins in lung host defense[J]. Annual Review of Physiology, 2002, 64(1): 709-748.

[59] VICENTE FEM, GONZÁLEZ-GARCIA M, Diaz Pico E, et al. Design of a helical-stabilized, cyclic, and nontoxic analogue of the peptide Cm-p5 with improved antifungal activity[J]. ACS Omega, 2019, 4(21): 19081-19095.

[60] YOUNT NY, BAYER AS, XIONG YQ, et al. Advances in antimicrobial peptide immunobiology [J]. Peptide Science: Original Research on Biomolecules, 2006, 84(5): 435-458.

[61] FREDERIKSEN N, HANSEN PR, ZABICKA D, et al. Alternating cationic-hydrophobic peptide/peptoid hybrids: influence of hydrophobicity on antibacterial activity and cell selectivity[J]. ChemMedChem, 2020, 15(24): 2544-2561.

[62] TOSSI A, SANDRI L, GIANGASPERO A. Amphipathic, α-helical antimicrobial peptides[J]. Peptide Science, 2000, 55(1): 4-30.

[63] SHANG D, ZHANG Q, DONG W, et al. The effects of LPS on the activity of trp-containing antimicrobial peptides against gram-negative bacteria and endotoxin neutralization[J]. Acta Biomaterialia, 2016, 33: 153-165.

[64] ZHOU J, LIU Y, SHEN T, et al. Enhancing the antibacterial activity of PMAP-37 by increasing its hydrophobicity[J]. Chemical Biology & Drug Design, 2019, 94(5): 1986-1999.

[65] FAUCHERE J, PLISKA V. Hydrophobic parameters II of amino-acid side chains from the partitioning of N-acetyl-amino-acid amides[J], European Journal of Medicinal Chemistry, 1983, 18: 369-375.

[66] SONG J, WANG J, ZHAN N, et al. Therapeutic potential of Trp-rich engineered amphiphiles by single hydrophobic amino acid end-tagging[J]. ACS Applied Materials & Interfaces, 2019, 11(47): 43820-43834.

[67] CHEN L, SHEN T, LIU Y, et al. Enhancing the antibacterial activity of antimicrobial peptide PMAP-37(F34-R) by cholesterol modification[J]. BMC Veterinary Research, 2020, 16(1): 1-16.

[68] ZHONG C, ZHU N, ZHU Y, et al. Antimicrobial peptides conjugated with fatty acids on the side chain of D-amino acid promises antimicrobial potency against multidrug-resistant bacteria[J]. European Journal of Pharmaceutical Sciences, 2020, 141: 105123.

[69] ZHONG C, LIU T, GOU S, et al. Design and synthesis of new N-terminal fatty acid modified-antimicrobial peptide analogues with potent in vitro biological activity[J]. European Journal of Medicinal Chemistry, 2019, 182: 111636.

[70]LI W,TAN T,XU W,et al. Rational design of mirror-like peptides with alanine regulation[J]. Amino Acids,2016,48(2):403-417.

[71]WOOD SJ,PARK YA,KANNEGANTI NP,et al. Modified cysteine-deleted tachyplesin(CDT) analogs as linear antimicrobial peptides:influence of chain length,positive charge,and hydrophobicity on antimicrobial and hemolytic activity[J]. International Journal of Peptide Research and Therapeutics,2014,20(4):519-530.

[72]HÄDICKE A,BLUME A. Binding of cationic peptides(KX)4K to DPPG bilayers. Increasing the hydrophobicity of the uncharged amino acid X drives formation of membrane bound β-sheets:A DSC and FT-IR study[J]. Biochimica et Biophysica Acta(BBA)-Biomembranes,2016,1858 (6):1196-1206.

[73]RAI A,PINTO S,VELHO T R,et al. One-step synthesis of high-density peptide-conjugated gold nanoparticles with antimicrobial efficacy in a systemic infection model[J]. Biomaterials, 2016,85:99-110.

[74]SU Y,MAINARDI V L,WANG H,et al. Dissolvable microneedles coupled with nanofiber dressings eradicate biofilms via effectively delivering a database-designed antimicrobial peptide[J]. ACS Nano,2020,14(9):11775-11786.

[75]WANG J,CHEN X Y,ZHAO Y,et al. pH-Switchable antimicrobial nanofiber networks of hydrogel eradicate biofilm and rescue stalled healing in chronic wounds[J]. ACS Nano,2019,13 (10):11686-11697.

[76]GHOBRIL C,GRINSTAFF M W. The chemistry and engineering of polymeric hydrogel adhesives for wound closure:a tutorial[J]. Chemical Society Reviews,2015,44(7):1820-1835.

[77]SIERRA D H,EBERHARDT A W,Lemons J E. Failure characteristics of multiple-component fibrin-based adhesives[J]. Journal of Biomedical Materials Research:An Official Journal of The Society for Biomaterials and the Japanese Society for Biomaterials,2002,59(1):1-11.

[78]ANNABI N,RANA D,SANI E S,et al. Engineering a sprayable and elastic hydrogel adhesive with antimicrobial properties for wound healing[J]. Biomaterials,2017,139:229-243.

[79]RASUL R,COLE N,BALASUBRAMANIAN D,et al. Interaction of the antimicrobial peptide melimine with bacterial membranes[J]. International Journal of Antimicrobial Agents,2010,35 (6):566-572.

[80]WILLCOX M D P,HUME E B H,ALIWARGA Y,et al. A novel cationic-peptide coating for the prevention of microbial colonization on contact lenses[J]. Journal of Applied Microbiology, 2008,105(6):1817-1825.

[81]DUTTA D,OZKAN J,WILLCOX M D P. Biocompatibility of antimicrobial melimine lenses:rabbit and human studies[J]. Optometry and Vision Science,2014,91(5):570-581.

[82]CHEN R,WILLCOX M D P,HO K K K,et al. Antimicrobial peptide melimine coating for titanium and its in vivo antibacterial activity in rodent subcutaneous infection models[J]. Biomateri-

als,2016,85:142-151.

[83]NICOLLE L E. The prevention of hospital-acquired urinary tract infection[J]. Clinical Infectious Diseases,2008,46(2):251-253.

[84]ZIMLICHMAN E,HENDERSON D,TAMIR O,et al. Health care-associated infections:a meta-analysis of costs and financial impact on the US health care system[J]. JAMA Internal Medicine,2013,173(22):2039-2046.

[85]YU K,LO J C Y,YAN M,et al. Anti-adhesive antimicrobial peptide coating prevents catheter associated infection in a mouse urinary infection model[J]. Biomaterials,2017,116:69-81.

[86]YU K,LO J C Y,MEI Y,et al. Toward infection-resistant surfaces:achieving high antimicrobial peptide potency by modulating the functionality of polymer brush and peptide[J]. ACS Applied Materials & Interfaces,2015,7(51):28591-28605.

[87]COSTA F M T A,MAIA S R,GOMES P A C,et al. Dhvar5 antimicrobial peptide(AMP)chemoselective covalent immobilization results on higher antiadherence effect than simple physical adsorption[J]. Biomaterials,2015,52:531-538.

[88]WHITCHER J P,SRINIVASAN M,UPADHYAY M P. Corneal blindness:a global perspective [J]. Bulletin of the World Health Organization,2001,79:214-221.

[89]SCHAEFER F,BRUTTIN O,ZOGRAFOS L,et al. Bacterial keratitis:a prospective clinical and microbiological study[J]. British Journal of Ophthalmology,2001,85(7):842-847.

[90]GRIFFITH G L,KASUS-JACOBI A,PEREIRA H A. Bioactive antimicrobial peptides as therapeutics for corneal wounds and infections[J]. Advances in Wound Care,2017,6(6):175-190.

[91]FREI R,BREITBACH A S,BLACKWELL H E. 2-Aminobenzimidazole derivatives strongly inhibit and disperse pseudomonas aeruginosa biofilms[J]. Angewandte Chemie,2012,124(21):5316-5319.

[92]DUPUIS A,TOURNIER N,LE MOAL G,et al. Preparation and stability of voriconazole eye drop solution[J]. Antimicrobial Agents and Chemotherapy,2009,53(2):798-799.

[93]DONLAN R M,COSTERTON J W. Biofilms:survival mechanisms of clinically relevant microorganisms[J]. Clinical Microbiology Reviews,2002,15(2):167-193.

[94]TUMMANAPALLI S S,WILLCOX M D P. Antimicrobial resistance of ocular microbes and the role of antimicrobial peptides[J]. Clinical and Experimental Optometry,2021,104(3):295-307.

[95]WU H,LIU S,WIRADHARMA N,et al. Short synthetic α-helical-forming peptide amphiphiles for fungal keratitis treatment in vivo[J]. Advanced Healthcare Materials,2017,6(6):1600777.

[96]WU H,ONG Z Y,LIU S,et al. Synthetic β-sheet forming peptide amphiphiles for treatment of fungal keratitis[J]. Biomaterials,2015,43:44-49.

[97]KOLAR S S N,LUCA V,BAIDOURI H,et al. Esculentin-1a(1-21)NH2:a frog skin-derived peptide for microbial keratitis[J]. Cellular and Molecular Life Sciences,2015,72(3):617-627.

［98］YANG Z,HE S,WANG J,et al. Rational design of short peptide variants by using Kunitzin-RE, an amphibian-derived bioactivity peptide,for acquired potent broad-spectrum antimicrobial and improved therapeutic potential of commensalism coinfection of pathogens［J］. Journal of Medicinal Chemistry,2019,62(9):4586-4605.

［99］MAYANDI V,XI Q,LENG GOH E T,et al. Rational substitution of ε-lysine for α-Lysine enhances the cell and membrane selectivity of pore-forming melittin［J］. Journal of Medicinal Chemistry,2020,63(7):3522-3537.

［100］NOS-BARBERA S,PORTOLES M,MORILLA A,et al. Effect of hybrid peptides of cecropin A and melittin in an experimental model of bacterial keratitis［J］. Cornea,1997,16(1):101-106.

［101］YIN L H,RAN B,HU T J,et al. Preparation of highly efficient antibacterial polymeric films via the modulation of charge density and hydrophobicity［J］. RSC Advances,2017,7(10):6006-6012.

［102］ZHU C,LIU L,YANG Q,et al. Water-soluble conjugated polymers for imaging,diagnosis,and therapy［J］. Chemical Reviews,2012,112(8):4687-4735.

［103］FENG L,ZHU C,YUAN H,et al. Conjugated polymer nanoparticles:preparation,properties, functionalization and biological applications［J］. Chemical Society Reviews,2013,42(16): 6620-6633.

［104］QIAN Y,CUI H,SHI R,et al. Antimicrobial anionic polymers:the effect of cations［J］. European Polymer Journal,2018,107:181-188.

［105］GUO J N,QIN J,REN Y Y,et al. Antibacterial activity of cationic polymers:side-chain or main-chain type?［J］. Polymer Chemistry,2018,9(37):4611-4616.

［106］LV X,LIU C,SONG S,et al. Construction of a quaternary ammonium salt platform with different alkyl groups for antibacterial and biosensor applications［J］. RSC Advances,2018,8(6): 2941-2949.

［107］FANG C,KONG L,GE Q,et al. Antibacterial activities of N-alkyl imidazolium-based poly(ionic liquid)nanoparticles［J］. Polymer Chemistry,2019,10(2):209-218.

［108］ZHENG Z Q,XU Q M,GUO J N,et al. Structure-an-tibacterial activity relationships of imida zolium-type ionic liquid monomers,poly(ionic liquids)and poly(ionic liq-uid)membranes: effect of alkyl chain length and cations［J］. ACS Applied Materials and Interfaces,2016,8 (20):12684-12692.

［109］QIN J,GUO J,XU Q,et al. Synthesis of pyrrolidinium-type poly(ionic liquid)membranes for antibacterial applications［J］. ACS Applied Materials & Interfaces,2017,9(12):10504-10511.

［110］UPPU D,BHOWMIK M,SAMADDAR S,et al. Cyclization and unsaturation rather than isomerisation of side chains govern the selective antibacterial activity of cationic-amphiphilic polymers ［J］. Chemical Communications,2016,52(25):4644-4647.

[111] PUNIA A, DEBATA P R, BANERJEE P, et al. Structure-property relationships of antibacterial amphiphilic polymers derived from 2-aminoethyl acrylate[J]. RSC Advances, 2015, 5(115): 95300-95306.

[112] HAJFARAJOLLAH H, MOKHTARANI B, NOGHABI K A, et al. Antibacterial and antiadhesive properties of butyl-methylimidazolium ionic liquids toward pathogenic bacteria[J]. RSC Advances, 2014, 4(80): 42751-42757.

[113] LI F, WEIR M D, CHEN J, et al. Effect of charge density of bonding agent containing a new quaternary ammonium methacrylate on antibacterial and bonding properties[J]. Dental Materials, 2014, 30(4): 433-441.

[114] MUKHERJEE I, GHOSH A, BHADURY P, et al. Side-chain amino acid-based cationic antibacterial polymers: investigating the morphological switching of a polymer-treated bacterial cell [J]. ACS Omega, 2017, 2(4): 1633-1644.

[115] XIE Y, CHEN S, ZHANG X, et al. Engineering of tannic acid inspired antifouling and antibacterial membranes through co-deposition of zwitterionic polymers and Ag nanoparticles[J]. Industrial & Engineering Chemistry Research, 2019, 58(27): 11689-11697.

[116] XU Z, WANG X, LIU X, et al. Tannic acid/Fe^{3+}/Ag nanofilm exhibiting superior photodynamic and physical antibacterial activity[J]. ACS Applied Materials & Interfaces, 2017, 9(45): 39657-39671.

[117] 郑妹红. 基于壳聚糖的二氢卟吩 e6 光敏剂载体的制备及性能研究[D]. 无锡: 江南大学, 2021.

[118] 汪彬, 祖国平, 孙迎凯, 等. 卟啉类光敏剂的合成以及在光动力疗法中的研究进展[J]. 辽宁石油化工大学学报, 2020, 40(6): 29-38.

[119] Henke P, Lang K, Kubát P, et al. Polystyrene nanofiber materials modified with an externally bound porphyrin photosensitizer[J]. ACS Applied Materials & Interfaces, 2013, 5(9): 3776-3783.

[120] 张涛, 郑举敦, 马腾, 等. 一种新型细胞摄取增强的两亲性卟啉类光敏剂及肿瘤光动力治疗研究[J]. 激光生物学报, 2016(3): 234-239.

[121] 纪海莹. 阳离子卟啉光敏剂的光动力抗菌活性及作用机制研究[D]. 北京: 北京协和医学院, 2016.

[122] 陈耐生, 薛金萍, 黄金陵. 用于光动力治疗抗癌新药"福大赛因"的药学与 I 期临床研究 [C]//中国药学会. 2010 年中国药学大会暨第十届中国药师周论文集. 天津, 2010.

[123] 黄剑东. 用于光动力学治疗的酞菁配合物的研究新进展[J]. 中国激光医学杂志, 2005, 14(4): 264-265.

[124] 杨澍, 刘天军, 洪阁. 光动力疗法的抗菌作用研究进展[J]. 中华皮肤科杂志, 2017, 50(2): 142-145.

[125] 何晓伟. Ag/PVA 纳米复合纤维膜的制备及抗菌性能研究[D]. 郑州: 中原工学院, 2011.

第4章 纳米纤维的药物负载及释放

4.1 药物释放概述

药物是治疗疾病的有效手段之一,如何搭载和释放药物对于疗效有着重大的影响[1]。通过合适的载体搭载药物可以有效地降低药物的不良反应,同时便于贮运和使用。药物载体的好坏直接关系到治病救人的速度和质量,是一个国家医药和医疗水平高低的重要标志。

4.1.1 现有药物载体的缺陷

随着社会经济的发展,医疗科技水平也在不断地进步,现有的药物载体越来越难以满足现代药物输送的需要,具体表现在以下几个方面:

(1)疗效低

很多药物自身溶解度较低,剂量小就达不到疗效,需大剂量给药才能达到理想的治疗效果;多数药物进入体内后会分布于全身,病灶部位浓度较低;有些药物口服首关消除大,导致疗效降低;有些疾病(如哮喘、高血压等)的发作有时辰节律性,普通给药系统不能在疾病发作时脉冲释放一个高剂量的药物,导致病人的病情不能得到及时治疗。

(2)不良反应大

有些药物在临床上虽然具有良好的疗效,但同时会带来不良反应,这极大地限制了它们的应用。还有些药物治疗范围窄,体内半衰期短,需频繁给药,所产生的血药浓度峰谷常导致不良反应[2]。例如,目前癌症的治疗是以药物化疗为主的,但所使用的药物多为细胞毒物质,以常规剂型进入人体后,药物在杀伤癌细胞的同时又毒害了正常的细胞,给患者带来极大的痛苦[3]。

总之,传统的给药策略已经跟不上现代药物递送的需求,亟须开发新的给药模式。

随着纳米技术的发展,纳米材料的种类不断增多。由于其尺寸主要分布在 1~1000nm,所以纳米材料具有很大的比表面积[4]。这种特性对纳米材料的光学、化学和电学性能有着重大的影响,因而被广泛地应用于能源、食品工业、生物制药等领域。纳米材料主要包括聚合物纳米颗粒、无机纳米粒子、脂质体以及纳米纤维等。在生物医疗领域中,纳米材料是一类合适的载体,用于搭载并释放药物。但是还存在诸多挑战,例如:如何控制药物的释放速率和地点。受控释的药物可以在多种刺激(如光、热、酸、磁和酶等)的作用下从载体中释放出来[5]。这种刺激响应性释放策略可以有效地降低药物的毒副作用和提高治疗效果。纳米颗粒是一种理想药物运输载体,可以有效地将药物分子运送至病灶部位,实现治疗。

4.1.2　纳米纤维用于药物控释的特点

与其他纳米材料相比,纳米纤维具有以下特点:

(1)纤维的直径和取向可以被很好地调控;

(2)纳米药物可以直接吸附或喷涂在纤维表面,用于药物释放;

(3)纳米纤维可以被植入病灶部位,实现对药物的定点释放,因此纳米纤维在药物释放领域具有巨大的优势;

(4)局部给药可以有效地降低毒副作用和提高药物活性;

(5)比表面积大。

因此,纳米纤维在药物释放领域有巨大的应用前景。

4.1.3　纳米纤维的制备方法

目前,人们已经开发出多种方法用于制备纳米纤维材料。例如,静电纺丝(产生随机、排列、核壳和垂直纳米纤维)、电喷雾、旋转喷射纺丝、自组装溶胶—凝胶法、相分离、熔喷方案和模板合成等。相比于其他方法,静电纺丝材料具有效率高和适用性广等优势。

1902 年,静电纺丝首次被使用,Morton[6] 和 Cooley[7] 通过静电分散流体力量制备纤维。1934 年,聚合物长丝通过 Formhals 的静电纺丝制成。此后,各种合成和天然聚合物(>75 种不同类型)已被静电纺丝成纳米纤维[8]。2002 年,Kenawy 等首次使用静电纺丝来制备纳米纤维并用于药物输送[9]。由于可加工性强、机械强度高、易于修饰和高比表面积,不同类型的电纺纳米纤维被广泛地用于药物递送。聚合物在溶液中的结构形态决定了聚合物纤维膜的形态、孔隙率,从而影响药物的释放。各种治疗单元,如 siRNA,DNA、寡核苷酸、肽、蛋白质和小分子可以通过静电纺丝融入纳米纤维中。通过物理和化学的方式在纳米纤维的表面修饰生物活性成分,增强纳米纤维的药物递送性能。

4.1.4　纳米纤维作为药物缓释载体的优点

纳米纤维的比表面积大,此外纤维内部还存在孔隙,因此在经皮给药中具有广泛地应用。纳米纤维的其他性能,如纤维直径、药物结合的机制,都可以通过工艺参数来定制。治疗疾病最有效的方式是向病灶部位集中给药,对其进行特异性的治疗。目前,以片剂、颗粒剂和胶囊剂形式口服给药是给药的常用途径。此外,药物的肠胃外给药,如皮下、静脉内、肌肉内和动脉内也是人们经常使用过的给药方式。透皮给药是另一种有效避免此类限制的方法,如一些生物相容性好的口服药物。但是这些给药方式都缺乏明显的特异性,有较大的毒副作用。因此,亟须开发特异性给药方式。在特异性给药时,药物被递送至病灶部位,产生疗效,有利于降低毒副作用。

市场上已有的药物分子只能到达器官表面,无法进一步深入其中,因而需要提高循环给药的次数。然而,通过循环传递的药物的作用往往是系统性和非疾病区域的,这会降低病灶部位的药物含量,影响疗效,同时还增强毒副作用。例如,化疗药物的循环递送会导致患者的头发掉落以及体重减轻,因为这些药物可以快速地杀死正常分裂的细胞,对肿瘤细胞没有特异性的杀伤力。人们希望药物只在病灶部位发挥作用,不会杀伤正常的细胞,有较低的毒副作用。同时,希望药物的浓度可以在一个可控的范围内,避免多次给药和药物的暴释。因此,理想的药物载体具有两个特点:靶向释放药物;释放速率可控。

当纳米纤维作为载体时,治疗单元必须固定在聚合物基质中,实现药物的可控释放。聚合物和治疗组分会对固定的方式产生影响。固定的方式一般为表面修饰或吸附。表面吸附是附着药物分子或蛋白质的物理过程,同时聚合物之间的交联将药物载入纳米纤维。此外,人们还可以通过纳米纤维的长径比和孔隙率来调节药物的释放速率。治疗病变部位最有效的方法是集中给药,定点将药物作用于病变部位,提高治疗效果。然而,目前最主流的给药途径为口服和注射,通过体循环递送的药物会到达身体的各个部位,因此靶向性较差,具有较强的毒副作用。因此,药物的可控释放具有积极的意义。

4.2 纳米纤维在药物释放领域的研究进展

如何有效地利用纳米纤维搭载药物是可控释放的前提条件。搭载药物的方式一般取决于治疗模式和聚合物的性质,药物包埋在纳米纤维中比较常见,是一种常用的药物搭载手段。通常通过聚合物的交联实现药物的搭载,如海藻酸钠与钙离子交联用于载药。除了包埋的方式外,药物与聚合物也可以结合形成聚合物纤维,其中结合作用包括氢键、亲疏水作用和静电相互作用。

纤维基药物释放主要包括以下三个方面:纤维表面解析;固态扩散;纤维的降解。药物释放测试通常在磷酸缓冲溶液中进行。当纳米纤维溶胀时,其表面的药物分子和蛋白质分子会被释放出来。

4.2.1 抗癌类纳米纤维

癌症患者的生存率非常低,这主要是由一系列综合因素造成的。例如,诊断不及时、易复发和治疗靶向性差。尽管当前用于癌症诊断和治疗的方法有一定作用,但是这类方法对正常的细胞和组织有一定的副作用,而且效率比较低。以上缺点促使研究人员寻找灵敏度、准确性和有效性更高的新方法。快速发展的纳米技术给人们提供了新的方法。其中,各种 3D 纳米材料用于抗肿瘤研究。具有纳米结构的静电纺丝纤维可以有效模拟细胞基质之间的作用力,因为它们在结构方面与肿瘤的结构具有高度的相似性[10]。具有优异性能的电纺丝纳米纤维在癌症治疗与检测方面应用广泛,可以被用于制备智能药物载体[11]。例如,电纺丝素蛋白/聚己内酯(SF/PCL)纳米纤维用于搭载二茂铁治疗乳腺癌(图 4-1),该系统在诱导 MCF-7 乳腺癌细胞凋亡方面表现出良好的潜力[12]。细胞凋亡诱导率受二茂铁和 SF 结构中氨基残基之间的相互作用、SF 结晶度和载药百分比的影响。在最初的 1h,二茂铁的释放效率为 10%。但是,8h 后它的释放效率逐渐提高到85%。

此外,研究者们也制备了可注射的pH敏感SF纳米纤维水凝胶用于释放阿霉素(DOX)(图4-2)。在这种情况下,纳米纤维对肿瘤细胞具有较长的杀伤效果。实验结果表明,该纳米纤维具有较强的可注射性和酸响应性,对乳腺癌具有显著的治疗效果[13]。总之,纳米纤维能有效地搭载化疗药物,同时实现对药物的可控释放,为诊断和治疗癌症提供了有效途径。

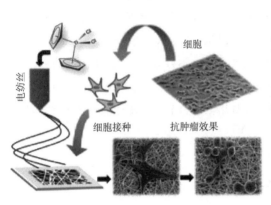

图4-1 电纺SF/PCL纳米纤维的制备及其抗肿瘤效应

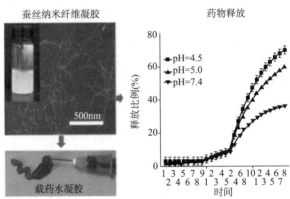

图4-2 pH敏感SF纳米纤维水凝胶的药物释放及抗肿瘤效应

4.2.2 抗生素类纳米纤维

尽管人们开发出了各种不同类型的抗生素,并且在外科手术中得到了广泛地应用,但是手术后的细菌感染依然面临很大的挑战。为了避免感染,医生需要对患者使用大剂量的抗生素。长期大剂量使用抗生素会对人体造成不同程度的损伤。同时抗生素的半衰期较短也限制了其治疗效果。因此,人们提议开发一种新的方法来降低全身毒性和增加治疗效果[14-15]。大多数纤维是不具备抗菌性能的,因此需要搭载或修饰抗菌药物,以增强其抗菌性。例如,通过静电纺丝法制备氧化石墨烯(GO)复合纳米纤维用于抗菌治疗(图4-3)。复合纤维中的GO可以有效地杀伤革兰氏阳性金黄色葡萄球菌和革兰氏阴性大肠杆菌。GO通过破坏细菌膜使细菌内的稳态被破坏[16]。

在另一项研究中,通过向纳米纤维中加入聚乙烯亚胺(PEI)制备阳离子纳米纤维。纳米纤维中的PEI可以快速地杀死金黄色葡萄球菌和大肠杆菌,具有显著的抗菌作用[17]。强力霉素水合物(DCMH)和百里香精油(TEO)作为抗菌剂被掺入电纺SF/明胶纳米纤维中。TEO在前3h内在纳米纤维中爆发释放,而DCMH在48h内几乎持续不断释放。TEO的释放在21~48h后达到平台期,表明药物浓度在释放介质中没有显著增加。此外,与负载DCMH的纳米纤维相比,负载TEO的纳米纤维对金黄色葡萄球菌和肺炎克雷伯菌具有更强的抗菌活性[18]。这表明纳米纤维可以实现药物的缓释及提高抗菌药物的作用时间。纳米纤维适合用于抗菌和抗感染。但是还存在一些问题需要解决。目前,抗菌型纳米纤维的制备还仅局限于实验室,无法大规模生产和应用。

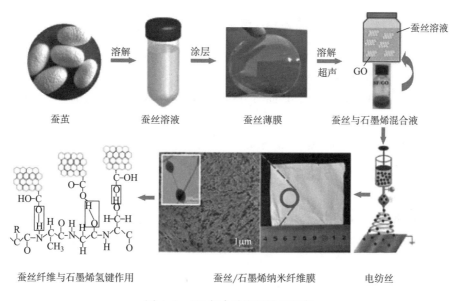

图 4-3　GO 复合纳米纤维的制备

4.2.3　维生素类纳米纤维

维生素作为人体不可缺少的成分,在控制细胞行为和分化方面起着至关重要的作用,并诱导细胞信号通路。最近几年,纳米纤维被广泛地用于维生素的输送。例如,通过静电纺丝方法制备负载有 L-抗坏血酸 2-磷酸盐(维生素 C)的纳米纤维垫。结果表明,裸露和负载维生素的纳米纤维对刺激 L929 成纤细胞的生长、黏附和扩散都有增强作用[19]。掺杂 PVA 的静电纺丝纤维常用于搭载维生素 E[20]。维生素 E 的释放比例高达 64.2%,这是由于维生素 E 具有较高的溶解性。此外,维生素 E 的掺入增强了抗氧化活性,保护细胞免受氧化产物的侵害,有助于伤口愈合。布托等制备了搭载维生素 B_5 的复合纳米纤维聚乳酸[P(LLA—CL)/SF],纳米纤维在 1h 内药物释放率为 9%,在 10h 内增加到 75%,24h 后释放了约 85% 的药物。实验结果表明,纳米纤维可以有效地促进细胞的生长[21]。

基于纳米材料的可控释放与递送策略对于疾病治疗至关重要,可以有效降低毒副作用和提高运送效率。其中,纳米纤维具有优异的比表面积、高封装效率和易修饰性,受到越来越多的关注,被广泛地用于药物释放体系,实现对病灶部位的靶向治疗。尽管纳米纤维作为药物载体具有很多优势,但仍然面临一些挑战。例如,在临床应用和工业化生产之前,还需要进行深入的体内研究。随着技术的发展,纳米纤维会在可控释放领域具有越来越广泛的应用。

☞ 习题

1. 简述纳米纤维的结构特点。
2. 简述纳米纤维药物释放机理。
3. 纳米纤维的制备主要有哪些方法?

4. 纳米纤维在药物释放领域主要存在哪些问题？

5. 除了充当药物载体外，纳米纤维还有哪些应用？

📖 参考文献

[1] Y BRUDNO, D J MOONEY. On-demand drug delivery from local depots [J]. Journal of Controlled Release, 2015, 219:8-17.

[2] WANG P, ZHANG L, ZHENG W, et al. Thermo-triggered release of CRISPR-Cas9 system by lipid-encapsulated gold nanoparticles for tumor therapy [J]. Angew Chem Int Ed, 2018, 57:1491-1496.

[3] MARGARET Mc Evilly, CARL POPELAS, BOB TREMMEL. Use of uridine triacetate for the management of fluorouracil overdose [J]. American Journal of Health-System Pharmacy, 2011, 68 (19):1806-1809.

[4] ROBERT LANGRETH. Arsenal of hope: revolution in genetics creates new weapons in the war on cancer: many drugs are in trials some scientists dare to speculate about cure [J]. Oncologist, 1998, 3:210-215.

[5] CHEN R, LIU J, SUN Z, et al. Functional nanofibers with multiscale structure by electrospinning [J]. Nanofabrication, 2018, 4, 17-31.

[6] Y K, OH T G PARK. SiRNA delivery systems for cancer treatment [J]. Adv Drug Delivery Rev, 2009, 61:850.

[7] J F COOLEY. Apparatus for electrically dispersing fluids [J]. Google Patents, 1902.

[8] A FORMHALS. Process and apparatus for preparing artificial threads: US, 1975504 [P].

[9] J DING, J ZHANG, J LI, et al. Electrospun polymer biomaterials [J]. Prog. Polym. Sci., 2019 (90):1-34.

[10] E R KENAWY, G L BOWLIN, K MANSFIELD, et al. Release of tetracycline hydrochloride from electrospun poly (ethylene-co-vinylacetate), poly (lactic acid), and a blend [J]. J Control Release, 2002, 81:57-64.

[11] S CHEN, S K BODA, S K BATRA, et al. Emerging roles of electrospun nano-fibers in cancer research [J]. Adv Healthc Mater, 2018, 7:1701024.

[12] Z CHEN, Z CHEN, A ZHANG, et al. Electrospun nanofibers for cancer diagnosis and therapy [J]. Biomat Sci, 2016, 4:922-932.

[13] A L LAIVA, J R VENUGOPAL, P KARUPPUSWAMY, et al. Controlled release of titanocene into the hybrid nanofibrous scaffolds to prevent the proliferation of breast cancer cells [J]. International Journal of Pharmaceutics, 2015, 483:115-123.

[14] H WU, S LIU, L XIAO, et al. Injectable and pH-responsive silk nanofiber hydrogels for sustained anticancer drug delivery [J]. ACS Applied Materials & Interfaces, 2016, 8 (27):17118-

17126.

[15] N HASSANI BESHELI, S DAMOOGH, B ZAFAR, et al. Preparation of a codelivery system based on vancomycin/silk scaffold containing silk nanoparticle loaded VEGF[J]. ACS Biomat. Sci. Eng. ,2018,4(8):2836-2846.

[16] B SPELLBERG, B A LIPSKY. Systemic antibiotic therapy for chronic osteomyelitis in adults [J]. Clin. Infect. Dis. ,2011,54:393-407.

[17] S D WANG, Q MA, K WANG, et al. Improving antibacterial activity and biocompatibility of bioinspired electrospinning silk fibroin nanofibers modified by graphene oxide[J]. ACS Omega, 2018,3:406-413.

[18] S CALAMAK, C ERDOĞDU, MÖZALP, el at. Silk fibroin based antibacterial bionanotextiles as wound dressing materials[J]. Materials Science & Engineering C,2014,43:11-20.

[19] M DADRAS CHOMACHAYI, A SOLOUK, S AKBARI, et al. Electrospun nanofibers comprising of silk fibroin/gelatin for drug delivery applications:thyme essential oil and doxycycline mono-hydrate release study[J]. Journal of Biomedical Materials Research,2018,106(4):1092-1103.

[20] L FAN, H WANG, K ZHANG, et al. Vitamin C-reinforcing silk fibroin nanofibrous matrices for skin care application[J]. RSC Advances,2012,2:4110-4119.

[21] S A KHERADVAR, J NOURMOHAMMADI, H TABESH, et al. Starch nanoparticle as a vitamin E-TPGS carrier loaded in silk fibroin-poly (vinyl alcohol)-Aloe vera na-nofibrous dressing [J]. Colloids and Surfaces B:Biointerfaces,2018,166:9-16.

[22] M A BHUTTO, T WU, B SUN, et al. Fabrication and characterization of vitamin B5 loaded poly (1-lactide-co-caprolactone)/silk fiber aligned electrospun nanofibers for schwann cell proliferation[J]. Colloids and Surfaces B:Biointerfaces,2016,144:108-117.

第5章　生物医用敷料

第一次世界大战时期,金属弹丸和弹片大量使用,造成了新的伤口类型。同时,受到污染的战场更容易导致伤口的感染。第二次世界大战后不久,由于改进后更加危险的弹丸和弹药,对于外科敷料的需求也增加了[1]。伤口是由于外源性皮肤撕裂造成的组织不连续。急性伤口愈合快,而慢性伤口愈合慢,因此受到细菌感染的风险更高[2]。伤口的愈合过程比止血、发炎、增殖和重塑这四个阶段更加复杂。除了吞噬作用外,还需要趋化作用,以及一些介质来在适当的情况下触发以及终止伤口的愈合[3]。

公元前1550年,一份古埃及文献,埃伯斯氏古医籍,就提到了含有油脂(用于隔绝)、蜂蜜(用于抗菌)以及棉绒(用于吸收)的混合物用于伤口处理[4]。公元前600年,印度医生苏斯拉提到了用芥菜籽、印楝叶子、印度酥油和盐来促进伤口愈合[5 6]。后来,科学家们揭示了芥菜籽具有抗菌的特性,印楝叶具有良好的抗真菌特性,印度酥油和盐的混合物允许气体渗透从而加速伤口愈合[7]。在公元前460~380年,希腊医生希波克拉底采用蜂蜜、酒和牛奶来处理慢性伤口。蜂蜜(复合性糖类)对革兰氏阳性菌有很强的抵抗力,酒对革兰氏阴性菌的生长有很强的抑制力,包含有细胞因子的奶制品可以作为缓冲剂来控制伤口的pH[8]。公元前25~公元50年,罗马百科全书家凯尔苏斯出版了《医学》,书中提到用于伤口闭合治疗的手术刀、弯钳以及手术勾[9]。1865年,约瑟夫李斯特博士报告了使用石碳酸来进行纱布杀菌的重要性。在1846~1890年,俄罗斯军医卡尔雷赫提到了将异物从伤口清除出去的清创术[1]。在1955年,莉姆和维特勒教授首次合成了用于生物医学应用的基于聚-2-羟乙基甲基丙烯酸酯的水凝胶[10]。1962年,温特的实验数据证实了湿润的伤口比干燥的伤口愈合得更快[11]。

自1980年以来,科学家们对各种拓扑配方,如薄膜/海绵[12-18]、水凝胶[19-25]、薄膜[26-29]、纳米凝胶/微凝胶[30-32]、支架/绷带[33-36]以及纳米/微纤维[37-38]等都进行了研究。其中,纳米/微纤维可提供伤口敷料所需要的特性,如渗出液的吸收性、透氧性、高表面积以及抗菌性。而这些很大程度上应归功于纳米技术的发展[39-41]。本章将从生物医学应用出发,了解人体皮肤组织结构、伤口分类、伤口治愈的过程的基本概念,理解敷料的分类,同时着重介绍基于不同纳米纤维材料所制备的敷料在生物医用方面的实例。

5.1　伤口与敷料

伤口根据软组织的解剖深度可以分为浅伤、半层伤和全层伤。伤口的治愈时间会随着伤口在人体皮肤留下的深度的增加而增加,因此为了全面了解伤口的深度和严重性,本节从皮肤的组织结构、伤口分类以及伤口的治愈等方面来进行讨论。

5.1.1　皮肤的组成

皮肤是人体的最外层器官,也是人体的"天然外衣",当人体遭遇外部伤害的时候,皮肤 100% 的概率会产生伤口,因此,在进一步了解医用敷料之前,需要对皮肤的组织结构有所了解。皮肤结构主要分为三层:表皮、真皮和皮下组织,如图 5-1 所示。

（1）表皮

表皮是皮肤的最外面一层,平均厚度为 0.2mm,起维持人体体温的作用。根据细胞的不同发展阶段和形态特点,由外向内可分为 5 层:角质层、透明层、颗粒层、棘细胞层、基底层。角质层由数层角化细胞组成,俗称死皮,起到保护作用。透明层由细胞核已死

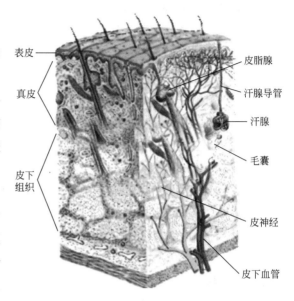

图 5-1　皮肤结构示意图

亡的扁平透明细胞组成,能防止水分、电解质、化学物质的通过,故又称屏障带。颗粒层由扁平索形细胞组成,折射紫外线,保护皮肤。棘细胞层由多角形的棘细胞组成,由上向下渐趋扁平,细胞间借桥粒互相连接,形成所谓细胞间桥。基底层由基底母细胞组成,此细胞不断分裂。

（2）真皮

真皮可以根据与表皮的距离分为浅层的乳头层和深层的网状层,主要由胶原纤维、弹力纤维构成,厚度达到表皮的数十倍,直接决定皮肤的弹性。真皮中有丰富的血管、神经末梢、触觉小体及皮脂腺、毛囊、汗腺等附属器结构。真皮由结缔组织组成,当身体受到外部冲击的时候,为身体提供缓冲作用。

（3）皮下组织

皮下组织是指位于肌肉筋膜以上真皮以下的皮肤层,是维持皮肤弹性和表情的重要结构,主要成分为脂肪组织,由脂肪细胞构成的小叶及小叶间隔,中间含有丰富的血管、淋巴管、神经和表情肌。皮下组织有助于真皮与骨骼和肌肉的有效耦合。

细菌计数因皮肤的不同区域而变化。例如,在皮肤的上层,通常会发现葡萄球菌属（革兰氏阳性球菌）等细菌,这些细菌在较低的细菌计数下无害,但是当菌株变成革兰氏阴性,皮肤破裂的情况下,这些细菌有害并会引起伤口感染[42]。

5.1.2　伤口分类

伤口是由于热、物理、机械和电气导致的皮肤损伤,可以被解释为正常解剖学的中断。正确地评估伤口的种类,根据伤口的愈合阶段进行分期处理,并选择合适的敷料及处理方法是决定

伤口愈合速度的关键。伤口的分类根据不同的因素进行分类。

（1）按照愈合时间分类

伤口按照愈合时间分类，可以分为急性和慢性两种。急性伤口在没有外部支持的情况下，进行伤口愈合。急性伤口一般通过有序的方式进行愈合。慢性伤口是延迟的极性伤口，需要更长的时间才能愈合，例如，糖尿病和溃疡。慢性伤口一般不遵循伤口愈合阶段的顺序。

（2）按照软组织的解剖深度分类

伤口按照软组织的解剖深度分类，可以分为浅层伤、半层伤、全层伤。浅层伤是指发生在皮肤的表皮层，通常在 10 天内发生无疤痕愈合。半层伤需要 10~21 天的愈合期，伴随有伤疤的形成和再上皮化。全层伤是真皮和皮下的损伤导致，由于伤口深，需要 21 天以上的时间进行愈合。

（3）按照受伤原因分类

伤口按照受伤原因分类，可以分为创伤、医源性损伤和烧伤。创伤为机械因素对人体所造成的组织或器官的破坏。医源性损伤是由于医疗上或手术中操作不当或仪器故障所造成的与原发病无关的皮肤损伤。烧伤是指因沸水（油）、光、烈火、电、放射线或化学物质作用于人体而引起的一种损伤。

（4）按照受害组织的颜色分类

伤口按照受害组织的颜色分类。坏死组织的颜色呈现黑色；感染组织的颜色呈现绿色；脱落组织的颜色呈现黄色；肉芽组织的颜色呈现红色；上皮组织的颜色呈现粉红色。

5.1.3 伤口的治愈

5.1.3.1 伤口愈合的过程

通过对伤口愈合过程的广泛和深度了解，分析影响伤口愈合时间的影响因子，了解伤口愈合的最优环境，是设计伤口治疗方案，选择合适的敷料材料的必要条件。因此，对伤口愈合过程中，伤口中细胞和组织的损伤、分裂、增殖和修复等过程的深度学习与思考，是研究敷料材料的基础。在正常的生理条件下，人体皮肤有自我修复功能，对于外部造成的部分细胞和组织的损伤，存活的健康细胞不断进行分裂和增殖，以取代死亡细胞和修复受损组织。当皮肤在外因下形成缺口时，皮肤就会开始自我修复过程。伤口的愈合包含四个阶段：止血期、炎症期、增殖期和成熟期，如图 5-2 所示[43]。

（1）止血期

止血期是从损伤的第一个时刻开始，伤口的表面血小板开始聚集和释放使血管收缩，让受损血管不同程度紧闭而减少流血量。此外，血小板还会与血液中的其他起凝血作用的物质一起黏附成团，形成凝血块，堵塞破损伤口和血管。凝血块的形成为后阶段的成纤细胞、白细胞、角质形成细胞、内皮细胞以及生长因子提供适宜的环境。血小板同时释放的趋化因子将炎症细胞吸引到该区域，导致愈合过程中下一阶段的到来——炎症期[44]。

（2）炎症期

在一个健康的创面上，完成止血和炎症期的典型时间是 3 天，严重的伤口污染将导致中性

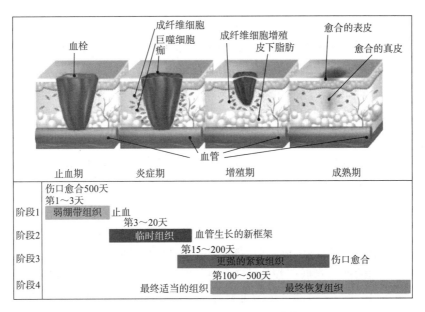

图 5-2 伤口愈合的四个阶段[43]

粒细胞的持续存在和潜在的伤口愈合延迟。白细胞的流入通常发生在创伤后的几小时内,其中,首先中性粒细胞进入创面,然后单核细胞进入创面。中性粒细胞分泌多种抗菌物质:活性氧[活性氧(reactive oxygen species,ROS)是体内一类氧的单电子还原产物,是电子在未能传递到末端氧化酶之前漏出呼吸链并消耗大约2%的氧生成的,包括氧的一电子还原产物超氧阴离子、二电子还原产物过氧化氢、三电子还原产物羟基自由基以及一氧化氮等]、抗菌肽和抗菌蛋白酶,在中性粒细胞胞外诱捕网的帮助下吞噬入侵病原体;中性粒细胞还分泌包括白细胞介素-17和血管内皮生长因子等多种细胞因子和生长因子,这些因子趋化炎症细胞并促进成纤维细胞、角质形成细胞和内皮细胞的迁移。单核细胞在中性粒细胞后进入创面,转化为组织巨噬细胞,是创面愈合所必需的细胞。

在炎症期,巨噬细胞[如肿瘤坏死因子-α、转化生长因子-β、血小板衍生生长因子(PDGF)]和细胞因子(如白细胞介素-6,白细胞介素-1)产生的生长因子,有助于炎症后期成纤维细胞和内皮细胞的增殖。组织巨噬细胞是伤口愈合阶段的主要细胞类型,外来物质或细菌的持续存在导致巨噬细胞的增殖,巨噬细胞的参与是慢性炎症的特征。当中性粒细胞被巨噬细胞吞噬,炎症细胞的数量开始减少,意味着增殖期的开始。梅雷尔等[45]在通过在聚己内酯纳米纤维上加载姜黄素,提高伤口敷料的抗氧化性和抗炎症性,这一伤口敷料被证实可以减少糖尿病患者的伤口愈合时间。

(3)填殖期

在炎症后期,炎症细胞释放的转化生长因子-β 和血小板衍生生长因子吸引成纤维细胞。增殖期中,内皮细胞和成纤维细胞增生促进新生血管的生成和新的细胞外基质合成,新细胞外基质的合成又促进成纤维细胞的转移。随着新的细胞外基质的重构,旧的基质在蛋白酶的作用下被降解,主要是基质金属蛋白酶,基质金属蛋白酶促进了伤口的自溶性清创和细胞迁移。组织受损后伤口中的基质金属蛋白酶水平增加,随着炎症的缓解而下降,但在慢性伤口中会异常增高。成纤维细胞获得了平滑肌细胞的形态和生物化学特性,变成了肌成纤维细胞。这一分化现象是在细胞因子和生长因子的影响下发生的。肌成纤维细胞是细胞外基质合成的主要细胞,且促进基质的重构。细胞外基质有重要的控制作用,细胞因子可以潜伏状态在其中储存,当被释放出来时即被激活。上皮细胞从伤口边缘开始迁移,开始上皮化过程。角质细胞的分化帮助恢复表皮的屏障功能。美国宾州州立大学杨健教授团队[46]通过制备装载有两种生长因子(血管内皮生长因子和血小板衍生生长因子)的纳米纤维,促进新生血管的生成、加速再上皮化过程的发生和控制肉芽组织的形成,加速伤口的愈合。

(4)成熟期

成熟期是伤口愈合的最后一个阶段,通常在损伤后的两个星期开始,严重损伤可以持续一年或更长时间。成熟期中,巨噬细胞、内皮细胞和肌成纤维细胞迁移离开,新生血管由小变大,伤口愈合的新陈代谢的活力降低。细胞外基质在肌成纤维细胞的作用下不断重组,使胶原蛋白网架变得致密和伤口收缩,增殖期产生的Ⅲ型胶原蛋白降低,转变成Ⅰ型胶原蛋白。其中,成纤维细胞分泌的受赖氨酰酶和基质金属蛋白酶刺激新生成的Ⅰ型胶原蛋白重新定向,从而提高组织的力学性能。最终,肌成纤维细胞的凋亡和迁移,为伤口部位的成纤维细胞让出空间,强化细胞外基质,进一步增加皮肤对机械力的抵抗能力。伤口愈合过程描述见表5-1。

表5-1 伤口愈合过程

伤口愈合的主要阶段	止血期	炎症期	增殖期	成熟期
开始时间	损伤后立刻	损伤后立刻或数分钟内	数小时至数天内	大约14天之后
持续时间	数小时到3天	数小时到十几天	7天到半年	数月到数年
关键细胞	血小板	中性粒细胞 巨噬细胞	成纤维细胞 角质细胞 内皮细胞	巨噬细胞 肌成纤维细胞
主要活动	1. 血凝块的形成 2. 血小板释放的趋化因子	1. 临时细胞外基质的形成 2. 细胞介质释放和激活 3. 炎症细胞、成纤维细胞和内皮细胞的迁移	肉芽组织形成: 1. 成纤维细胞和内皮细胞的增生 2. 新细胞外基质合成 3. 新生血管的形成 再上皮化: 1. 成纤维细胞转变为肌成纤维细胞 2. 上皮细胞迁移 3. 角质细胞分化重建表皮屏障功能	1. 肌成纤维细胞作用下的细胞外基质重组 2. Ⅰ型胶原蛋白增加,Ⅲ型胶原蛋白减少 3. 肌成纤维细胞凋亡 4. 成纤维细胞合成新的、更稳定的细胞外基质

5.1.3.2 影响伤口愈合的因素

影响伤口愈合的因素有年龄、压力、过度肥胖以及吸烟等。年龄对于伤口愈合时间的影响毋庸置疑,老年患者由于巨噬细胞吞噬能力的降低和白细胞迁移的延迟,导致愈合时间增加。

研究表明,对伤口的挤压会延迟伤口的愈合,伤口的挤压调节糖皮质激素,减少细胞因子的趋化因子,降低巨噬细胞和细胞因子的含量,这些导致炎症期伤口愈合时间的延迟[47-48]。德国莱比锡大学医学院的研究人员在肥胖人群中发现,皮肤中的 S100A9 的过度表达会损害巨噬细胞激活和分化,阻止皮肤炎症的解决,最终导致持续和放大的皮肤炎症和受损的组织修复[49]。烟草烟雾中的尼古丁引起血管收缩导致组织血流量减少,氰化氢减少皮肤组织的氧气消耗,一氧化碳导致皮肤组织的缺氧现象,这样会影响伤口愈合的全过程[50]。

5.1.4　敷料的基本性能要求

敷料对于伤口的恢复有着重要的影响,不仅因为敷料可以避免伤口接触外源性微生物而受到感染,而且敷料可以避免伤口因为接触外来物而引起的疼痛感。伤口敷料的选择非常重要,因为合适的敷料可以避免因为敷料更换时引起的二次创伤。对于烧伤和慢性伤口来说,伤口敷料可以吸收创口的渗出物,同时,能够保证伤口湿润的敷料更有利于伤口的恢复。对于伤口较深的创面,敷料不仅要具有基本的功能,还需要具备支撑皮肤结构的功能(图5-3)。

因此,对于不同的伤口、不同的愈合时间,需要敷料具有不同的特性。通过材料的结构设计,可以制备具有复合多功能的创伤敷料,性能上进行互补,满足不同伤口的需求。一般复合多功能敷料包含三层结构,从内到外分别为功能层、吸液层和表面层。功能层是直接覆盖在伤口上的单层敷料,可以实现多种功能,例如,通过材料结构的毛细作用将渗出液导向中间吸液层,在伤口处局部释放药物从而实现促愈合、抗菌等功能,同时对伤口无黏附,更换辅料时,避免伤口的二次伤害。吸液层位于中间,一般为可提供保温

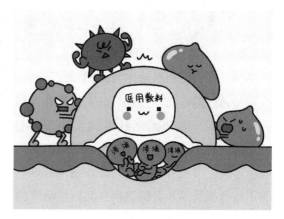

图 5-3　伤口与敷料的关系示意图

和机械性保护的材料,也可为高吸收性的基材,如泡沫类基质、水胶体颗粒蜂房结构,可以吸收渗出液形成柔软及湿润的凝胶。最外层为表面层,形成保护性屏障,可以允许气体和水分的交换,阻止外界灰尘和细菌进入伤口。[51]

理想的敷料具有营造伤口有效愈合的微环境,主要有以下特点[52]:保湿和吸湿性能,可吸收伤口过多的渗出液,同时维持伤口湿润环境;抗菌、抑菌性能好,有效预防伤口感染;生物相容性好,对人体无害、无刺激性;易更换,不易于与伤口渗出物粘连,减少换药时对新生肉芽组织的损伤,减少患者疼痛感。

5.1.5　纳米纤维基敷料的功能分类

每一种敷料都有其特性,根据伤口不同的时期、不同的情况,选择不同的敷料,以达到减少患者疼痛、促进创面生长、加快愈合、减少疤痕的效果。

5.1.5.1　被动敷料

纤维基膜因多孔结构,而具有透气性,为伤口愈合提供物理保护层,这种敷料称为被动敷料(传统敷料)。被动敷料的主要材料是天然或者合成高分子,这些材料使伤口免受机械创伤和细菌侵袭。通过静电纺的制备方法,调节实验条件(如外加电压、旋转长度和流速)制备的透明质酸基纳米纤维膜,经实验证明,其透气率是凡士林纱布的五倍以上[52]。被动敷料的缺点是干燥、不能控制伤口微环境水分、易黏附在伤口床上,在换药期间引起疼痛和机械创伤,因此被动敷料适合肉芽生长很好的伤口。在伤口护理中,也可与其他功能辅料结合,形成多层复合敷料。

5.1.5.2　交互式纳米纤维敷料

交互式敷料的主要材料是合成高分子和生物大分子。合成高分子可以使敷料加工过程简单,任意成型,作为伤口填充物可以完全填满伤口死角;生物大分子因其良好的生物相容性、可生物降解性、低毒性等生物特性,可以制成针对慢性创面修复的生物敷料。以生物大分子为基质成分的功能敷料在慢性创面修复中有着很大的应用前景。刘士荣团队[53]通过静电纺丝的方法,成功制备了直径250nm的聚丙二醇酶/胶原蛋白(PLGA/collagen)纳米纤维膜,发现这种纳米纤维膜能够吸附纤维母细胞到皮层,从而促进伤口的初期恢复。然而,由于交互敷料的诱导引起免疫原性反应,以及交互敷料带来的杂质,导致了这种敷料应用存在局限性。

5.1.5.3　载药纳米纤维敷料

纳米纤维因其超高的比表面积,而广泛应用于生物载药等领域。多种抗生素和抗癌药物已经成功地通过静电纺的方式与纳米纤维共混制备而成[54]。

传统的制备载药纳米纤维的方法是将抗生素与高分子共混后,通过静电纺丝的方法(blending electrospinning)制备纳米纤维,如图5-4所示。然而抗生素处于聚合物的外壳层中,同时由于抗生素没有很好地固定在纳米纤维的表面,抗生素会产生非必要性的爆发式释放,这显然不适合载药纳米纤维敷料在实际生活中的应用。

人们开发了同轴静电纺技术(co-axial electrospinning),制备了芯—壳结构的载药纳米纤维[55],然而高电压和高剪切力导致蛋白质的快速脱水,使得生物活性受损,影响了其在生物医药材料领域的应用。

乳液静电纺丝技术(emulsion electrospinning)是通过将含有抗生素的水相和含有高分子聚合物的有机相两相共混,将制备得到的乳液通过高电压和高剪切力的作用,制得含有抗生素的纳米纤维。所制备的纳米纤维通常有两种结构:一是形成芯—壳结构,通过胶束内同一相的聚结,形成含有载药的连续芯层结构;二是形成复合结构,抗生素均匀分布在纤维内外区域。乳液静电纺丝技术已被广泛用于合成蛋白质—生物可降解聚合物复合材料的制备。然而由于制备乳液过程中,蛋白质与有机溶剂或极端溶剂的接触可能性,导致蛋白质失活,使得这一技术存在缺陷。

近期,学者们通过物理或者化学的方法,对纳米纤维表面进行修饰,将药物负载在纳米纤维的表面,该方法可以有效地固定和持续释放抗生素。当然,通过多次化学反应进行的表面修饰,使得制备方法变得烦琐,同时由于需要纳米纤维在水溶液中进行反应,限制了纳米纤维材料的选择范围。

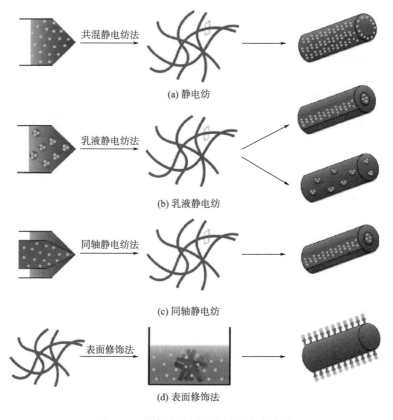

(a) 静电纺

(b) 乳液静电纺

(c) 同轴静电纺

(d) 表面修饰法

图 5-4　复合纳米纤维的四种制备方法

5.1.5.4　智能敷料

智能敷料是指将生物敷料和传感器有效结合所形成的一种新型高科技产品,用于对创面进行实时监测。智能敷料可以通过监测创面温度的变化及微生物含量来判断创面是否感染,通过监测创面湿度、pH 值、氧含量等因素来判断创面微环境是否利于愈合;可以通过蓝牙将数据传至智能手机、平板等设备,并将数据传至云端,实现创面数据信息的长期保存,从而实现远程医疗服务功能,达到个体化医疗。

5.2　天然高分子纳米纤维敷料

随着人们生活水平的提高及对环境保护意识的增强,人们在观念上发生了重大转变,即由过去改造自然的观念逐渐向亲近自然的观念转变,这为生物聚合物在生物医用敷料的应用开发提供了广阔的前景。同时生物聚合物材料因其生物相容性好、可降解、无毒、与细胞外基质结构和表面形貌相似等优点,在生物医用敷料的应用研究方面一直是一个热门课题。天然多糖是自然界中广泛存在的生物聚合物,主要存在形式包括纤维素及其衍生物、透明质酸、甲壳素、海藻酸盐、琼脂糖、壳聚糖等。天然高分子纳米纤维作为辅料的优缺点见表 5-2。

表 5-2　天然高分子纳米纤维辅料的优缺点

天然高分子	优点	缺点	参考文献
细菌纤维素	生物相容性,可降解性,高亲水性,无毒性	价格高于普通植物纤维素,溶胀性、保水性差,湿态强度差	[39]
壳聚糖	生物相容性,无毒性,与天然糖胺聚糖结构相似,可以被酶(壳聚糖酶和溶菌酶)降解	壳聚糖的纯度、来源和相对分子质量分布对于纳米纤维网状结构的影响至关重要,可能导致疾病传播和抗原性	[39,56-58]
海藻酸盐	生物相容性,无毒性,非免疫性,廉价,交联简单	加工性能差,力学性能差	[56,59]
胶原蛋白	诱导细胞的黏附、增殖、迁移和免疫反应	加工性能差,力学性能差,降解速率高,从动物中提取的胶原蛋白有被病毒污染的风险	[39,53,56,60]
明胶	生物相容性,可降解性,低抗原性	复杂的加工方法,复杂的材料成分	[39,57,61]

5.2.1　纤维素基纳米纤维敷料

纤维素(cellulose)是由葡萄糖组成的大分子多糖,是世界上最丰富的天然有机物。纳米纤维素(nanofibrillar cellulose,cellulose nanofibrils,microfibrillar cellulose)具有优异水分平衡和水合性能,具有与人体细胞和组织的生物相容性,具有优异的pH、温度和盐稳定性,具有优异的力学性能,可用作受控释放治疗分子的载体。这些优良的特性,使纳米纤维素在伤口敷料上有着广泛的应用。对于慢性伤口,纳米纤维素基敷料可以加速伤口的愈合,从而减少病人的痛苦;对于半层伤和全层伤,它可以加速肉芽组织再生和再上皮化,从而有助于细胞组织的再生过程。研究者发现,木质基纳米纤维素敷料可以用于烧伤患者的伤口治疗,有利于创面供皮区的再上皮化,相比于商用德国敷料 Suprathel®,伤口愈合时间快4天[62]。

除了从植物提取的纤维素,纳米纤维素还可以通过细菌合成而得到。细菌纤维素具有天然纳米结构,具有生物可降解性、优异的物理化学和力学性能、高亲水性、抗菌性,其中木醋杆菌是目前合成纤维素能力最强的微生物。研究发现,一个理想的伤口敷料必须在结构和功能上与自身皮肤高度一致。细菌纤维素因其与细胞外基质相似的结构,能促进细胞与组织的再生和新血管的生成[14]。

为了材料结构的稳定性与功能的多样性,研究人员通过纤维素敷料与生物高分子共混或加载不同的助剂(酶、抗氧化剂、激素、维他命和抗菌剂),制备纳米纤维复合材料[63]。东华大学洪枫等[64]通过将氧化细菌纤维素(OBC)和壳聚糖(CS)与胶原蛋白(COL)进行偶联,开发了一种新型的止血纳米纤维泡沫材料,如图 5-5 所示,在 OBC 与 CS 进行静电自组装的过程中,通过CS 上的阳离子和 OBC 的阴离子的静电吸引,巧妙地将 COL 作为功能成分连接。复合材料中的胶原蛋白将提供功能特性,例如,止血作用增强和伤口愈合时间缩短。

没食子酸(gallic acid)通常存在于蔬菜、坚果、茶叶和水果中,是一种具有抗炎症、抗菌和抗氧化活性的多酚化合物。研究人员通过静电纺丝的方法将没食子酸成功加载到醋酸纤维素纳米纤维薄膜上,发现在生理盐水中的释放量达到 96%,并能保持没食子酸的抗氧化性和抗菌性[65]。吕勒奥理工大学 Berglund 研究团队[66]成功从生姜中提取纤维素,通过 2,2,6,6-四甲基

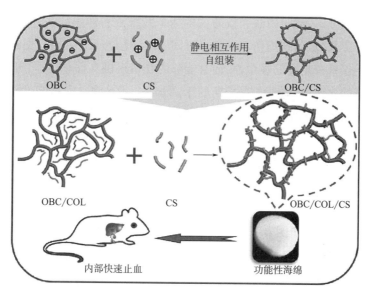

图 5-5 一种新型止血纳米纤维泡沫材料的制备过程示意图

哌啶氧化物(TEMPO)氧化的方法制备了纳米纤维悬浮液,通过真空抽离的方法制备了具有高吸附和力学性能的水凝胶薄膜,如图 5-6 所示。通过体外的实验测试证明,这种水凝胶薄膜的生物毒性和抗菌性能不明显。

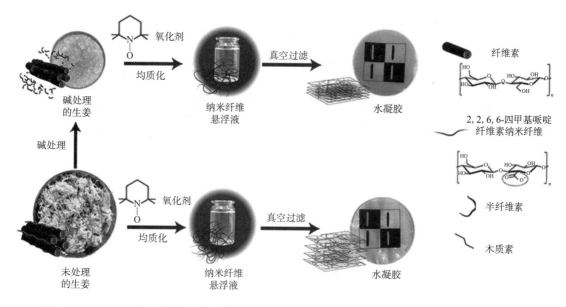

图 5-6 2,2,6,6-四甲基哌啶氧化物(TEMPO)氧化的纤维素纳米纤维水凝胶的制备方法示意图

5.2.2 透明质酸基纳米纤维敷料

透明质酸(hyaluronic acid, HA)是由 D-葡萄糖醛酸及 N-乙酰葡糖胺组成的天然非免疫性线性的糖胺聚糖,通常存在于脊椎动物的结膜组织中,如骨骼和皮肤,是细胞外基质的重要成分

之一。通过静电纺的方式,透明质酸制备的灭菌纳米纤维敷料薄膜能高效吸收伤口的渗出物,促进细胞的迁移和生长,从而缩短伤口的愈合时间[67]。相比于固体敷料,由透明质酸纳米纤维形成的网状结构不仅具有超高的吸湿性,而且能够为伤口提供支撑作用,同时具有透气性。

在糖尿病患者的血液中,血糖含量长期处于高水平,可导致血管功能障碍、胶原代谢异常、氧化应激、感染、糖脂代谢异常。全层伤口的恢复需要长时间的治疗,亟须特殊的敷料进行治疗。YC Shin 等用同轴静电纺丝的方法,以透明质酸为芯层,聚乳酸—羟基乙酸共聚物[poly(lactic-co-glycolic acid),PLGA]与表儿茶素没食子酸盐(epigallocatechin-3-O-gallate,EGCG)共混物为壳层,制备无规微米级的纤维 3D 网状结构薄膜(HA/PLGA-E)[68]。实验证实,EGCG 从壳层中经过 4 周缓慢释放,吸引皮肤成纤细胞更快地来到伤口处,促进再上皮化和新血管的生成,加速胶原蛋白的沉积。如图 5-7 所示,链脲霉素诱导的糖尿病大鼠在经过手术之后,经 HA/PLGA-E 敷料处理过的伤口在 7 天后基本恢复。除了聚乳酸—羟基乙酸共聚物,聚乙烯醇共聚物[poly(vinyl alcohol),PVA]也被用来作为生物高分子基制备复合材料。研究者通过静电纺的方法,以聚乙烯醇共聚物为透明质酸的载体,以羟丙基-β 环糊精(hydroxypropyl-βcyclodextrin,HPβCD)为稳定剂,成功在水溶液中制备纳米纤维膜材料[69]。研究者通过超临界二氧化碳

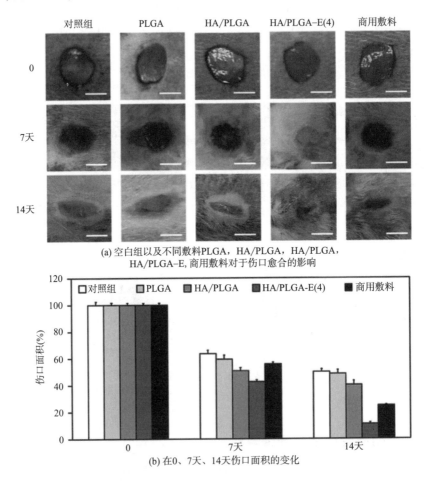

(a) 空白组以及不同敷料PLGA,HA/PLGA,HA/PLGA,
HA/PLGA-E,商用敷料对于伤口愈合的影响

(b) 在0、7天、14天伤口面积的变化

图 5-7　HA/PLGA-E 纤维敷料膜对链脲霉素诱导的糖尿病大鼠皮肤上伤口愈合过程的影响

抗溶剂法,实现具有抗炎和阵痛作用的萘(naproxen)药物在纳米纤维膜上的加载,药物在损伤后的几分钟快速释放并到达伤口,减轻急性伤口患者的疼痛感。

5.2.3 壳聚糖基纳米纤维敷料

壳聚糖(chitosan),又名脱乙酰甲壳质、可溶性甲壳素、聚氨基葡萄糖,化学名称为 β-(1,4)-2-氨基-2-脱氧-D-葡聚糖,是由甲壳质(chitin)经脱乙酰作用,脱去 C_2 上的乙酰基而得到。自然界中甲壳素存在量为 100 亿吨左右,仅次于纤维素,是世界上最丰富的有机物之一。壳聚糖分子中有游离的氨基存在,其溶解性和反应性都大大增强,在生物医学方面有多种用途。壳聚糖作为外科敷料,有促进伤口愈合、减少术后粘连和瘢痕形成以及防止感染等作用。壳聚糖促进伤口愈合的机制主要是:加速多形核细胞渗出到伤口,形成稠纤维蛋白并激活纤维母细胞移动到伤口,缩短炎症期。壳聚糖还可以刺激移行的巨噬细胞分泌与组织修复有关的调节因子,刺激纤维母细胞的增生,加速肉芽组织的形成和加速Ⅲ型胶原纤维的产生,从而缩短增殖期。

壳聚糖含有羟基和氨基,二者可以通过酰化、羧基化等化学方法接枝与交联,与海藻酸钠、纤维蛋白、果胶、表皮生长因子、明胶、环丙沙星、纤维素、银和氧化锌纳米颗粒、生物玻璃、磷酸三钙、百里香油、蜂蜜等反应物生成各种不同结构和不同性能的衍生物。Sarhan 等将两种自然物的提取物与蜂蜜、聚乙烯醇(polyvinyl alcohol,PVA)、壳聚糖共混,通过静电纺丝的方法制备最小孔径为 145nm 的薄膜(HPCS-AE/CE),经过戊二醛的交联提高了薄膜的物理化学结构的稳定性[70]。研究者以商业康复宝银离子敷料(Aquacel® Ag)作为对照,发现所制备的 HPCS-AE/CE 纳米纤维薄膜对于金黄色葡萄球菌有更好的抗菌能力,能够促进成纤维细胞的生产,如图 5-8 所示。此外,研究者通过苏木精—伊红(hematoxylin and eosin)染色法和马松(Masson)染

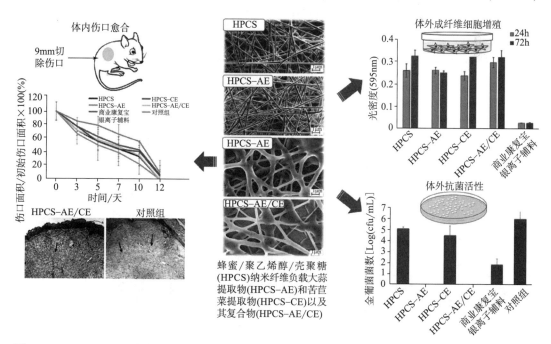

蜂蜜/聚乙烯醇/壳聚糖(HPCS)纳米纤维负载大蒜提取物(HPCS-AE)和苦苣菜提取物(HPCS-CE)以及其复合物(HPCS-AE/CE)

图 5-8　HPCS-AE/CE 纳米纤维膜敷料的电镜图、抗菌性能图、肌细胞增长图及小鼠表皮伤口面积变化图

色法进行细胞标记,评估出伤口周围细胞坏死的个数、炎症细胞的个数、伤口的大出血、肉芽组织的生产、再上皮化、表皮厚度、胶原蛋白的沉积和分布。经过数据分析总结,研究者得出结论:纳米纤维敷料能够缩短炎症期、加速肉芽组织和再上皮化的形成、形成较厚表皮。

生物玻璃(bioglass,BG)(生物玻璃是指能实现特定的生物、生理功能的玻璃)通过刺激成纤维细胞和皮内细胞,分泌影响新生血管生成的生长因子,促进伤口的愈合[71]。中国科学院深圳先进技术研究院研究员潘浩波等[72]通过连续静电纺丝的方法,制备壳聚糖—聚乙烯醇—生物玻璃三层纳米纤维膜(nBG-TFM)。多组分的协同效应和空间多层结构的设计使 nBG-TFM敷料膜在伤口愈合的每一阶段有着不同的功能,如图 5-9 所示。止血期,内层壳聚糖膜上的高

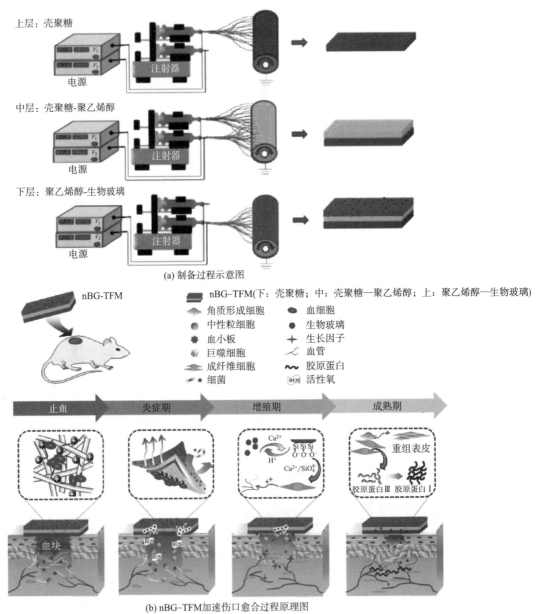

(a) 制备过程示意图

(b) nBG-TFM加速伤口愈合过程原理图

图 5-9 壳聚糖—聚乙烯醇—生物玻璃(nBG-TFM)三层纤维膜材料的制备与应用

浓度正电荷吸引红细胞和血小板在伤口处聚集,使血液快速凝固。炎症期,nBG-TFM 敷料膜的生物玻璃在减少炎症细胞因子(TNF-α 和 IL-1β)的同时,增加了生长因子(VEGF 和 TGF-β),促进新血管的生成。内层壳聚糖同时具有抗菌的作用。增殖期,上层的生物玻璃释放的生物活性离子刺激血管和组织的再生,缩短了伤口愈合的时间。成熟期,中间层聚乙烯醇吸收伤口的渗出物,同时保证伤口的湿润,促进成纤维细胞的迁移和增殖,有利于细胞外基质(ECM)的形成和胶原的沉积。

5.2.4　海藻酸盐基纳米纤维敷料

海藻酸盐是一种从棕色海藻中提取的天然来源阴离子聚合物,具有较好的生物相容性、低毒性、价格低廉等优点。海藻酸盐具有线性无支的多糖化学结构,由(1→4)-β-交联的 D-甘露糖醛酸(M-block)和(1→4)-α-交联的古洛糖醛酸(G-block)组成的长链聚合物。通过不同的加工方法,海藻酸盐可以制成具有高吸附性能的天然纤维材料,如海藻酸钙、海藻酸钠—钙、胶原蛋白—海藻酸盐、明胶—海藻酸盐[63]。海藻酸盐敷料为伤口提供了湿润的微环境,减少了伤口受细菌感染的风险,从而缩短了伤口愈合的时间[73]。然而,由于海藻酸盐的高孔隙率和低附着力,因此研究如何制备具有高力学性能和稳定性能的复合海藻酸盐敷料是国内外学者的研究方向[74]。

通过静电纺丝的方法,以纳米纤维为骨架材料,研究人员制备了具有稳定结构的海藻酸盐纳米纤维敷料,纳米纤维的尺寸为 70~200nm。表 5-3 总结了具有不同成分的溶液,通过静电纺丝的方法,制备海藻酸盐基纳米纤维敷料,以及敷料在伤口愈合上的应用目标。研究人员发现[75],海藻酸盐可以与蜂蜜和聚乙烯醇共混,混合溶液经过静电纺丝的方法制备具有纳米孔径的薄膜材料,这种薄膜材料具有较高机械强度、抗氧化性、抗菌性、生物活性和无毒性,是伤口敷料的备选材料。Shalumon 等[76]成功制备了海藻酸钠/聚乙烯醇/氧化锌纳米纤维敷料,纳米纤维尺寸≤160nm,敷料具有抗菌性能,无细胞毒性和小鼠成纤维细胞的黏附性。研究者[77]将海藻酸钠、聚环氧乙烷、甲基丙烯酸酐化肝素的混合溶液,通过静电纺加工后形成纳米纤维,经过紫外灯的照射进行交联反应,形成了稳定的纳米纤维薄膜材料。

表 5-3　海藻酸盐基纳米纤维敷料

纳米纤维	药物	研究内容和敷料性能	参考文献
海藻酸盐、聚乙烯醇	蜂蜜	高机械强度,抗氧化性,抗菌性,生物活性,无毒性	[75]
海藻酸钠、聚乙烯醇	氧化锌纳米颗粒	纳米纤维的物理化学结构表征;小鼠成纤维细胞(L929)的黏附性,抗菌性能,无细胞毒性(低氧化锌浓度)	[76]
海藻酸钠、聚环氧乙烷	甲基丙烯酸酐化肝素	纳米纤维的表征,力学性能的测试;一周的稳定肝素和生长因子释放,细胞的黏附性和增殖	[77]
海藻酸钠、聚乙烯醇	环丙沙星	纳米纤维的物理化学结构表征,药物的加载和释放;兔子表皮伤口恢复时间测试,羟脯氨酸和胶原蛋白含量的变化	[78]
海藻酸钠、聚环氧乙烷、氯化钙	卵磷脂氯化钙	溶液表征:黏度、电导率;纳米纤维的表征:结构、吸湿率、成纤维细胞的黏附性	[79]

续表

纳米纤维	药物	研究内容和敷料性能	参考文献
海藻酸钠、氯化钙	氯化锌	抗菌和免疫调节作用对伤口愈合过程中角质形成细胞迁移的影响;锌的释放过程	[80]

除了静电纺丝的方法,Maji 等将海藻酸钠和纤维素纳米纤维溶于米汤和心叶青牛胆的混合溶液,通过冷冻干燥的方法,制备具有蜂窝孔状结构、高力学性能、表面有抗菌性能的泡沫材料。

5.2.5 胶原蛋白基纳米纤维敷料

胶原蛋白(collagen)是人体的主要结构蛋白,占人体蛋白质总量的 30% 以上,种类多达 10 余种,分布于肌体的各个部位,与组织的形成、成熟、细胞间信息传递,以及关节润滑、伤口愈合、钙化作用、血液凝固和衰老等有着密切的关系。胶原蛋白具有优良的生物相容性和可降解性,对大部分细胞的黏附力强,在体内可由胶原酶的水解使其发生降解,在组织工程支架和伤口敷料方面具有广泛的应用,是非常重要的一种天然高分子。

Min[81] 等研究了通过静电纺丝技术制备胶原蛋白纳米纤维,通过戊二醛交联制备三维多孔敷料,发现胶原蛋白纤维膜由于具备多孔隙、高比表面积等特点,有利于细胞的黏附、生长和繁殖。小鼠伤口愈合实验表明,胶原蛋白纤维特有的结构能够有效地促进早期伤口愈合速度,如图 5-10 所示,经胶原蛋白纳米纤维处理的小鼠皮肤伤口在一周后已经具有明显的再生毛细血管和成纤维细胞增生。

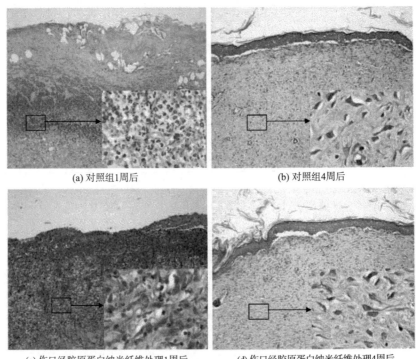

(a) 对照组1周后　　　　　　　　(b) 对照组4周后

(c) 伤口经胶原蛋白纳米纤维处理1周后　　　(d) 伤口经胶原蛋白纳米纤维处理4周后

图 5-10　小鼠皮肤伤口照片

5.2.6　明胶基纳米纤维敷料

明胶(gelatin)是胶原的部分变性衍生物,它由胶原的三重螺旋结构解体为单链分子而形成,其生物相容性与生物可降解性类似于胶原蛋白,且很容易从动物组织如皮肤、肌肉和骨中提取,价格低廉。明胶同时含有酸性的羧基(—COOH)和碱性的氨基(—NH$_2$),是一种既带正电荷又带负电荷的两性聚电解质。但是,由于明胶的强度低、脆性大、极易吸水溶胀且溶胀后强度和弹性模量极低等,明胶很少单独作为结构材料使用。因此需要不同的物质与明胶形成复合材料。

Xie[82]等利用新型共轭静电纺丝法制备连续互连网状结构的纳米纤维超轻三维明胶海绵。独特的蓬松纳米纤维结构赋予海绵低密度、高比表面积、可压缩性和超强吸液能力。大鼠皮下植入研究表明,明胶纳米纤维海绵具有良好的生物相容性和生物降解性。明胶纳米纤维海绵大量聚集和活化血小板,加速血小板栓塞的形成,同时促进其他外源性和内源性凝血途径,共同促成其优越的止血能力。与明胶纳米纤维膜、医用纱布和商用明胶止血海绵相比,明胶纳米纤维海绵可快速诱导稳定的血凝块,且失血量少,如图 5-11 所示。

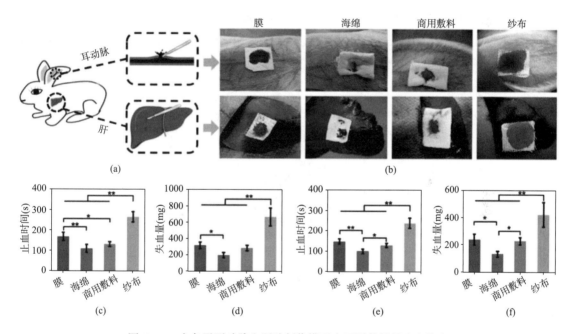

图 5-11　在兔子耳动脉和肝脏创伤模型中不同敷料的止血能力

5.2.7　丝素蛋白基纳米纤维敷料

蚕丝由丝素蛋白和丝胶蛋白两部分组成,其中丝胶蛋白包裹在丝素蛋白的外部,约占 25%;丝素蛋白是蚕丝的主要组成部分,约占 70%;杂质约占 5%。丝素蛋白主要由甘氨酸、丙氨酸和丝氨酸等氨基酸组成。丝素蛋白除了碳、氢和氮三种元素外,还含有微量的铜、钾、钙、磷、铁、硅等元素。丝素蛋白分子构象主要有无规线团、α-螺旋、β-折叠,主要以 Silk Ⅰ 和 Silk Ⅱ 结晶形式。Silk Ⅰ 分子链主要以无规线团、α-螺旋构象存在;Silk Ⅱ 分子链主要以反平行 β-折叠构象存在。在温度和溶剂影响下,Silk Ⅰ 易向 Silk Ⅱ 转变。Silk Ⅰ 是水溶性的,当 Silk Ⅰ 在甲醇或氯化钾溶液中时,可以观察到有无规线团、α–螺旋转变为 β–折叠结构。β–折叠结构是由一侧为甘氨酸的氢和另一侧为丙氨酸的疏水性甲基形成的非对称结构,导致氢和甲基相互作用在晶区形成内折叠;强有力的氢键和范德瓦耳斯力产生的结构是热力学稳定的,氨基酸的分子内和分子间氢键垂直于分子链和纤维。由于 β–折叠是一种排列规整的结构,因而 Silk Ⅱ 不溶于水,同时不溶于多种溶剂,包括弱酸和碱性溶液及一些离子溶液[83]。

由于丝素蛋白是一种自然界非常丰富的天然蛋白质,具有良好的生物相容性、生物可降解性、透气性、透湿性、无免疫原性等优点,近年来,被广泛应用于组织工程领域,所制备的支架有水凝胶、多孔膜、多孔海绵、纤维等,主要应用于皮肤、骨、软骨、肌腱、神经导管、血管等组织的修复和再生[84]。

Khan[85]等制备了具有和不具有氧化锌纳米颗粒的聚乳酸—羟基乙酸/丝素蛋白(PSZ)纳米纤维膜,并对它们的各种理化和生物学特性进行了广泛表征。氧化锌的抗菌活性呈浓度依赖性增加,并且聚乳酸—羟基乙酸/丝素蛋白仍对大肠杆菌和金黄色葡萄球菌具有抗菌活性,如图5-12 所示。更重要的是,评估了纳米纤维膜的体内作用伤口愈合潜力。聚乳酸—羟基乙酸/丝素蛋白膜不仅促进了伤口的早期闭合,而且通过组织病理学分析证实了伤口愈合质量的显著提高。负载氧化锌的复合纳米纤维膜可显著改善再上皮形成、肉芽组织形成、胶原蛋白沉积和血管生成等关键参数。

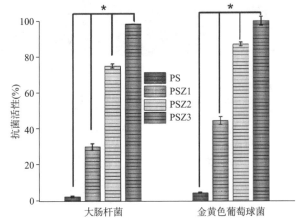

(a) 不同纳米纤维膜对大肠杆菌和金黄色葡萄球菌的体外抗菌活性测试图

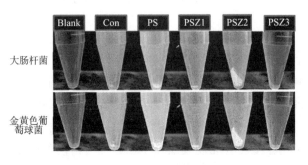

(b) 不同纳米纤维膜对大肠杆菌和金黄色葡萄球菌的体外抗菌活性图

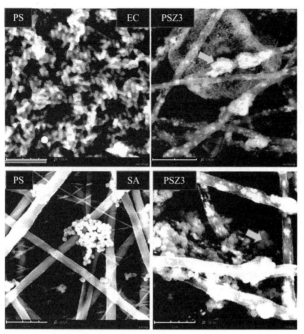

(c) 纳米纤维膜表面细菌的生长扫描电镜图

图 5-12 氧化锌纳米颗粒的聚乳酸—羟基乙酸/丝素蛋白(PSZ)纳米纤维膜
对大肠杆菌和金黄色葡萄球菌的抗菌活性测试

5.3 共聚物纳米纤维敷料

5.3.1 聚乙烯醇

聚乙烯醇(polyvinyl alcohol, PVA)是一种合成聚合物。聚乙烯醇因其生物相容性、生物降解性、可静电纺丝、亲水性、生物黏附性、无毒性和耐化学性。在生物医学应用中纳米纤维膜的伤口敷料制造,被国内外学者广泛研究。此外,聚乙烯醇具有较高的力学性能,能够支持细胞的黏附、繁殖和迁移[86-87]。然而,由于聚乙烯醇是惰性的生物活性物质,不能作为生物功能性伤口敷料用于难以愈合的伤口。因此聚乙烯醇与天然聚合物或其他生物分子共混或共静电纺丝,用于生产基于纳米纤维的伤口敷料。聚乙烯醇和生物活性分子的混合混合物将表现出更好的细胞相互作用,从而加速伤口愈合[88]。

Kenawy[89]等通过将酮洛芬与聚乙烯醇溶液共混,利用静电纺技术制备载药微纤维膜。通过体外药物释放研究表明,未经甲醇处理的纤维膜在 2h 释放量达到 52.99%,2 周后总释放量为 75.35%;经甲醇处理的纤维膜在前 2h 释放量达到 15.25%,2 周后总释放量为 41.17%,药物随时间缓慢释放。Mohammadi[90]等通过将黄芪胶与聚乙烯醇溶液共混,利用静电纺技术制备直径为 140~210nm 的纳米纤维膜。由于黄芪胶的生物降解性、无毒性和生物相容性,复合纳米纤维膜有助于成纤维细胞的黏附和增殖,同时对铜绿假单胞菌和金黄色葡萄球菌具有抗菌能力,是伤口敷料的有效材料。Jiang[91]等将奥替尼啶、二氧化硅和聚乙烯醇共混,利用静电纺技术制备载药纳米纤维膜。纳米纤维膜具有抗紫外性能,并且对大肠杆菌和枯草芽孢杆菌具有99%的抗菌性能。Augustine[92]等将银纳米颗粒与聚乙烯醇溶液共混,利用静电纺丝技术制备具有超吸水能力的纳米纤维敷料,其纳米纤维直径为403nm。聚乙烯醇/银敷料在6h的溶胀率为525%,在2h内释放1.9ppm银,对大肠杆菌有抗菌能力。Zahedi[93]等将聚乙烯醇、聚己内酯和苯妥英钠共混,利用静电纺技术制备具有促进伤口愈合的纳米纤维敷料。与Comfeel® Plus等商业敷料相比,聚乙烯醇/聚己内酯纳米纤维敷料具有更高的伤口闭合率,药物释放率在48h为45%。Lu[94]等将石墨烯与聚乙烯醇溶液共混,利用静电纺丝技术制备具有抗菌能力的纳米纤维敷料。研究发现,石墨烯能够通过电子的传递进入原核细胞,但是进不了真核细胞,因此石墨烯/聚乙烯醇纳米纤维膜对大肠杆菌和农杆菌具有抗菌性。表5-4总结了以聚乙烯醇为纳米纤维网状基材加载不同功能药物制备的纳米纤维膜。

表5-4 以聚乙烯醇为纳米纤维网状基材加载不同功能药物的纳米纤维膜

基材	药物	纤维直径	实验环境	纳米纤维膜的应用	参考文献
聚乙烯醇	酮洛芬	0.5~1.5μm	体外	药物在前2h,释放15.25%,2周后总释放量为41.17%,缓慢均匀释放	[89]
聚乙烯醇	黄芪胶	140~210nm	体外	对铜绿菌有抗菌耐药性和抗菌活性	[90]
聚乙烯醇	二氧化硅纳米胶囊,奥替尼啶	200~300nm	体外	抗紫外光;对大肠杆菌和枯草芽孢杆菌具有99%的抗菌性	[91]
聚乙烯醇	银纳米颗粒	403nm	体外	聚乙烯醇膜、聚乙烯醇/银敷料对大肠杆菌的抑菌圈为6mm和10.47mm	[92]
聚乙烯醇/海藻酸钠	环丙沙星	300~400nm	体外	30min内药物释放20%,6.5h药物累计释放97%	[78]
聚乙烯醇/聚己内酯	苯妥英钠	240nm	体外和体内	聚乙烯醇/聚己内酯纳米纤维在48h内有45%的药物释放;聚己内酯在48h内有15%的药物释放;聚乙烯醇在48h内有90%的药物释放	[93]
聚乙烯醇/壳聚糖	石墨烯	120nm	体内	对大肠杆菌和农杆菌有抗菌性	[94]

5.3.2 聚己内酯

聚己内酯(polycaprolactone,PCL)是一种疏水性半结晶脂肪族热塑性聚酯,主要由 ε-己内酯单体开环反应得到,也是生物可降解的绿色高分子材料,最终降解为水和二氧化碳。此外,聚己内酯还具有优良的生物相容性、形状记忆性和易加工性,被广泛用于形状记忆材料、生物医用材料和包装材料等领域。但聚己内酯存在润湿性差、降解速率慢和力学性能较差等缺陷,限制了其应用和推广。因此,不少研究者采用不同增强材料来改善聚己内酯材料的性能,其中有较多工作采用玻璃纤维、羟基磷灰石和氧化石墨烯等纳米粒子对聚己内酯进行增强改性,但这些都不可避免地损害聚己内酯的生物可降解性。聚己内酯由于其易加工性,通过静电纺技术制备的纳米纤维广泛应用于伤口敷料。

Xue[95]等将甲硝唑与聚己内酯共混,通过静电纺丝技术,制备具有组织导向支架,这种复合纳米纤维敷料可加速伤口的愈合。甲硝唑在聚己内酯纳米纤维里的包覆率达到80%以上,同时在纤维上的均匀分散增加了聚己内酯的亲水性和体外生物降解的速率。药物释放研究表明,在1周内甲硝唑的释放量为90%,2周内药物完全释放。López-Esparza[96]等将银纳米颗粒与聚己内酯共混,通过静电纺丝技术制备的纳米纤维膜对革兰氏阳性和革兰氏阴性细菌具有抗菌性。研究发现,增加银纳米颗粒的浓度,静电纺纳米纤维的直径降低;银纳米颗粒的浓度为1mM时,复合纳米纤维膜仍然具有抗菌性能。Pal[97]等将碳纳米点与聚己内酯共混,通过静电纺丝技术制备了荧光纳米纤维,用于长时间体内实时监测全层伤口的恢复情况,如图5-13所示。复合纳米纤维敷料能够促进成纤维细胞的黏附、迁移和繁殖,加速伤口的恢复。研究表明,含有碳纳米点的聚己内酯纤维在7天内的伤口恢复率($82.75\% \pm 1.5\%$)高于开放性伤口($13.8\% \pm 5.1\%$)和和没有碳纳米点的聚己内酯的纤维($51.75\% \pm 3.2\%$)。Augustine[98]等将氢氧化铈纳米棒与聚己内酯共混,通过静电纺丝技术,制备了具有一定机械强度的纳米纤维膜。通过细胞培养实验验证,人脐静脉内皮细胞(HUVEC,提取于人脐带静脉组织,原代冻存)在氢氧化铈纳米棒/聚己内酯纳米纤维膜中从24h的(158 ± 16)个细胞/mm^2增加到120h内的(284 ± 17)个细胞/mm^2。Augustine[99]等将氧化锌纳米颗粒与聚己内酯共混,通过静电纺丝技术,制备具有加速伤口愈合的纳米纤维膜。研究证明,由于氧化锌具有释放活性氧的能力,氧化锌/聚己内酯能够促进细胞的黏附与迁移,增加细胞增长率。表5-5总结了以聚己内酯为纳米纤维网基材,加载不同功能药物的纳米纤维膜。

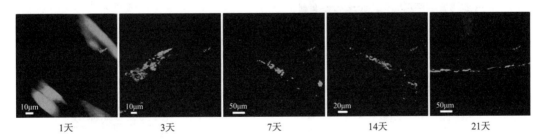

| 1天 | 3天 | 7天 | 14天 | 21天 |

图5-13　植入大鼠中创建的全层伤口上的碳纳米点结合聚己内酯/明胶纳米纤维的双光子显微图像

表5-5　以聚己内酯为纳米纤维网状基材,加载不同功能药物的纳米纤维膜

材料		纤维直径 (nm)	实验环境	纳米纤维膜的应用	参考文献
基材	药物				
聚己内酯	甲硝唑	250~500	体内	在1周内药物释放量为90%	[95]
聚己内酯	银纳米颗粒	183±50	体外	对金黄色葡萄球菌、大肠杆菌等细菌具有足够的抵抗力,铜绿假单胞菌、化脓性链球菌和肺炎克雷伯菌的抑菌圈>8mm	[96]

续表

材料		纤维直径（nm）	实验环境	纳米纤维膜的应用	参考文献
基材	药物				
聚己内酯/明胶	碳纳米点	698±420	体内	伤口在1周内的恢复率为（82.75±1.5）%	[97]
聚己内酯	氢氧化铕纳米棒	1250	体外和体内	人脐静脉内皮细胞从24h的（158±16）个细胞/mm^{2}增加到120h内的（284±17）个细胞/mm^2	[98]
聚己内酯	氧化锌纳米颗粒	700	体内	纯聚己内酯膜25天的伤口愈合率为85%,氧化锌/聚己内酯膜25天的伤口愈合率为100%	[99]

5.3.3 聚(L-丙交酯-共-己内酯)

Huang[100]等报告了一种制备氧化锌纳米颗粒(NP)、牛至精油(OEO)负载的多功能聚(L-丙交酯-共-己内酯)纳米纤维膜的方法,采用一种新的负载策略,能够持续递送生物活性剂,具有强大的体外抗菌和抗氧化活性,如图5-14所示。此外,体内伤口愈合证实了生物活性纳米纤维膜在上皮形成和肉芽组织形成中的潜力。通过血管内皮生长因子(VEGF)的表达,具有生物活性的纳米纤维膜极大地促进了血管生成。此外,拟议的NF膜通过下调促炎性细胞因子白介素-6(IL-6)和基质金属蛋白酶9(MMP-9)成功终止了炎性循环。

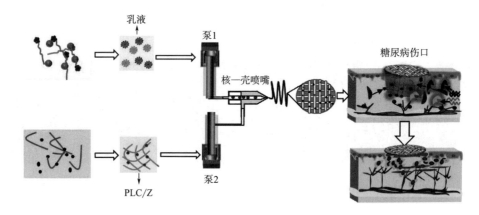

图5-14 同轴静电纺丝方式制备氧化锌纳米颗粒(NP)和牛至精油(OEO)负载的
多功能复合纳米纤维膜的过程示意图及其在糖尿病人伤口上的应用

5.4 智能纳米纤维敷料

科学家们开发出了持久耐用、可检测并实时监控药物浓度的智能敷料[101]。纳米纤维基材通过与不同功能性的材料进行化学反应或物理叠加,制备多功能智能敷料,不仅能加速伤口的愈合,同时具有实时监控药物释放量、伤口 pH 和细菌感染程度的功能,如图 5-15 所示。

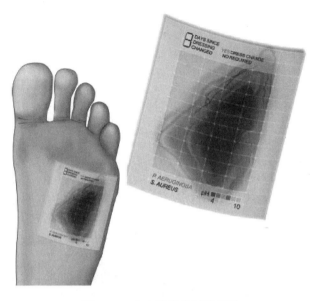

图 5-15　未来智能敷料示意图

5.4.1　光敏敷料

Jin[102] 等将光敏高分子聚-3-己基噻吩(P3HT)与聚己内酯共混,利用静电纺技术,制备光敏纳米纤维敷料。通过改变 P3HT 的浓度来研究不同的配方下材料的光电转化性能,研究发现,聚己内酯/聚-3-己基噻吩(150/20)纳米纤维具有更高的光电转化性能。在光照刺激下,观测到聚己内酯/聚-3-己基噻吩(150/10)纳米纤维对成纤维细胞有更好的黏附,同时能提高细胞的增殖能力。

5.4.2　炎症敏感型敷料

Patra[103] 等合成了聚苯胺—多壁碳纳米管/聚 N-异丙基丙烯酰胺(PANI—MWCNT/PNI-PAm)多组分纳米纤维,用于多功能组织修复。研究发现,肿瘤坏死因子在有肿瘤坏死因子(TNFα)的情况下比没有 TNFα 时更有助于细胞迁移,从而证实了炎症敏感型敷料的能力。聚苯胺的临界溶解温度较低,在 37℃ 时,它具有疏水相互作用,水分子的减少缓解了细胞迁移并减少了组织再生所需时间。

5.4.3　记忆敷料

Tan[104] 等利用壳聚糖、明胶和形状记忆聚氨酯(SMPU)制备多组分纳米纤维(CNM)用于智能伤口愈合。原始的 SMPU 纳米纤维(135.7°±1.2°)比 CNM 纳米纤维(122.3°±2.5°)和原始的明胶纤维(84.4°±2.8°)有更大的接触角,因此湿润度数据表明 SMPU 发挥疏水作用,有助于支架在水蚀作用下保持稳定。在伤口愈合期间,大部分的敷料根据疤痕的形成和温度波动,会出现收缩或膨胀的现象,而 CNM 纳米纤维即便在外力施加或低高温波动下仍能保持形状不变,如图 5-16 所示。图 5-16(a)中,每一个区域应力在室温下维持 30min,加热 10min,开温 40℃。

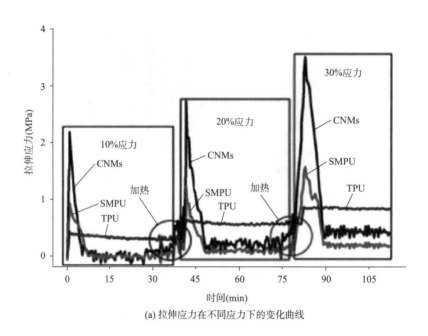

(a) 拉伸应力在不同应力下的变化曲线

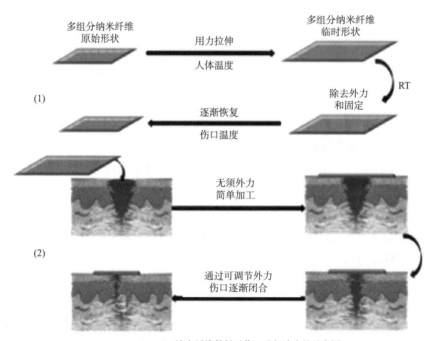

(b) CNM纳米纤维敷料对伤口进行治疗的示意图

图 5-16　敷料在外力下仍保持原来的形状

5.4.4　温感敷料

浙江大学的马列教授、董树荣教授和李石坚教授联合报道了一种智能的柔性电子集成伤口敷料,其能够通过集成传感器实时监测伤口温度,以作为病理感染的早期预测指标。浙江大学的马列教授[105]报道了一种智能的柔性电子集成伤口敷料,其能够通过集成传感器实时监测伤口温度,通过将紫外发光二极管和紫外线响应的抗菌水凝胶集成到系统中,实现原位可控释放抗生素,如图 5-17 所示。智能无线传感敷料的应用不仅可以改善创面微环境、减少换药频率、使创面更快地愈合,而且可以减轻患者的痛苦、降低患者的住院费用。

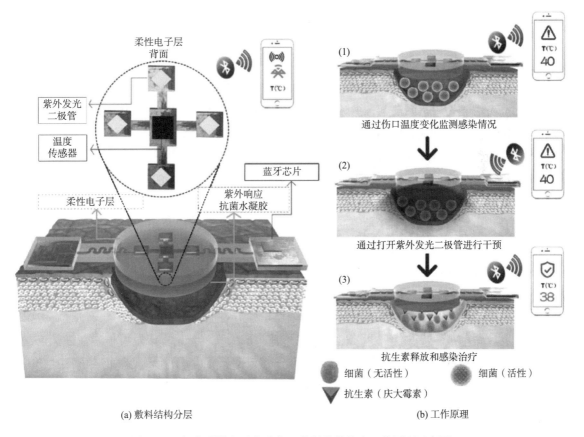

图 5-17　智能柔性电子集成伤口敷料的结构和工作原理示意图

5.5　总结与未来展望

近年来,国内外学者对纳米纤维不断地进行研究与探索,其在环境修复、能源和生物医药等领域广泛应用。纳米纤维由于其仿生性、可调控的孔隙率、以及较高的比表面积,实现了纤维表面多种功能基团的修饰和药物分子的固定,引起了学者们对其在伤口敷料应用上的研究。由于全球高发的各种急性以及慢性创伤,研发出可通过释放杀菌剂来阻挡微生物的入侵、控制伤口感染的纳米纤维创伤敷料是亟待解决的关键科学问题。尽管纳米纤维创伤敷料在表皮再生、血管再生以及抗菌等伤口治愈方面有着突出的表现,但在以下几个方面仍需改进。以下谈论的纳米纤维制备方式,以静电纺丝为例。

5.5.1　构成

关于化学成分及构成,具有生物相容性及消炎抗菌特性的生物聚合物可加速伤口愈合,因此更受青睐。尽管交互式生物聚合物纳米纤维敷料具有良好的伤口愈合潜力,且已通过许多相关研究得到证实,但市场上尚无此类的商业化产品。这源于大规模静电纺丝的困难,以及对于纤维中存在的诸如交联剂和残余溶质等杂质可能引起的免疫原性反应的担忧。

具体来说,壳聚糖和明胶等生物聚合物几乎不溶于水,因此对于静电纺丝,它们需要溶于有毒或强酸性溶剂,如1,1,1,3,3,3-六氟-2-丙醇和三氟乙酸(TFA)。为了获得抗菌效果,纳米纤维应配备辅助剂(添加剂),如多功能胺助剂(AMP)、金属离子和纳米粒子、抗生素或植物提取化合物。考虑到抗生素耐药细菌的快速进化,正在开展研究以开发传统药物递送纳米纤维的替代品,如考虑AMP功能化的纳米纤维。顾虑到金属离子(如银)溶解与释放的危险,可能超过世界卫生组织(WHO)的限制,那么AMP功能化的纳米纤维与植物提取物复合纳米纤维是传统药物输送装置的合适的替代品。不过,对于这类系统仍需进行长期的体外和体内研究以保证其在伤口愈合过程中的有效性。为了提高伤口愈合的效果、生长因子,金属离子输送材料等补充性的化合物也可以加入纳米纤维。此外,伤口环境的酸化可以加速愈合过程,因此加入各种可以有助于酸化创口的药剂也是一个有效的策略。

从化学构成的角度来看,先进的智能纳米纤维伤口敷料可被定义为在受到不同的pH和温度刺激下释放抗菌剂和药物的敷料。这类敷料很少被开发和研究,应当被进一步考虑。

合成的、工业化生产的聚合物也可用于制造伤口敷料,前提是这些聚合物没有毒性。这类材料由于其广泛的加工方法、有利的理化性质、可被集成到工程结构中以及可扩展性等优点,很有发展前景。这些优点对于大规模、低成本地开发伤口敷料很有吸引力。然而,生物惰性会使伤口愈合后敷料的去除过程变得复杂,从而带来了一定的挑战。为应对这一瓶颈,将可生物降解材料作为涂层的表面处理技术可能是一个解决方案。

5.5.2　合成

关于抗菌纳米纤维伤口敷料,许多抗生素、抗癌药物以及抗菌剂已被掺入静电纺丝聚合物中用于局部递送。传统上,这类化合物掺入纳米纤维是通过先将它们混入聚合物中,然后对混合物进行电纺丝或者核—壳电纺丝来实现的。前一种方法中,药物或者抗菌材料会松散地存留在纳米纤维的表面,导致不想要的爆发性释放,从而对组织细胞产生细胞毒性。第二种方法中,涉及核液和壳液间的界面作用的高电压和高剪切力,蛋白质会迅速脱水,损害脆弱的生物活性剂。因此,需要开发替代方法以实现在不损害抗菌剂的同时持续输送抗菌剂。尽管静电纺丝在生产不同构成、不同配置的纳米纤维时灵活多变,为此类生物混合纳米纤维设计有效、可靠的生产过程仍然是很复杂的。鉴于此,静电纺丝技术必须被广泛并精确地理解和标准化。此外,任何所需的生产技术必须在很大程度上发展到工业规模。因此,整个生产周期必须是经济的、可扩展的,特别是考虑到许多可购买到的伤口敷料相对低廉的价格。

5.5.3　设计及工程

纳米纤维敷料需要从结构上进行工程设计从而捕获细菌或者阻止细菌进入伤口。此外,纳米纤维可与纳米颗粒相结合,形成分层的纳米结构,其纳米形貌可潜在地提高表面疏水性从而降低细菌黏附的概率。上述几个方面可以大大降低生物膜的形成及其造成的不利影响。进一步地,纳米纤维敷料必须阻止表皮组织生长到结构中,使其在促进细胞黏附和增殖的同时能够无痛地去除。敷料还必须有足够高的多孔性和可渗透性,允许空气、水蒸气以及营养物质和废物的交换。另外,这种程度的孔隙度不应导致敷料机械稳定性和柔韧性的损失。考虑到敷料由于其使用位置和计划使用时长不同而受到不同的应力,机械疲劳可能也是一个关键的考虑因素。敷料需要充分去除渗出物,因此除了孔隙度,表面化学也可能起到关键的作用。

5.5.4　多功能

若要进一步提高敷料的表现,那么根据 pH 值或温度来实时监测伤口的状况就会成为一个必要且复杂的挑战。这些参数可表明伤口的愈合状态,需要进行精确的评估。为实现这一目标,纳米纤维伤口敷料中应集成各类生物传感器,还应开发能实时感知和监控伤口状况的智能设备。因此,需要能治疗各种类型的慢性伤口同时显著减弱感染倾向与伤口复发的多功能敷料。事实上,应当追求开发合并了三个关键功能的先进敷料:

①能够通过主要的、相关的生理机制来刺激愈合过程,甚至能够纳入如电响应等功能;

②监测伤口愈合以及温度、pH、细菌等感染指标;

③在伤口感染的情况下能够以受控的方式给药。

满足上述要求的纳米纤维敷料不仅能够保证伤口的快速愈合,而且能避免感染的发生。此外,通过集成的生物传感器提供的关于伤口愈合状况、渗出量、感染和敷料寿命的各种信息,可以有效地预测和控制治疗周期和时间。

5.5.5　测试

除了生产之外,也必须设计及验证先进的测试纳米纤维系统的方法,从而可以对开发的设备进行可靠的评估并迅速转化到临床应用上。比如,要确定这种敷料的临床潜力,必须在有细菌的环境下研究纳米纤维和细胞的体外相互作用,从而真实地模拟伤口的状况。令人意外的是,几乎没有文献考虑过细菌和细胞共培养这一重要特征。从这样的研究中获得的信息可以帮助我们理解细菌在纳米纤维上附着和生长的机理,从对其特性进行物理或化学调整来克服微生物挑战。因此,应该对细菌环境下纳米纤维敷料对真皮细胞的影响进行大量的研究,从而确保敷料在类似真正伤口的微生物环境中的适用性。当然,根据伤口类型的不同,以及涉及的各种特定的生物学因素和它的长期性,需要定制不同的体外试验。除了开发先进的生物检测外,还必须考虑 pH、湿度、温度、机械和热应力大小、频率各方面因素,模拟真实情况,研究理化特性。既然如此,就有必要遵循此类材料的设计标准以便能够与现有基准进行比较并对设计进行修改和验证。

习题

1. 简述伤口的分类。

2. 描述伤口愈合的过程。

3. 理想敷料的功能有哪些?

4. 纳米纤维敷料与其他敷料相比,优势是什么?

5. 你认为天然高分子材料哪一种最适合作为制备敷料的材料? 说明原因。

6. 介绍一种聚合物制备的伤口敷料,其优势是什么?

7. 理想的智能敷料具有哪些功能?

参考文献

[1] SHAH J B. The history of wound care[J]. The Journal of the American College of Certified Wound Specialists,2011,3:65-66.

[2] GIZAW M,THOMPSON J,FAGLIE A,et al. Electrospun fibers as a dressing material for drug and biological agent delivery in wound healing applications[J]. Bioengineering,2018,5:9.

[3] GEORGE BROUGHTON Ⅱ,JANIS J E,& ATTINGER C E. The basic science of wound healing [J]. Plastic and reconstructive surgery,2006,117:12S-34S.

[4] FONDER M A,LAZARUS G S,COWAN D A,et al. Treating the chronic wound:a practical approach to the care of nonhealing wounds and wound care dressings[J]. Journal of the American Academy of Dermatology,2008,58:185-206.

[5] BHATTACHARYA S. Wound healing through the ages[J]. Indian Journal of Plastic Surgery, 2012,45:177-179.

[6] LOUKAS M,LANTERI A,FERRAUIOLA J,et al. Anatomy in ancient India:a focus on the Susruta Samhita[J]. Journal of Anatomy,2010,217:646-650.

[7] SREEDEVI V,TRIPATHY R,NAIR ANJ,et al. Conventional care of wounded in susruta samhita: A Review[J]. International Journal of Ayurvedic Medicine,2016,7:21-23.

[8] ARMSTRONG D G,BOULTON A J M,BUS S A. Diabetic foot ulcers and their recurrence[J]. New England Journal of Medicine,2017,376:2367-2375.

[9] KÖCKERLING F,KÖCKERLING D,& LOMAS C. Cornelius Celsus:ancient encyclopedist,surgeon-scientist,or master of surgery? [J]. Langenbeck's Archives of Surgery,2013,398:609-616.

[10] WONA G,& JANIK H. Review:synthetic polymer hydrogels forbiomedical application[J]. Chem. Chem. Technol,2010,4:297-304.

[11]WINTER G D. Formation of the scab and the rate of epithelization of superficial wounds in the skin of the young domestic pig[J]. Nature,1962,193:293-294.

[12]KHIL M,CHA D,KIM H,et al. Electrospun nanofibrous polyurethane membrane as wound dressing[J]. Journal of Biomedical Materials Research Part B:Applied Biomaterials,2003,67B:675-679.

[13]MI F-L,SHYU S-S,WU Y-B,et al. Fabrication and characterization of a sponge-like asymmetric chitosan membrane as a wound dressing[J]. Biomaterials,2001,22:165-173.

[14]CZAJA W K,YOUNG D J,KAWECKI M,et al. The future prospects of microbial cellulose in biomedical applications[J]. Biomacromolecules,2007,8:1-12.

[15]DAVIS A,BALASUBRAMANIAN K. Bioactive hybrid composite membrane with enhanced antimicrobial properties for biomedical applications[J]. Defence Science Journal,2016,66:434-438.

[16]YADAV R,KANDASUBRAMANIAN B. Egg albumin PVA hybrid membranes for antibacterial application[J]. Materials Letters,2013,110:130-133.

[17]BALASUBRAMANIAN K. Antibacterial application of polyvinylalcohol - nanogold composite membranes[J]. Colloids and Surfaces A:Physicochemical and Engineering Aspects,2014,455:174-178.

[18]VERMA V,BALASUBRAMANIAN K. Experimental and theoretical investigations of Lantana camara oil diffusion from polyacrylonitrile membrane for pulsatile drug delivery system[J]. Materials Science and Engineering:C,2014,41:292-300.

[19]SUN G,ZHANG X,SHEN Y-I,et al. Dextran hydrogel scaffolds enhance angiogenic responses and promote complete skin regeneration during burn wound healing[J]. Proceedings of the National Academy of Sciences,2011,108:20976-20981.

[20]YOSHII F,ZHANSHAN Y,ISOBE K,et al. Electron beam crosslinked PEO and PEO/PVA hydrogels for wound dressing[J]. Radiation Physics and Chemistry,1999,55:133-138.

[21]SUDHEESH KUMAR P T,LAKSHMANAN V-K,ANILKUMAR T V,et al. Flexible and microporous chitosan hydrogel/nano ZnO composite bandages for wound dressing:in vitro and in vivo evaluation[J]. ACS Applied Materials & Interfaces,2012,4:2618-2629.

[22]THOMAS S,KALARIKKAL N,JAROSZEWSKI M,et al. Advanced polymeric materials:from macro-to nano-length scales[M]. CRC Press,2016.

[23]KOKABI M,SIROUSAZAR M,HASSAN Z M. PVA-clay nanocomposite hydrogels for wound dressing[J]. European polymer journal,2007,43:773-781.

[24]RASTOGI P,KANDASUBRAMANIAN B. Breakthrough in the printing tactics for stimuli-responsive materials:4D printing[J]. Chemical Engineering Journal,2019,366:264-304.

[25]GHARDE S,SURENDREN A,KORDE J M,et al. Recent advances in additive manufacturing of bio-inspired materials[M]. Springer International Publishing,2019.

[26]SEZER A D,HATIPOGLU F,CEVHER E,et al. Chitosan film containing fucoidan as a wound dressing for dermal burn healing:preparation and in vitro/in vivo evaluation[J]. Aaps Pharmscitech,2007,8:E94-E101.

[27]PRANOTO Y,RAKSHIT S K,SALOKHE V M. Enhancing antimicrobial activity of chitosan films by incorporating garlic oil,potassium sorbate and nisin[J]. LWT-Food Science and Technology, 2005,38:859-865.

[28]BOOTDEE K,NITHITANAKUL M. Poly (D,L-lactide-co-glycolide) nanospheres within composite poly (vinyl alcohol)/aloe vera electrospun nanofiber as a novel wound dressing for controlled release of drug[J]. International Journal of Polymeric Materials and Polymeric Biomaterials,2021,70:223-230.

[29]KWEON H,HA H C,UM I C,et al. Physical properties of silk fibroin/chitosan blend films[J]. Journal of Applied Polymer Science,2001,80:928-934.

[30]ANJUM S,SHARMA A,TUMMALAPALLI M,et al. A novel route for the preparation of silver loaded polyvinyl alcohol nanogels for wound care systems[J]. International Journal of Polymeric Materials and Polymeric Biomaterials,2015,64:894-905.

[31]ZAFAR M,SHAH T,RAWAL A,et al. Preparation and characterisation of thermoresponsive nanogels for smart antibacterial fabrics[J]. Materials Science and Engineering:C,2014,40:135-141.

[32]CORNELIUS V J,MAJCEN N,SNOWDEN M J,et al. Preparation of SMART wound dressings based on colloidal microgels and textile fibres[J]. Smart Materials IV,2006,6413:211-218.

[33]MADHUMATHI K,KUMAR S,ABHILASH S,et al. Development of novel chitin/nanosilver composite scaffolds for wound dressing applications[J]. Journal of Materials Science:Materials in Medicine,2010,21:807-813.

[34]BURKATOVSKAYA M,CASTANO A P,DEMIDOVA-RICE T N,et al. Effect of chitosan acetate bandage on wound healing in infected and noninfected wounds in mice[J]. Wound Repair and Regeneration,2008,16:425-431.

[35]CHONG EJ,PHAN TT,LIM IJ,et al. Evaluation of electrospun PCL/gelatin nanofibrous scaffold for wound healing and layered dermal reconstitution[J]. Acta Biomaterialia,2007,3:321-330.

[36]FAN X,CHEN K,HE X,et al. Nano-TiO_2/collagen-chitosan porous scaffold for wound repairing[J]. International Journal of Biological Macromolecules,2016,91:15-22.

[37]YADAV R,BALASUBRAMANIAN K. Polyacrylonitrile/Syzygium aromaticum hierarchical hydrophilic nanocomposite as a carrier for antibacterial drug delivery systems[J]. RSC Advances, 2015,5:3291-3298.

[38]PURUSHOTHAMAN A E,THAKUR K,KANDASUBRAMANIAN B. Development of highly porous,electrostatic force assisted nanofiber fabrication for biological applications[J]. International Journal of Polymeric Materials and Polymeric Biomaterials,2020,69:477-504.

[39]ABRIGO M,MCARTHUR S L,KINGSHOTT P. Electrospun nanofibers as dressings for chronic wound care:advances,challenges,and future prospects[J]. Macromolecular Bioscience,2014, 14:772-792.

[40]CALDERÓN MÁR,ZHAO W. Applications of polymer nanofibers in bio-materials,biotechnology and biomedicine:a review[C]. TMS 2014:143rd Annual Meeting & Exhibition,2014:401-414.

[41]YADAV R,BALASUBRAMANIAN K. Bioabsorbable engineered nanobiomaterials for antibacterial therapy[J]. Engineering of Nanobiomaterials,2016,2:77-117.

[42]RUSSO A,TRECARICHI EM,& TORTI C. The role of Gram-negative bacteria in skin and soft tissue infections[J]. Current Opinion in Infectious Diseases,2022,35:95-102.

[43]LIN P-H,SERMERSHEIM M,LI H,et al. Zinc in wound healing modulation[J]. Nutrients, 2017,10:16.

[44]RIBEIRO L S,MIGLIARI BRANCO L,FRANKLIN B S. Regulation of innate immune responses by platelets[J]. Frontiers in Immunology,2019,10:1320.

[45]MERRELL J G,MCLAUGHLIN S W,TIE L,et al. Curcumin loaded poly (ε-caprolactone) nanofibers:diabetic wound dressing with antioxidant and anti-inflammatory properties[J]. Clinical and Experimental Pharmacology & Physiology,2009,36:1149.

[46]XIE Z,PARAS C B,WENG H,et al. Dual growth factor releasing multi-functional nanofibers for wound healing[J]. Acta Biomaterialia,2013,9:9351-9359.

[47]GODBOUT J P,GLASER R. Stress-induced immune dysregulation:implications for wound healing,infectious disease and cancer[J]. Journal of Neuroimmune Pharmacology,2006,1:421-427.

[48]GLASER R, KIECOLT-GLASER J K. Stress-induced immune dysfunction:implications for health[J]. Nature Reviews Immunology,2005,5:243-251.

[49]FRANZ S,ERTEL A,ENGEL K M,et al. Overexpression of S100A9 in obesity impairs macrophage differentiation via TLR4-NFkB-signaling worsening inflammation and wound healing[J]. Theranostics,2022,12:1659.

[50]JENSEN J A,GOODSON W H,HOPF H W,et al. Cigarette smoking decreases tissue oxygen [J]. Archives of surgery,1991,126:1131-1134.

[51]CUMMINGS G W,CUMMINGS R. Composite dressing with separable components:US,09404553 [P]. 2001.

[52]FONDER M A,MAMELAK A J,LAZARUS G S,et al. Occlusive wound dressings in emergency medicine and acute care[J]. Emergency Medicine Clinics of North America,2007,25:235-242.

[53]LIU S-J,KAU Y-C,CHOU C-Y,et al. Electrospun PLGA/collagen nanofibrous membrane as early-stage wound dressing[J]. Journal of Membrane Science,2010,355:53-59.

[54] HU X,LIU S,ZHOU G,et al. Electrospinning of polymeric nanofibers for drug delivery applications[J]. Journal of Controlled Release,2014,185:12-21.

[55] JIANG H,WANG L,ZHU K. Coaxial electrospinning for encapsulation and controlled release of fragile water-soluble bioactive agents[J]. Journal of Controlled Release,2014,193:296-303.

[56] HUANG S,FU X. Naturally derived materials-based cell and drug delivery systems in skin regeneration[J]. Journal of Controlled Release,2010,142:149-159.

[57] GUNN J,ZHANG M. Polyblend nanofibers for biomedical applications:perspectives and challenges[J]. Trends in Biotechnology,2010,28:189-197.

[58] ABDELGAWAD A M,HUDSON S M,& ROJAS O J. Antimicrobial wound dressing nanofiber mats from multicomponent (chitosan/silver-NPs/polyvinyl alcohol) systems[J]. Carbohydrate Polymers,2014,100:166-178.

[59] PAUL W,SHARMA C P. Chitosan and alginate wound dressings:a short review[J]. Trends Biomater Artif Organs,2004,18:18-23.

[60] BHARDWAJ N,KUNDU S C. Electrospinning:a fascinating fiber fabrication technique[J]. Biotechnology Advances,2010,28:325-347.

[61] PANTHI G,BARAKAT N A M,RISAL P,et al. Preparation and characterization of nylon-6/gelatin composite nanofibers via electrospinning for biomedical applications[J]. Fibers and Polymers,2013,14:718-723.

[62] HAKKARAINEN T,KOIVUNIEMI R,KOSONEN M,et al. Nanofibrillar cellulose wound dressing in skin graft donor site treatment[J]. Journal of Controlled Release,2016,244:292-301.

[63] MOGOŞANU G D,GRUMEZESCU A M. Natural and synthetic polymers for wounds and burns dressing[J]. International journal of pharmaceutics,2014,463:127-136.

[64] YUAN H,CHEN L,HONG F F. A biodegradable antibacterial nanocomposite based on oxidized bacterial nanocellulose for rapid hemostasis and wound healing[J]. ACS Applied Materials & Interfaces,2019,12:3382-3392.

[65] WUTTICHAROENMONGKOL P,HANNIROJRAM P,NUTHONG P. Gallic acid-loaded electrospun cellulose acetate nanofibers as potential wound dressing materials[J]. Polymers for Advanced Technologies,2019,30:1135-1147.

[66] SQUINCA P,BERGLUND L,HANNA K,et al. Multifunctional ginger nanofiber hydrogels with tunable absorption:the potential for advanced wound dressing applications[J]. Biomacromolecules,2021,22:3202-3215.

[67] UPPAL R,RAMASWAMY GN,ARNOLD C,et al. Hyaluronic acid nanofiber wound dressing:production,characterization,and in vivo behavior[J]. Journal of Biomedical Materials Research Part B:Applied Biomaterials,2011,97:20-29.

[68] SHIN Y C,SHIN D,LEE E J,et al. Hyaluronic acid/PLGA core/shell fiber matrices loaded with EGCG beneficial to diabetic wound healing[J]. Advanced Healthcare Materials,2016,5:3035-

3045.

[69]SÉON-LUTZ M,COUFFIN A-C,VIGNOUD S,et al. Electrospinning in water and in situ crosslinking of hyaluronic acid/cyclodextrin nanofibers:Towards wound dressing with controlled drug release[J]. Carbohydrate Polymers,2019,207:276-287.

[70]SARHAN W A,AZZAZY H M E,EL-SHERBINY I M. Honey/chitosan nanofiber wound dressing enriched with Allium sativum and Cleome droserifolia:enhanced antimicrobial and wound healing activity[J]. ACS Applied Materials & Interfaces,2016,8:6379-6390.

[71]DONG X,CHANG J,LI H. Bioglass promotes wound healing through modulating the paracrine effects between macrophages and repairing cells[J]. Journal of Materials Chemistry B,2017,5:5240-5250.

[72]CHEN Q,WU J,LIU Y,et al. Electrospun chitosan/PVA/bioglass nanofibrous membrane with spatially designed structure for accelerating chronic wound healing[J]. Materials Science and Engineering,2019,105:110083.

[73]LEE K Y,MOONEY D J. Alginate:properties and biomedical applications[J]. Progress in Polymer Science,2012,37:106-126.

[74]GOH C H,HENG P W S,CHAN L W. Alginates as a useful natural polymer for microencapsulation and therapeutic applications[J]. Carbohydrate Polymers,2012,88:1-12.

[75]TANG Y,LAN X,LIANG C,et al. Honey loaded alginate/PVA nanofibrous membrane as potential bioactive wound dressing[J]. Carbohydrate Polymers,2019,219:113-120.

[76]SHALUMON K T,ANULEKHA K H,NAIR S V,et al. Sodium alginate/poly(vinyl alcohol)/nano ZnO composite nanofibers for antibacterial wound dressings[J]. International Journal of Biological Macromolecules,2011,49:247-254.

[77]JEONG S I,JEON O,KREBS M D,et al. Biodegradable photo-crosslinked alginate nanofibre scaffolds with tuneable physical properties,cell adhesivity and growth factor release[J]. European Cells & Materials,2012,24:331.

[78]KATARIA K,GUPTA A,RATH G,et al. In vivo wound healing performance of drug loaded electrospun composite nanofibers transdermal patch[J]. International Journal of Pharmaceutics,2014,469:102-110.

[79]PARK S A,PARK K E,KIM W. Preparation of sodium alginate/poly(ethylene oxide) blend nanofibers with lecithin[J]. Macromolecular Research,2010,18:891-896.

[80]QIN Y. Alginate fibres:an overview of the production processes and applications in wound management[J]. Polymer International,2008,57:171-180.

[81]RHO K S,JEONG L,Lee G,et al. Electrospinning of collagen nanofibers:effects on the behavior of normal human keratinocytes and early-stage wound healing[J]. Biomaterials,2006,27:1452-1461.

[82]XIE X,LI D,CHEN Y,et al. Conjugate electrospun 3D gelatin nanofiber sponge for rapid hemo-

stasis[J]. Advanced Healthcare Materials,2021,10:2100918.

[83]VALLUZZI R,GIDO S P,ZHANG W,et al. Trigonal crystal structure of Bombyx mori silk incorporating a threefold helical chain conformation found at the air-water interface[J]. Macromolecules,1996,29:8606-8614.

[84]BAKER B M,HANDORF A M,IONESCU L C,et al. New directions in nanofibrous scaffolds for soft tissue engineering and regeneration[J]. Expert Review of Medical Devices,2009,6:515-532.

[85]HUANG K,JINZHONG Z,Zhu T,et al. Exploration of the antibacterial and wound healing potential of a PLGA/silk fibroin based electrospun membrane loaded with zinc oxide nanoparticles[J]. Journal of Materials Chemistry B,2021,9:1452-1465.

[86]TOMMALIEH M J,IBRAHIUM H A,AWWAD N S,et al. Gold nanoparticles doped polyvinyl alcohol/chitosan blend via laser ablation for electrical conductivity enhancement[J]. Journal of Molecular Structure,2020,1221:128814.

[87]FAHMY A,KAMOUN E A,EL-EISAWY R,et al. Poly（vinyl alcohol）-hyaluronic acid membranes for wound dressing applications:synthesis and in vitro bio-evaluations[J]. Journal of the Brazilian Chemical Society,2015,26:1466-1474.

[88]NEMATI S,KIM S,SHIN Y M,et al. Current progress in application of polymeric nanofibers to tissue engineering[J]. Nano Convergence,2019,6:1-16.

[89]KENAWY E-R,ABDEL-HAY F I,EL-NEWEHY M H,et al. Controlled release of ketoprofen from electrospun poly（vinyl alcohol）nanofibers[J]. Materials Science and Engineering:A,2007,459:390-396.

[90]RANJBAR-MOHAMMADI M,BAHRAMI S H,JOGHATAEI M T. Fabrication of novel nanofiber scaffolds from gum tragacanth/poly（vinyl alcohol）for wound dressing application:In vitro evaluation and antibacterial properties[J]. Materials Science and Engineering:C,2013,33:4935-4943.

[91]JIANG S,MA B C,REINHOLZ J,et al. Efficient nanofibrous membranes for antibacterial wound dressing and UV protection[J]. ACS Applied Materials & Interfaces,2016,8:29915-29922.

[92]AUGUSTINE R,HASAN A,YADU NATH V K,et al. Electrospun polyvinyl alcohol membranes incorporated with green synthesized silver nanoparticles for wound dressing applications[J]. Journal of Materials Science:Materials in Medicine,2018,29:1-16.

[93]ZAHEDI P,REZAEIAN I,JAFARI SH. In vitro and in vivo evaluations of phenytoin sodium-loaded electrospun PVA,PCL,and their hybrid nanofibrous mats for use as active wound dressings[J]. Journal of Materials Science,2013,48:3147-3159.

[94]LU B,LI T,ZHAO H,et al. Graphene-based composite materials beneficial to wound healing[J]. Nanoscale,2012,4:2978-2982.

[95]XUE J,HE M,NIU Y,et al. Preparation and in vivo efficient anti-infection property of GTR/

GBR implant made by metronidazole loaded electrospun polycaprolactone nanofiber membrane [J]. International Journal of Pharmaceutics,2014,475:566-577.

[96] LÓPEZ-ESPARZA J,Espinosa-Cristóbal L F,Donohue-Cornejo A,et al. Antimicrobial activity of silver nanoparticles in polycaprolactone nanofibers against gram-positive and gram-negative bacteria[J]. Industrial & Engineering Chemistry Research,2016,55:12532-12538.

[97] PAL P,DAS B,DADHICH P,et al. Carbon nanodot impregnated fluorescent nanofibers for in vivo monitoring and accelerating full-thickness wound healing[J]. Journal of Materials Chemistry B,2017,5:6645-6656.

[98] AUGUSTINE R,NETHI S K,KALARIKKAL N,et al. Electrospun polycaprolactone (PCL) scaffolds embedded with europium hydroxide nanorods (EHNs) with enhanced vascularization and cell proliferation for tissue engineering applications[J]. Journal of Materials Chemistry B,2017, 5:4660-4672.

[99] AUGUSTINE R,DOMINIC E A,REJU I,et al. Electrospun polycaprolactone membranes incorporated with ZnO nanoparticles as skin substitutes with enhanced fibroblast proliferation and wound healing[J]. Rsc Advances,2014,4:24777-24785.

[100] HUANG K,KHALAJI M S,Yu F,et al. Multifunctional bioactive core-shell electrospun membrane capable to terminate inflammatory cycle and promote angiogenesis in diabetic wound[J]. Bioactive Materials,2021,6:2783-2800.

[101] DARGAVILLE T R,FARRUGIA B L,BROADBENT J A,et al. Sensors and imaging for wound healing:a review[J]. Biosensors and Bioelectronics,2013,41:30-42.

[102] JIN G,PRABHAKARAN M P,KAI D,et al. Electrospun photosensitive nanofibers:potential for photocurrent therapy in skin regeneration[J]. Photochemical & Photobiological Sciences,2012, 12:124-134.

[103] PATRA H K,SHARMA Y,ISLAM M M,et al. Inflammation-sensitive in situ smart scaffolding for regenerative medicine[J]. Nanoscale,2016,8:17213-17222.

[104] TAN L,HU J,HUANG H,et al. Study of multi-functional electrospun composite nanofibrous mats for smart wound healing[J]. International journal of biological macromolecules,2015,79: 469-476.

[105] PANG Q,LOU D,LI S,et al. Smart flexible electronics-integrated wound dressing for real-time monitoring and on-demand treatment of infected wounds [J]. Advanced Science, 2020, 7:1902673.

第6章 组织工程支架

组织工程(再生医学)是一个跨学科领域。组织工程融合了工程和生命科学的原理和创新,旨在解决组织/器官功能的改善、修复或替代[1-2]。自成立以来,该领域一直受到在新组织/器官的设计和制造中结合细胞、支架(人工细胞外基质)和生物反应器技术的概念支配。这一概念是合乎逻辑的,原因在于人体内的每个组织或器官均由包含在细胞外基质(ECM)中的实质细胞(功能细胞)和间充质细胞(支持细胞)组成,从而形成一个微环境。这些微环境共同构成了人体的组织和器官。在组织和器官的发育和维护方面,人体就是一个生物反应器,将细胞和细胞外基质微环境暴露在生物力学和生化信号中。

组织工程支架的组成(即合成的或天然的生物材料)以及结构决定了细胞—环境的相互作用。最终目标是通过引入一种被人体识别为"自我"的组织工程支架,从而使身体(细胞成分)能够自我修复,进而用于再生"新生"功能组织。长期以来,人们一直假设,为了复制所有重要的细胞间反应并促进细胞内反应,必须模仿细胞外基质。这些合成的细胞外基质或支架的设计必须符合一些特定的要求。第一,材料必须具有生物相容性且能够在不扰乱其他生理过程的情况下发挥功能。功能包括促进正常的细胞生长和分化,同时保持细胞的三维朝向/空间。第二,支架不得促进或引发任何不良的组织反应[3]。此外,为了临床和商业上的成功,支架的生产必须简单且用途广泛从而可以生产各种配置,以适应目标组织/器官的大小、形状、强度以及其他的复杂因素[4-7]。一旦在体外或体内适应,材料必须能够通过降解和吸收来去除,或能够通过先天重塑机制结合,只留下自然组织。

除了这些普遍的要求之外,还必须研究单个天然细胞与其周围环境相互作用的方式。细胞处在一个不断保持平衡的动态的三维相互关系中,并同时受到内部和外部的刺激。因此,任何支架材料都必须能够与细胞在三个维度上相互作用并促进这种交流。在天然组织中,结构细胞外基质蛋白(直径 $50\sim500$nm 的纤维)比细胞本身小一到两个数量级,这使得细胞能够与许多细胞外基质纤维直接接触,从而确定其三维朝向。这一特性可能是决定组织工程支架成功与否的关键因素。总之,成功的组织工程支架的环境条件必须是恰当的,以便信号可以在细胞间以及细胞与环境之间进行交换,从而恢复组织功能。

近几年,组织工程领域的科学家们纷纷转向纳米技术,特别是纳米纤维,作为开发组织工程支架和伤口修复/护理产品的解决方案。目前,只有少数几种工艺能够在纳米尺度上成功生产纤维以及后续的支架。对这些应用在组织工程的纳米纤维结构进行表征对于理解细胞—细胞外基质相互作用至关重要。

6.1 组织工程支架的意义

器官的损伤或功能衰竭是人类医学面临的一大难题,临床治疗通常采用外科修复、组织器官移植、人工假体植入、机械装置等方案,使患者不同程度地重建、恢复或补偿已失去的功能。人工器官和移植手术虽然使众多患者受益,但也显露出了致命弱点:前者与人体不相容、无法建立人体高级功能;后者供体有限,且存在免疫排斥等问题。例如,冠状动脉置换术的成功率只有50%~70%[8]。随着细胞生物学、分子生物学、生物工程和材料科学的进步,20世纪80年代末90年代初,诞生了"组织工程学",为再生医学的崛起开辟了崭新的道路。

6.1.1 组织工程

组织工程学是应用工程学、生命科学和材料学的原理与方法,将在体外培养、扩增的功能相关的活细胞种植于多孔支架上,细胞在支架上增殖、分化,构建生物替代物,然后将之移植到组织病损部位,达到修复、维持或改善损伤组织功能的一门科学。通过实验室将人体某部分的组织细胞进行体外培养扩增,然后把培养细胞种植和吸附在天然或人工合成的细胞外基质(支架)上,经过一段时间的培养后,一并移植到人体所需要的部位,形成正常结构和功能的组织或器官,重建解剖和生理功能,以达到提高生存质量和延长生命活动的目的。组织工程的特点是借助工程学方法,由细胞构筑人体组织,明确"组织再生"的核心理念,所以一些学者认为组织工程也可称为"再生医学"。组织工程的意义不仅在于为解除病人痛苦提供新的治疗方法,更重要的是,提出了复制"组织""器官"的新思想,它标志着"生物科技人体时代"的到来,是"再生医学的新时代",是"一场深远的医学革命"。

6.1.2 组织工程支架概述

组织工程学主要包括发挥主要功能作用的种子细胞、可供细胞进行生命活动的支架材料、调节细胞增殖和分化的生物活性分子三个方面的研究内容。其中支架材料和种子细胞是组织工程目前研究的重要内容,而支架材料作为组织工程研究的人工细胞外基质(extracellular matrix,ECM),为细胞的停泊、生长、繁殖、新陈代谢、新组织的形成提供支持。

种子细胞是组织器官构建的核心成分,它决定着组织器官的种类。细胞的来源包括自体细胞、同种细胞、异种细胞、干细胞与基因改质细胞等。自体细胞是指病人自己身上取下来的细胞;同种细胞是指别人捐出来的细胞;异种细胞是指从其他动物身上取下来的细胞;干细胞是指人体未分化且分裂增生能力极强的原始细胞;基因改质细胞则是利用基因工程技术改质后,具有特殊功能的动物细胞,如图6-1所示。

支架是指能与组织活体细胞结合并能植入生物体的三维结构体。支架材料是种子细胞的载体,必须具有良好的组织相容性,并可被人体逐步降解、吸收,还应适应不同细胞贴壁、增殖和分化的要求。人工细胞外基质主要是利用可分解的天然或合成高分子材料制备而成,具有多孔

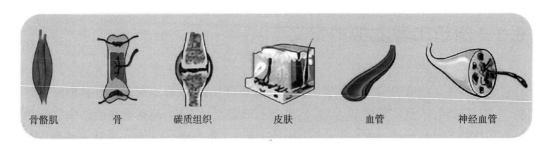

图 6-1　组织工程应用于骨骼肌、骨、碳质组织、皮肤、血管、神经血管

性的结构,以仿真原本生物体内细胞外基质的环境,使细胞能够迁入,并于此人工细胞外基质内增生;之后,人工细胞外基质会逐渐被生物体内的酵素或水分所分解,让受损的组织逐渐地再生与修复。

有了细胞和其依赖生长的人工细胞外基质后,还需要加入能传达细胞贴附、增生、迁徙与分化信息的贴附因子、生长因子、细胞素等蛋白质分子。将生长因子用于组织工程技术中时,有两种不同的方式:生长因子直接复合到支架上,或者在支架构建之后再与其复合;在支架上同时移植能分泌生长因子的细胞。

6.1.3　纳米纤维组织工程支架

目前,许多基于天然材料、合成材料或者将两者相结合的高分子材料支架,已经作为非病毒载体,直接促进质粒 DNA 的定位靶向传递或缓控释放,诱导基因治疗相关分子的表达,常见的有水凝胶、电纺材料、多孔支架。海藻酸盐、壳聚糖、纤维素等多糖及其衍生物的静电纺丝,在再生医学中有着巨大的应用前景。为了促进细胞生长,理想的生物支架应具有多孔结构,为细胞充足的营养物质和废物的转运提供渠道。纳米纤维支架因其具有独特的体系结构,能最接近地模拟天然的细胞外基质结构,被认为是一种理想的仿生基质[9]。然而 ECM 不仅具有结构性作用,还有功能性作用。ECM 网络结构创建了一个动态的三维微环境以维持细胞。信号在细胞核和 ECM 之间传递,从而实现两者之间细胞黏附、迁移、生长、分化、程序性细胞死亡、细胞因子和生长因子活动的调制的通信以及细胞内信号的激活[10-11]。此外,细胞受体和 ECM 分子之间的相互作用对于伤口愈合和用于细胞迁移、增殖以及随后的组织重塑的介质发育至关重要。ECM 对细胞活动的影响通过特定因子与特定 ECM 分子的结合、ECM 分子与被称为整合素的细胞表面受体的结合来实现。而这些结合之后又会影响生长因子的局部释放或分子的分离(用于细胞附着、扩散和生长)[12-13]。

作为细胞内可溶性成分,ECM 从细胞中分泌出来并高度受制于各种组织类型及发育阶段[14]。ECM 由胶原蛋白、弹性蛋白、透明质酸、蛋白聚糖、糖胺聚糖、纤连蛋白、层粘连蛋白、生长因子、细胞因子和酶及其抑制剂等分子组成。众所周知,细胞—胶原蛋白相互作用会影响细胞生长和分化,这取决于细胞穿透交织的纤维状胶原蛋白 ECM 的程度[10,15]。

当前纳米级工艺开发的目的在于模仿 ECM 的几何形状。前述三种技术均能生产亚微米直径的纤维。科学家们还尝试超越集合层面,在生理能力方面真正模仿ECM。通过对合成聚合物的结构和表面的材料特性进行工程改造,使它们可以变得更有利于细胞的黏附和功能。另外,天然聚合物可能已经包含细胞所需的信号传导能力。因此,组织工程中用作纳米纤维的材料包含了一系列合成和天然聚合物。已经有研究使用异种和同种异体的ECM作为组织工程器件[16-17];但是这种方法也有年龄相关因素、细胞溶解与钙化等问题。实验室的静电纺丝聚合物具有易于获得、已知降解时间和机械强度的优点[18]。然而,这些合成聚合物缺乏模仿ECM的超微结构。因此,也通过静电纺丝加工天然聚合物,即前述的原生ECM蛋白,用于组织工程应用。不过,即便是天然聚合物也有一些缺点,如具有免疫原性和较差的力学性能,易降解和复现性的变化。

6.2 纳米纤维在小直径血管组织再生中的应用

血管为营养物质的运输和组织器官的新陈代谢提供了渠道,与血管相关的疾病已成为主要死亡诱因之一,外科替换或移植手术是主要治疗手段。血管移植手术中,异体的排斥以及价格昂贵等问题使得人工合成血管作为替代品来应对人体血管出现的老化或破损等问题成为一种有效的措施。目前,国际临床上使用最广泛的、用于替代大于6mm的人工血管是编织型的涤纶聚酯血管和膨体聚四氟乙烯血管,这是因为它们结构稳定性好,在体内可长期工作而不发生降解,但是它们仍然存在着不少缺点,譬如血栓的形成和新生内膜增厚导致血管堵塞,至今尚无十分理想的血管替代物。基于同样原因,用于置换小于6mm的动、静脉血管的人工血管在临床中拥有巨大的需求量,但是由于直径太小容易造成移植物的闭塞、内膜增生、形成血栓等问题,导致其临床应用受到限制。目前,临床上是采用自体血管进行修复,例如冠状动脉搭桥手术。近30年来,人们一直致力于这方面的研究。

6.2.1 血管支架
6.2.1.1 血管组织工程
人体血管壁由内膜、中膜和外膜组成(图6-2)。其中,内膜由基底膜及附着于其上的单层内皮细胞构成;中膜由弹性蛋白包围的多层平滑肌细胞构成,它是三层膜中最厚的;外膜由成纤维细胞为主的Ⅰ型胶原蛋白组成[19]。人体的血管之所以具有一定的弹性、抗张强度等力学性能,归功于血管壁上的弹性蛋白及胶原蛋白。

血管组织工程技术为血管移植提供新来源,血管支架对细胞生长、组织修复等起主要支撑作用,也是血管组织工程的关键。组织工程支架的设计关键

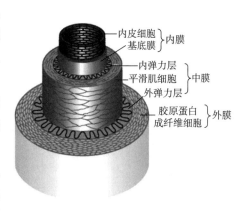

图6-2 人体血管结构图[19]

是针对再生组织的结构和功能确定。工程化的支架通常模仿体内的天然细胞外基质,因此,细胞外基质蛋白在控制细胞的生长和功能中起关键作用[20-21]。构建血管支架,要尽可能地模拟人体的血管结构和功能。生物相容性良好的支架材料为细胞提供黏附结合的位点,促进细胞增殖;合适的支架孔径、孔隙率为细胞提供活动的空间,便于细胞迁移和渗入支架;支架材料必须有很好的力学性能,支撑血管修复与再生;支架植入体内后要有良好的抗凝血性能,防止血栓形成,保证血液流动畅通。作为人造血管,其力学强度除了要维持血液正常流动所带来的冲击外,管壁还需要具备良好的内部连通性,以保证各种生物活性分子的传递、运输和释放顺利进行。

6.2.1.2 血管支架力学性能

自然高分子虽然有良好的生物相容性,但是力学性能差,因此与合成聚合物的复合支架是国内外学者研究热点。合成聚合物的浓度往往决定了复合纳米纤维支架的力学性能。

6.2.1.2.1 应力—应变

对于血管支架的应力—应变测试一般分为径向和轴向,如图6-3所示,两个方向的测试能更完整地测试支架抗压力的性能。根据应力—应变曲线,可以分析计算出径向和轴向上的断裂应力、失效应变和杨氏模量。

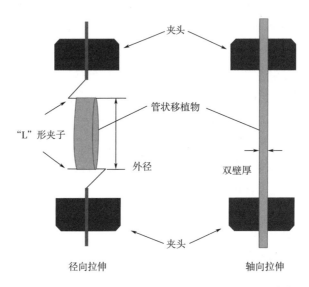

图6-3 血管支架应力—应变轴向、径向测试示意图[22]

通常断裂应力被认为是血管支架的强度,通过式(6-1)表示:

$$\sigma = \frac{F_{max}}{s} \qquad (6-1)$$

式中:σ 为破坏应力;F_{max} 为峰值载荷;s 为试样的横截面积。

失效应变通过式(6-2)计算得到。

$$\Delta E = \frac{L_{max} - L_0}{L_0} \times 100\% \qquad (6-2)$$

式中:ΔE 为失效应变;L_0 为初始样品长度(mm),等于夹具之间的距离;L_{max} 为最大变形量(mm)。

杨氏模量用来评估血管支架的刚度,通过式(6-3)表示,

$$\varepsilon = \frac{\sigma}{\Delta E} \qquad (6-3)$$

式中:σ 为失效应力;ΔE 为失效应变。

6.2.1.2.2　缝合保持强度

缝合保持强度(suture retention strength,SRS)用于衡量缝合的移植物与周围组织的黏附能力。缝合强度对移植物围观结构有着重要的影响,纳米级形貌的保持与植入物在组织工程中的临床应用密切相关。缝合保持强度测试如图6-4所示。图6-4中箭头表示 V 形缺口附近,(a)中2、3、4分别表示夹具部分、标距长度的中间部分、样品失效部分附近,(b)中5表示线状扩展部分。图中虚线部分表示受影响和未受影响区域的边界。图6-4中正交方向在断裂之前的伸长率为523%,远高于在平行方向(b)和随机方向(c)上的伸长率,分别为150%和193%。

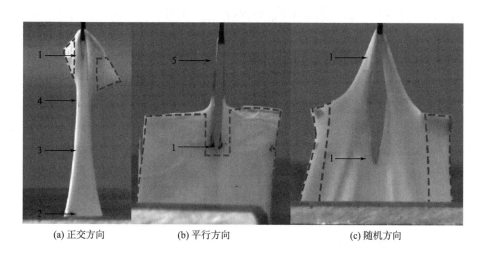

(a) 正交方向　　　　　　　　(b) 平行方向　　　　　　　　(c) 随机方向

图6-4　正方形材料的 V 形态在缝合保持强度的测试中的形态变化[23]

6.2.1.2.3　爆破强度

爆破强度是指组织工程血管支架能够承受的压力极限,只有当组织工程血管支架的爆破压超过人体动脉的最高收缩压时,组织工程血管支架才能成功移植,否则,当动脉压力增大时,组织工程血管支架及其吻合口容易破裂,导致大出血甚至死亡等严重并发症。

6.2.1.2.4　顺应性

顺应性一般指径向顺应性,即在脉动压力条件下,管壁随着压力变化不断扩张和收缩的能力。顺应性不匹配的直接表现是相对柔韧的血管组织与较硬的组织工程血管支架在承受相同管内压时两者的径向扩张不同,会使组织工程血管支架和天然血管的吻合处产生内膜增生,导致血栓栓塞而使移植失败。

6.2.1.3　血管支架生物相容性

生物相容性是指在特定的环境里材料性能的体现,和宿主适当的反应之间的相互作用的能力。支架的力学性能主要与材料的质量特性有关,而生物相容性主要与材料的表面特性有关。

血液相容性和组织相容性是评价支架材料的生物相容性的两个基本内容。

血液相容性测试,主要用来评估与血液接触的医疗器械,或用于血液或血液制品材料的影响。在选择和制订测试方案时,要将产品设计、临床使用、使用环境和风险收益等因素纳入考虑。作为血液相容性测试的重要参考标准,ISO 10993-4:2017主要包含三部分内容:与血液接触医疗器械的分类情况;评估血液反应的基本特性;测试方法的选择。

生物组织相容性指材料与生物活体组织及体液接触后,不引起细胞、组织的功能下降,组织不发生炎症、癌变以及排异反应等。应用的条件不同,对材料生物组织相容性的要求不同。生物组织相容性要求包括细胞黏附性、无抑制细胞生长性、细胞激活性、抗细胞原生质生长性、抗炎症性、无抗原性、无诱变性、无致癌性和无致畸性。生物组织相容性国际标准为ISO 10993-1:2018,中国的标准为GB/T 16886系列。

细胞种植在支架上,首先是细胞在支架上的黏附。只有细胞稳固地黏附在支架表面,才能开始增殖、迁移、分化或者合成细胞外基质(ECMs)[24]。细胞在支架表面的黏附主要有非特异性黏附和特异性黏附[25]。非特异性黏附是由细胞通过自身重力,以及细胞和支架之间的范德瓦耳斯力、静电力等作用引起的,比较迅速;特异性黏附又称细胞识别,是由细胞通过与支架表面的一些生物活性分子(如细胞外基质蛋白、细胞膜蛋白、细胞骨架蛋白等)的相互识别引起的,黏附期较长[26-27]。大量研究发现,和其他形式的材料相比,多种细胞(如内皮细胞、软骨细胞、成纤维细胞、老鼠肾脏细胞、平滑肌细胞、神经干细胞和胚胎干细胞等)在各种纳米纤维支架上都能很好地黏附,并且和相同组成的微米纤维支架相比,细胞更容易在纳米纤维支架上黏附[24-28]。

6.2.2 细菌纤维素纳米纤维血管支架
6.2.2.1 细菌纤维素的生物相容性

生物相容性对于组织工程支架的构建是必不可少的。在研究组织工程细菌纤维素(bacterial cellulose,BC)支架构建中,体内生物相容性的评价非常重要。Helenius[29]等系统地研究了BC的体内生物相容性。实验中他们把BC植入老鼠体内1~12周,利用组织免疫化学和电子显微镜技术,从慢性炎症反应、异物排斥反应以及细胞向内生长和血管生成等方面的特征来评价植入物的体内相容性。结果发现,植入物周围无肉眼和显微镜可见的炎症反应,没有纤维化被膜和巨噬细胞生成。BC被成纤维细胞侵入,与宿主组织融为一体,未引起任何慢性炎症反应。因此可以断定BC的生物相容性非常好,在组织工程支架构建方面具有潜在价值。

6.2.2.2 细菌纤维素的血管

细菌合成纤维素(bacterial synthesized cellulose,BASYC)是为了应用于显微外科手术中的人工血管插入等医学临床开发的一种基质储层过程生物技术[30]。应用该技术,2001年Klemm[31]等在D-葡萄糖培养基中,利用木醋杆菌制备了一种内径小于3mm的管状结构,如图6-5所示。他们利用大鼠威脉管插补术试验发现仅有1mm内径的BASYC在湿的状态下具有高的机械强度、大的持水能力、低粗糙度的内径以及高的生物活性等优良特性,证明了它在显微外科中作为人工血管的巨大应用前景。2004年Klemm[32]等进一步证实BASYC具有生物活性和相容性。

由于具有与天然血管内腔表面类似的平滑度,因此血管内不会形成血栓,BASYC 完全符合显微外科中人工血管的物理和生物要求。2009 年,该课题组[33]将 BASYC 长期植入老鼠体内(1 年),然后借助组织免疫和电子显微镜等手段研究老鼠的内皮细胞、肌肉细胞、弹性结构和结缔组织等不同结构的变化,重点研究植入的 BASYC 和周围组织接触的区域,结果发现,植入的 BASYC 与内皮细胞完全连接在一起。

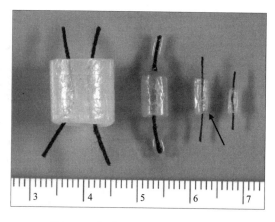

图 6-5　细菌合成纤维素人造血管

Gatenholm[34]等研究了细菌纤维素作为潜在的组织工程血管支架的力学性能。利用扫描电镜研究静态培养的细菌纤维素膜生长的形态学,并比较了细菌纤维素、猪动脉血管以及膨体聚四氟乙烯支架在力学性能上的差异,如图 6-6 所示。结果表明,细菌纤维的应变能力与动脉血管相似,这很可能是由于纳米纤维结构的相似性造成的。通过体外实验研究了人平滑肌细胞在细菌纤维素上的吸附、增殖、内向生长的情况,结果发现,在细菌纤维素上吸附和增殖的平滑肌细胞在培养 2 周后可内向生长 40μm。

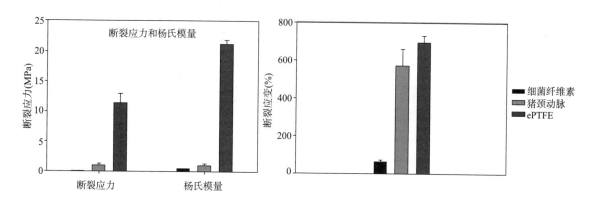

图 6-6　细菌纤维素、猪动脉血管以及膨体聚四氟乙烯支架应力—应变测试

Yang[35]等通过原位发酵的方法,将细菌纤维素加入经过加热的溶胀马铃薯淀粉,制备直径为 1mm 具有多层结构的人工血管支架。细菌纤维素/马铃薯淀粉血管支架具有生物相容性、一定的机械强度、保水性和物理化学性能。同时由于致密的内表面和大孔结构的外层(图 6-7),使得复合血管支架有 75% 的通畅率,促进了体内血管快速再生。

6.2.3　多组分纳米纤维血管支架

胶原蛋白作为一种生物材料被广泛应用于医疗器械及组织工程支架中[36]。1986 年,Weinberg[37]等利用胶原蛋白作为细胞支架,将内皮细胞接种于混有平滑肌细胞的胶原网络

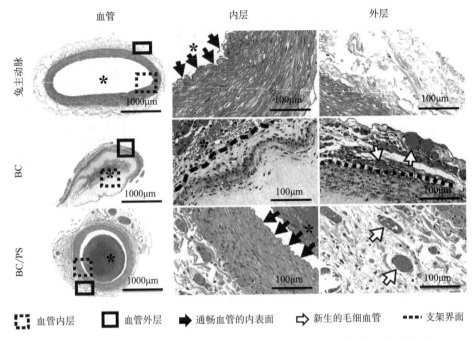

血管　　　　　　　内层　　　　　　　　外层

兔主动脉

BC

BC/PS

▱ 血管内层　　　▢ 血管外层　　　➡ 通畅血管的内表面　　　⇨ 新生的毛细血管　　　▭▭▭ 支架界面

图 6-7　苏木精/伊红染色法标记细菌纤维素/马铃薯淀粉血管支架内部和外部

中,构建了血管支架模型。但由于胶原蛋白的力学性能差,所以该血管支架管壁的抗压能力差,不能承受体内血液流动产生的爆发力。Ziegler[38]等设计了一种由血管平滑肌、I型胶原蛋白和内皮细胞组成的血管共培养模型,试验结果表明,在没有平滑肌细胞和流动切应力的情况下,胶原蛋白仍然可以维持内皮细胞的生长,是因为细胞外基质对体内细胞的分化起到了重要作用。壳聚糖具有无毒性、无刺激性、良好的生物相容性和生物可降解性,还具有促进伤口愈合和防腐抗菌等功能,是一种理想的生物医用材料。Fujita[39]等发现壳聚糖水凝胶支架材料具有诱导新血管生长和促进侧支循环形成的能力。乳酸—己内酯共聚物(PLLA—PCL)属于可降解的嵌段共聚物,包括 L-乳酸段和 ε-己内酯段。这种聚合物拥有非常好的力学性能,可作为血管支架材料,但是缺少天然的整合蛋白结合位点,细胞不能很好地在其表面相互作用[40]。

本小节将以胶原蛋白/壳聚糖/乳酸—己内酯共聚物纳米纤维[41]为例,基于血管支架应用要求,介绍材料的物理力学性能、药物释放和生物相容性。

6.2.3.1　力学性能

作为血管支架,需要具有比较好的力学性能,用以支撑支架植入体内后承受血液所产生的压力,因此材料的力学性能是作为血管支架材料的重要指标之一。图 6-8 和表 6-1 所示为不同质量比下胶原蛋白/壳聚糖/乳酸—己内酯共聚物[P(LLA—CL)]在湿态下的力学性能。图 6-8(b) *表示本组数据与其他三组数据有显著性差异,#表示本组数据与其他任何一组数据有显著性差异($P<0.01$)。图(c) *表示本组数据与其他任何一组数据有显著性差异($P<0.01$)。图(d)#表示本组数据与除 60/15/25 这一组数据外的其他数据有显著差异,*表示本组数据与其他任何一组数

据有显著差异，∀表示本组数据与除 0/10/100 这一组数据外的其他数据有显著差异（$P<0.01$）。从整体上看，由于乳酸—己内酯共聚物的加入，三种纤维支架的拉伸应力、应变及弹性模量都比胶原蛋白/壳聚糖（80/20）纤维支架提高很多。在胶原蛋白/壳聚糖的质量比一定的情况下，随着乳酸—己内酯共聚物的含量增加，拉伸应力、应变及弹性模量正比例增加。

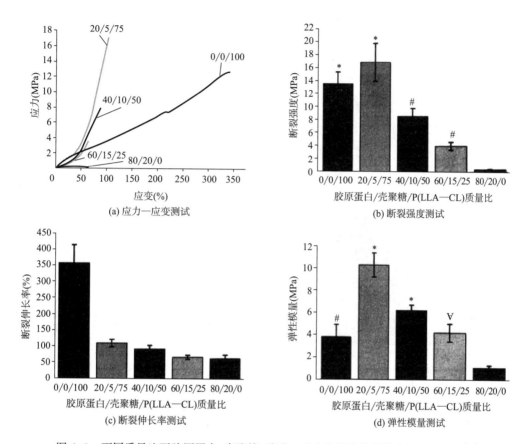

图 6-8　不同质量比下胶原蛋白/壳聚糖/乳酸—己内酯共聚物纤维支架力学性能[41]

表 6-1　不同质量比下胶原蛋白/壳聚糖/乳酸—己内酯共聚物纤维支架的力学性能测试结果[41]

胶原蛋白/壳聚糖/乳酸—己内酯共聚物质量比	断裂强度（MPa）	断裂伸长率（%）	弹性模量（MPa）
0/0/100	13.6±1.8	359±56	3.8±1.1
20/5/75	16.9±2.9	112±11	10.3±1.1
40/10/50	8.6±1.2	94±11	6.2±0.5
60/15/25	4.0±0.6	69±6	4.2±0.8
80/20/0	0.4±0.1	64±11	1.1±0.2

6.2.3.1.1　爆破强度

作为血管支架，爆裂强度是决定其能否成为血管移植物的一个非常重要的参数[42]，是评价血管支架适宜性的重要参数之一。研究人员对不同质量比下胶原蛋白/壳聚糖/乳酸—己内酯共聚物纳米纤维支架进行爆破强度测试。所有样品在磷酸盐缓冲液（PBS）溶液中浸泡12h再进行测试。所有样品的厚度约为200μm，内径约为3mm。爆破强度测试结果如图6-9和表6-2所示。图6-9（a）中 * 表示本组数据与0/0/100、60/15/25 这两组数据有显著差异，#表示本组数据与60/15/25 有显著差异（$P<0.01$）。图6-9（b）* 表示本组数据与其他两组数据有显著差异（$P<0.01$）。可以看出，胶原蛋白/壳聚糖/乳酸—己内酯共聚物纤维支架与乳酸—己内酯共聚物纤维支架的平均爆破强度之间有显著性差异。乳酸—己内酯共聚物纤维支架的平均爆破强度为（1403±210）mmHg。胶原蛋白/壳聚糖/乳酸—己内酯共聚物质量比为 40/10/50 时，纤维支架的爆破强度为（3320±72）mmHg。试验结果同时表明，胶原蛋白/壳聚糖/乳酸—己内酯共聚物质量比为 20/5/75 时，纤维支架可以承受的爆破强度高达 3365mmHg。然而胶原蛋白/壳聚糖占比例较高时（60/15/25），纤维支架的爆破强度下降至（423±24）mmHg。胶原蛋白/壳聚糖纤维支架的力学性能较差，在 PBS 溶液中浸泡 12h 后，由于支架吸收膨胀而破裂，未进行爆破性能测试[41]。

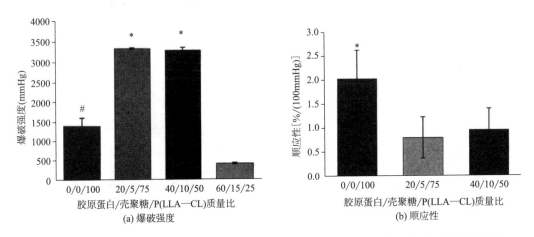

图6-9　不同质量比下胶原蛋白/壳聚糖/乳酸—己内酯共聚物纤维支架的爆破强度与顺应性

表6-2　纤维支架的爆破强度与顺应性

胶原蛋白/壳聚糖/乳酸—己内酯共聚物质量比	爆破强度（mmHg）	顺应性[%/（100mmHg）]	管壁厚度（mm）
0/0/100	1403±210	2.0±0.6	0.26±0.08
20/5/75	>（3365±6）	0.7±0.4	0.33±0.09
40/10/50	3320±72	0.8±0.4	0.31±0.07
60/15/25	432±24	—	0.33±0.06

注　1mmHg=133.3Pa

6.2.3.1.2 顺应性

顺应性能也是评价其作为血管支架的一个标准，如果移植的血管支架与自身血管之间的力学性能不匹配，会导致血管支架在体内形成血栓及内膜增生，最终导致临床上的失败。因此，有必要对不同质量比制备的胶原蛋白/壳聚糖/乳酸—己内酯共聚物纳米纤维支架进行动态顺应性测试。

试验结果如图 6-9 及表 6-2 所示,可以看出,随着乳酸—己内酯共聚物含量的增加,纤维支架的顺应性由 0 ~ 2.0%/(100mmHg)增加。乳酸—己内酯共聚物纤维支架的顺应性明显大于其他纤维支架,主要因为乳酸—己内酯共聚物是一种弹性高分子材料,乳酸—己内酯共聚物纤维支架具有很大的断裂强度,断裂伸长率高达 360%,而且弹性模量较低。胶原蛋白/壳聚糖/乳酸—己内酯共聚物复合纤维支架的拉伸力学性能相对于乳酸—己内酯共聚物纤维支架有所下降,断裂伸长率明显降低,然而弹性模量增加许多,刚度提升,所以顺应性下降。

根据文献报道,血管的动态顺应性有一个变化范围,由于存在个体差异,性别不同、年龄不同及血管种类不同,其顺应性测试值不一样,同时血管支架在植入人体内后的不同阶段,其顺应性测试值也会发生变化[42-47]。乳酸—己内酯共聚物纤维支架的顺应性测试值为 2.0%/(100mmHg),比较接近人体的股骨动脉血管的顺应性[2.6%/(100mmHg)][48]。胶原蛋白/壳聚糖/乳酸—己内酯共聚物(20/5/75 及 40/10/50)纤维支架的顺应性测试值为(0.7% ~ 0.8%)/(100mmHg),低于天然的动脉血管的顺应性。但是,根据文献资料,这两种纤维支架的顺应性接近天然的静脉血管(大隐静脉)的顺应性[(0.7% ~ 1.5%)/(100mmHg)][43,49-50]。除此之外,胶原蛋白/壳聚糖/乳酸—己内酯共聚物纤维支架的顺应性比标准的膨化聚四氟乙烯(ePTFE)移植物的顺应性高,后者的测试值为(0.1% ~ 0.9%)/(100mmHg)[48,51-52]。

6.2.3.2　生物相容性

最早对生物材料细胞生物相容性的评价往往只着眼于细胞的形态与数量的变化,随后发展到对细胞附着、生长、增殖及代谢方面的影响,并提出了以有活力的细胞数和细胞增殖能力作为评价生物材料细胞生物相容性的观点。因此细胞增殖是证明材料生物相容性的重要表征方法,是组织工程支架是否成功的重要表征之一。

增殖试验中,内皮细胞的种植密度为 8000 个/孔。不同质量比的胶原蛋白/壳聚糖/乳酸—己内酯共聚物纤维支架(芯层肝素钠浓度均为 15%)PIEC,与不含肝素钠的相同质量比的共混支架比较内皮细胞增殖情况,如图 6-10(a)所示。随着时间的增加,细胞在支架上整体呈现增长趋势,细胞数量在各个培养时间点持续增多,说明各种支架的生物相容性都较好。具体地说,细胞—支架培养 1 天,所有支架的测量值略高于对照组(玻璃片);同质量比的支架中,不含肝素钠的共混支架略高于含肝素钠的同轴静电纺支架。细胞—支架培养 3 天,支架上的细胞都在培养 1 天的基础上增多,但支架之间没有明显差别,同轴静电纺支架略高于同质量比的共混支架。培养 7 天时,同轴静电纺支架中,胶原蛋白/壳聚糖/乳酸—己内酯共聚物质量比为 40/10/50 时细胞数量最多;胶原蛋白/壳聚糖/乳酸—己内酯共聚物质量比为 60/15/25 时,比同质量比共混静电纺支架低。不同肝素钠浓度的胶原蛋白/壳聚糖/乳酸—己内酯共聚物同轴静电纺支架的细胞增殖情况如图 6-10(b)所示,胶原蛋白/壳聚糖/乳酸—己内酯共聚物质量比均为 40/10/50。可以看到,随着时间的增加,细胞在支架上整体呈现增长趋势,细胞数量在各个培养时间点都在增多,培养 7 天时,肝素钠浓度为 15% 的支架上细胞数量最多,且与对照组有显著差异。

6.2.4　聚合物纳米纤维血管支架

合成聚合物由于其广泛的可用性、良好的加工性、稳定的结构和可控的降解速率而被广泛

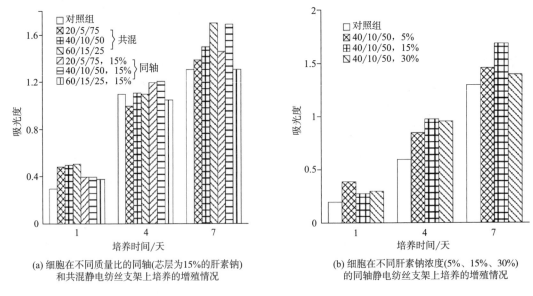

(a) 细胞在不同质量比的同轴(芯层为15%的肝素钠)
和共混静电纺丝支架上培养的增殖情况

(b) 细胞在不同肝素钠浓度(5%、15%、30%)
的同轴静电纺丝支架上培养的增殖情况

图 6-10 细胞在胶原蛋白/壳聚糖/乳酸—己内酯共聚物(芯层为肝素钠)纤维支架上的增殖情况

用于制造血管移植物。合成的移植物的一个常见问题是移植物与天然动脉之间的顺应性不匹配,这会引发血小板沉积,而血小板的增加会引起血管内膜增生和血栓形成[53-54]。作为血管支架材料应用最多的是聚乳酸(polylactic acid,PLA)和聚羟基乙酸(polyglycolic acid,PGA)共聚物。聚羟基乙酸降解产物羟基乙酸是体内三羧酸循环的中间代谢物,且吸收和代谢机制已经明确并具有可靠的生物安全性。由于羟基乙酸降解速度过快,以聚羟基乙酸为主结构与其他聚合物共聚可明显改善其物理性能。聚乳酸-co-聚羟基乙酸共聚物的降解速度可根据需要,通过调整两种单体的比例来加以控制。聚羟基乙酸虽然在组织工程中被广泛应用,但 Higgins[55] 等发现它在降解后产生局部条件的改变导致平滑肌细胞的分化和有丝分裂的减少,可见聚羟基乙酸并不是血管组织工程理想的支架材料。

聚己内酯(PCL)是一种具有潜在应用价值的生物降解材料,聚己内酯-co-丙交酯共聚物、聚乙交酯-co-己内酯共聚物以及聚己内酯-b-聚乙二醇醚共聚物等都具有良好的亲水性,有利于细胞在材料表面黏附和生长[56]。聚氨酯(polyurethane,PU)是由软链段、硬链段和扩链剂合成的弹性体家族,具有可生物降解性,在软组织修复和组织再生方面引起了越来越多的国内外学者关注[56-58]。由于聚氨酯具有较高的初始模量,高于血管的初始模量,与天然血管的顺应性不匹配,因此具有较低初始模量的聚氨酯共聚物是国内外学者关注的对象。Ma 等制备了一种聚(δ-戊内酯-co-ε-己内酯)(PVCL)与软链段基聚氨酯的共聚物,它的初始模量低于聚己内酯(PCL)和聚氨酯的共聚物。Xu 等将具有亲水性的聚乙二醇(PEG)加入聚(δ-戊内酯-co-ε-己内酯)与聚氨酯的共聚物,进一步降低了共聚物的初始模量。构建的三嵌段共聚物(VCL—PEG—PVCL)的初始模量与心机相似,同时具有良好的加工性生物相容性[59]。低初始模量聚氨酯弹性体是制备血管组织支架的良好候选者,因为它们与天然血管的顺应性非常匹配,Zhu 等在兔中进行了颈动脉置换手术[60]。

研究人员发现,可生物降解的聚氨酯基血管组织支架在体内的移植失败率很高,主要是由于血小板黏附引起的急性血栓和内膜增生[60-63]。在支架表面修饰具有抗污分子,能够提高抗黏附性能,从而改善其整体的抗血栓性能。为了实现顺应性匹配和快速内皮化,Zhu[22]等合成了低初始模量聚氨酯脲(PEUU)弹性体,并将其制备成电纺丝管状接枝体,然后用聚乙二醇(PEG)和肝素(Hep)进行共价接枝功能化,制备了聚氨酯共聚物基血管组织支架(PEUU@PEG-Hep)。PEG和肝素的共价移植显著促进了人脐静脉内皮细胞(HUVECs)的黏附、扩散和增殖,上调了血管内皮细胞相关基因的表达,并增加了移植物防止血小板沉积的能力。在兔模型中用PEUU@PEG-Hep移植物替换切除的颈动脉表明,该移植物能够快速内皮化,启动血管重塑,并保持通畅。表6-3总结了各种合成聚合物在血管支架应用上的优缺点。

表6-3　合成聚合物在血管支架应用上的优缺点

聚合物	优点	缺点
聚乳酸	降解缓慢,目前有多种生物医学应用	不加修饰的情况下疏水性会限制细胞附着,易脆性断裂
聚乙醇酸	高强度和结晶度,目前有生物医学应用,如缝合线	在不与其他聚合物结合的情况下,快速降解(几周内)
聚(乳酸-co-乙醇酸)酸	通过调整乳酸与乙醇酸的比例,可以调节力学性能与降解速率,目前有生物医学应用,如缝合线和纱布	快速的降解(最多6个月),并且由于杀菌和酶降解速率加快,会经受整体侵蚀而影响力学性能
聚己内酯	降解缓慢,良好的力学性能,包括强度和弹性	疏水性限制细胞附着和增殖;力学性能不匹配是一个潜在的风险
聚(L-丙交酯-co-ε-己内酯)	通过调整共聚物比例,可以调节力学性能,降解缓慢,与天然血管相近的刚性,比其共聚物更加亲水	集中共混物是亚稳态的,其力学性能可能会发生剧烈变化;体内研究表明,6个月后力学性能会下降,这可以通过更厚的移植物来改善
聚氨酯	基于所选的软段和硬段,特性可调;能够从天然血管的应力—应变曲线中看到响应	有潜在的生物稳定性问题

本小节将以聚氨酯共聚物[22]为例,介绍人工合成的血管组织支架的力学性能、生物相容性和体内实验。

6.2.4.1　力学性能

组织支架机械匹配度对于组织的修复与再生至关重要。如果移植到体内的组织支架和宿主组织的力学性能不一致,会引起严重的异物反应,从而导致移植的失败。

(1)爆破强度

组织支架的径向拉伸试验同图6-3,将管状支架压成矩形,用以测试轴向的应力应变测试。试验结果如图6-11(a)(b)所示,显示了聚氨酯脲(PEUU)、PEUU-Hep、PEUU@PEG、PEUU@PEG-Hep四种共聚物支架在轴向和径向两个方向的应力应变结果。如图6-11(c)(d)所示,PEG和肝素的化学接枝,增加了聚合物的拉伸强度和断裂伸长率,同时降低了径向和轴向的杨氏模量。

如图6-11(f)(g)所示,经过PEG和肝素化学接枝的聚合物与未经过处理的聚合物相比,具有较高的缝合强度和破裂强度。人工合成支架的缝合强度和爆破强度远大于胸廓内动脉和大隐静脉,说明它的机械强度足以进行外科手术,承受体内血液流动带来的压力。

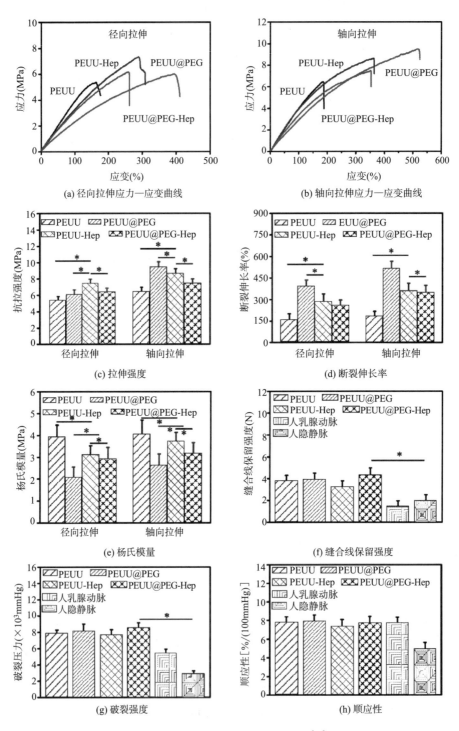

图 6-11　静电纺聚合物的力学性能[22]

（2）顺应性

如图6-11（h）所示，聚氨酯基支架的顺应性为8［%（100mmHg）］，类似于胸廓内动脉的顺应性［（7.8±0.6）%/100mmHg］，但比大隐静脉［（5.0±0.6）%/100mmHg］的顺应性高60%。支架的力学性能不仅取决于原材料，还与其纤维支架结构有关。经过PEG和肝素化学接枝的聚合物具有更小的直径和更高的孔隙率。聚氨酯基支架的力学性能与天然血管匹配，同时能减少内膜增生，提高血液通畅率。

6.2.4.2 生物相容性

（1）细胞相容性

人脐静脉内皮细胞（HUVEC）作为接种细胞，接种到支架表面，用来评估支架的组织再生能力。图6-12（a）表示人脐静脉内皮细胞在支架表面的浓度随时间的变化，内皮细胞黏附在支架表面内皮细胞个数增加，表示支架具有良好的细胞相容性。12h后，PEUU@PEG、PEUU-Hep和PEUU@PEG-Hep支架上黏附的内皮细胞数量明显多于PEUU支架。通过对PEUU表面的改性，化学接枝PEG和Hep，增加了支架的细胞黏附性，如图6-12（b）所示。表明细胞黏附和增殖不仅与接枝的官能团和细胞类型有关，而且与表面润湿性有关。因此，人脐静脉内皮细胞在表面改性移植物上的黏附和增殖能力的提高可能归因于表面润湿性的增加和纤维结构的优化。通过扫描电镜观察移植物上人脐静脉内皮细胞的形态，如图6-12（c）所示，人脐静脉内皮细胞表现出典型的鹅卵石形态，具有丰富的片状伪足和丝状伪足，并且随着时间的推移覆盖率增加。移植物上细胞覆盖率的试验结果表明，PEG和Hep的化学改性大大提高了细胞覆盖率（PEUU移植物约为30%，而表面改性移植物为55%~75%）［图6-12（d）］，PEUU@PEG-Hep移植物在所有移植物中显示出最高的覆盖率[22]。

内皮型一氧化氮合酶和血管内皮生长因子作为两种标记的基因，在培养10天后，利用逆转录聚合酶链反应（RT-PCR）确定人脐静脉内皮细胞的功能性。如图6-12（e）（f）所示，PEG和Hep对纳米纤维表面的化学改性促进了人脐静脉内皮细胞相关基因的表达，证明了良好的细胞相容性[22]。

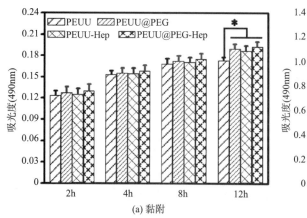

(a) 黏附

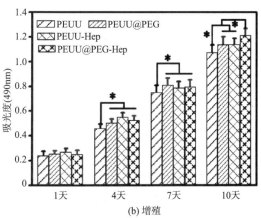

(b) 增殖

图6-12

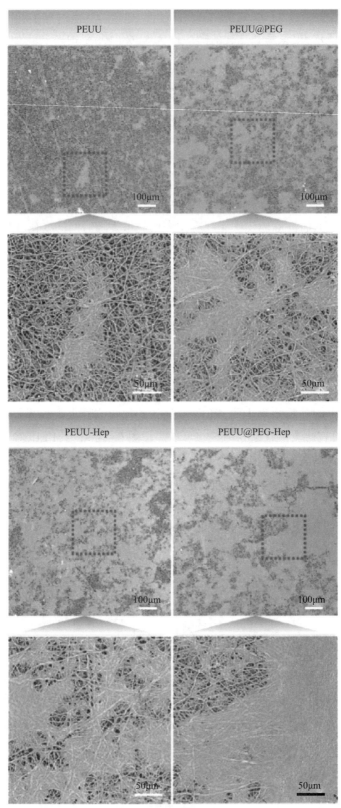

(c) 培养4天后的扫描电镜图

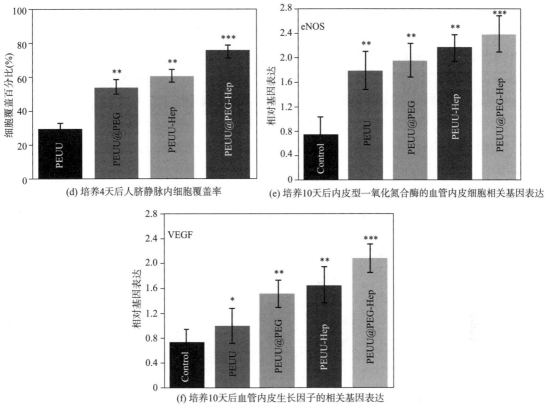

(d) 培养4天后人脐静脉内细胞覆盖率

(e) 培养10天后内皮型一氧化氮合酶的血管内皮细胞相关基因表达

(f) 培养10天后血管内皮生长因子的相关基因表达

图 6-12　人脐静脉内皮细胞在纳米纤维膜表面的黏附和增殖

（2）血液相容性

血液相容性按照 ISO 10993-4 国际标准进行测试。试验结果表明,PEUU 基的移植物具有良好的血液相容性,如图 6-13 所示,未修饰和表面修饰的移植物的溶血率均为 2%,这表明化学接枝对移植物的溶血特性无影响。根据血液接触生物材料的 ISO 10993-4 国际标准（5%）,这些移植物可以被认为是非溶血性的,并且对于血管置换是安全的[64]。

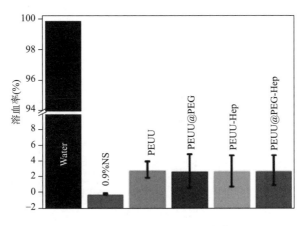

图 6-13　血液相容性测试[22]

6.2.4.3 体内实验

6 周龄的雄性大鼠,体重为 150~180g,作为皮下植入的受体。向 16 只大鼠体内随机进行皮下植入。PEUU、PEUU@PEG、PEUU-Hep 和 PEUU@PEG-Hep 血管支架内径 2mm、长 5mm、壁厚 0.4mm。用环氧乙烷灭菌,然后对称植入大鼠背部两侧。在植入 10 天和 30 天后从安乐死的动物身上取回移植物。将移植物在 4℃下固定在 4% 多聚甲醛中。将样品包埋在石蜡中,切成 5μm 厚放于载玻片上,并用苏木精、伊红(H&E)和 Masson 三色染色进行组织学分析。在光学显微镜(Olympus BX41,Japan)下观察载玻片并用 DP71 相机(Olympus,Japan)拍照[22]。试验结果如图 6-14 所示。

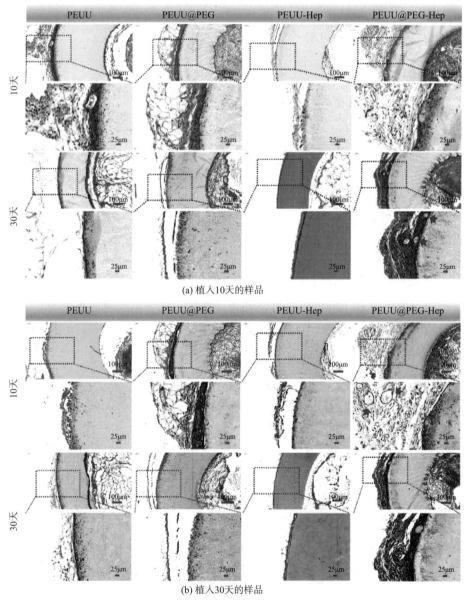

图 6-14 移植物皮下植入的组织相容性

　　从试验结果可以看出[图 6-14(a)],在 10 天的样品中,多核巨细胞在移植物的外表面和内表面聚集,证明移植物周围有中度炎症反应。四种移植物的炎症反应无明显差异。在 30 天后,移植物周围的包膜变薄,多核巨细胞个数减少,这些现象说明炎症反应得到缓解。PEUU@PEG-Hep 移植物的表面被宿主细胞完全覆盖,同时发现毛细血管只出现在 PEUU@PEG-Hep 移植物的表面,其他三个移植物上没有发现。三色染色显示[图 6-14(b)],从第 10 天到第 30 天,覆盖电纺移植物的胶原蛋白和弹性蛋白沉积增加,并表明 PEUU@PEG-Hep 移植物周围有新形成的毛细血管[22]。

　　研究人员[22]通过静电纺制备了血管支架,通过血管端端吻合术,用 PEUU@PEG-Hep 移植物替换兔子的等距左颈动脉[图 6-15(a)~(c)]。移植后试验组和对照组没有观察到明显的吻合口出血[图 6-15(c)]。在试验组的手术过程中,一只动物因吻合口处的急性血栓而死亡。B 超记录显示,PEUU@PEG-Hep 移植物在移植后 10 天[图 6-15(d)]和 30 天[图 6-15(f)]保持通畅,与自体移植组相似[图 6-15(e)(g)]。彩色多普勒超声图像显示,通过移植物和天然血管的血流具有良好的连续性[图 6-15(h)(j)]。在植入部位未发现出血、渗漏或动脉瘤样扩张,表明 PEUU@PEG-Hep 移植物与自体移植物相当[图 6-15(i)(k)]。

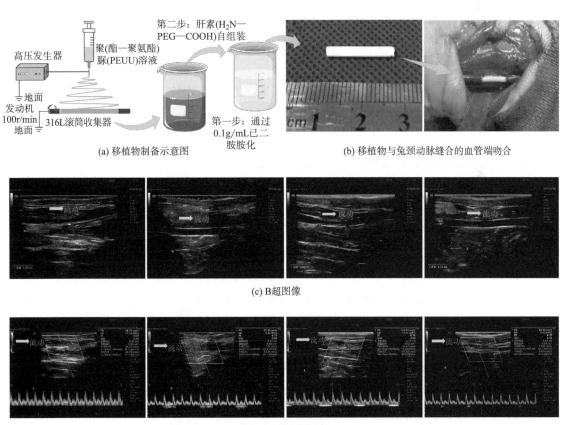

(a) 移植物制备示意图　　　　　　　(b) 移植物与兔颈动脉缝合的血管端吻合

(c) B超图像

(d) 彩色多普勒超声图像

图 6-15　PEUU@PEG-Hep 移植物制备示意图及超声图像[22]

6.3 纳米纤维在神经组织再生中的应用

6.3.1 神经导管支架

神经导管支架在周围神经修复过程中起着关键作用。周围神经损伤后,远端神经在一定条件下可以引导近端神经生长,而这种条件需要一个特定的微环境。用神经导管修复神经损伤可以为神经再生提供暂时固定并支持缺损神经的两端,引导神经元的轴突(自神经元发出的一条突起)轴向生长,避免结缔组织增生影响正常再生神经的生长以及防止神经瘤的形成,为神经再生提供一个适宜的微环境。

理想的神经导管支架应满足神经细胞生长的基本要求[65]

(1)良好的生物相容性;

(2)良好的生物降解性,降解产物对周围组织不会引起炎症反应;

(3)神经导管结构有利于再生轴突和雪旺细胞,并且使雪旺细胞在神经导管内有序排列;

(4)管壁具有良好的通透性,能够从外界组织吸取营养物质;

(5)良好的力学性能和柔韧性;

(6)易加工成型。

静电纺取向纳米纤维的定向结构有利于神经细胞的黏附、增殖和分化,因此,本节从静电纺取向纤维入手,了解纳米纤维在神经组织工程方向上的应用。

6.3.2 取向纳米纤维用于神经组织再生

6.3.2.1 静电纺丝技术

静电纺纳米纤维具有仿生天然细胞外基质的结构和功能,具有高的孔隙率和比表面积。大量的研究表明,静电纺纳米纤维能促进细胞的黏附、增殖和分化[66-69],且可通过转轴接收装置制备不同内径的纳米纤维神经导管支架,同时可采用高速旋转的接收装置制备取向排列的纳米纤维,如图 6-16 所示[70]。取向纳米纤维的拓扑结构通过"接触引导"机制能控制神经细胞的生长,使细胞沿着纤维方向拉伸和生长,引导轴突沿着纤维方向生长[71]。Ramakrishna 等将新生小鼠小脑干细胞(C17.2)分别在左旋聚乳酸(PLLA)静电纺纤维膜、PLLA 浇铸膜上进行培养,结果表明,细胞在 PLLA 静电纺纳米纤维上更容易黏附和分化。他们进一步将取向 PLLA 纳米纤维膜和取向微米纤维膜比较,发现轴突更容易沿着纳米纤维(平均直径 300nm)生长,且取向纳米纤维更能引导轴突定向生长和拉伸,如图 6-17 所示[72]。Chew[9] 等发现雪旺细胞在取向纤维上培养 7 天后,细胞骨架与细胞核沿着纤维方向迁移,出现类似于 Bungner 带(雪旺细胞增生形成细胞带)结构,同时聚合酶链式反应(PCR)结果显示,试验组雪旺细胞的髓鞘特异性基因表达上调。

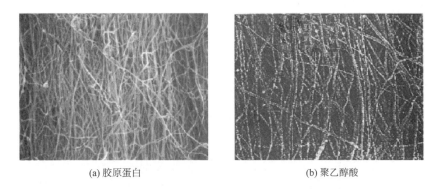

(a) 胶原蛋白 　　　　　　　　(b) 聚乙醇酸

图 6-16　胶原蛋白(Collagen)和聚乙醇酸(PGA)静电纺丝取向纳米纤维的扫描电镜图

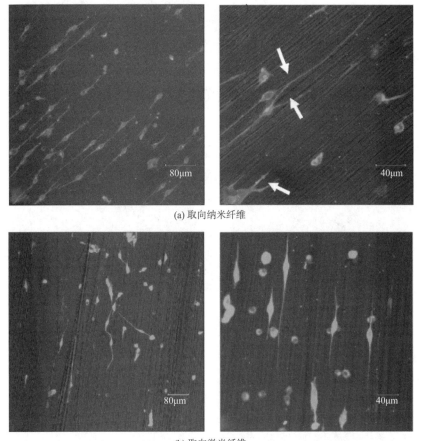

(a) 取向纳米纤维

(b) 取向微米纤维

图 6-17　免疫染色神经丝的激光扫描共聚焦荧光显微镜照片

6.3.2.2　其他技术

　　除了取向纳米纤维,人们发现定向纳米纤维阵列在自然界中无处不在,例如,在蟹壳、鱼蛋壳和致密骨的薄组织切片中弧形原纤维的列阵。同时,这种拓扑缺损的组织形态也会发生在人体上皮细胞中,如拇指指纹弧形纤维列阵。但是通过静电纺丝和挤出成型的方法制备纳米纤维矩阵具有一定难度。Peng[73]等提出了一种利用无掩膜投影显示系统在涂有光敏分子的基板上产生复杂几何图案的方法,该系统可用于引导向列 LC 模板制造各种复杂的纳米纤维结构。而这种具有定向排列的纳米纤维列阵可以作为神经突起生长的导向轨道,如图 6-18 所示。

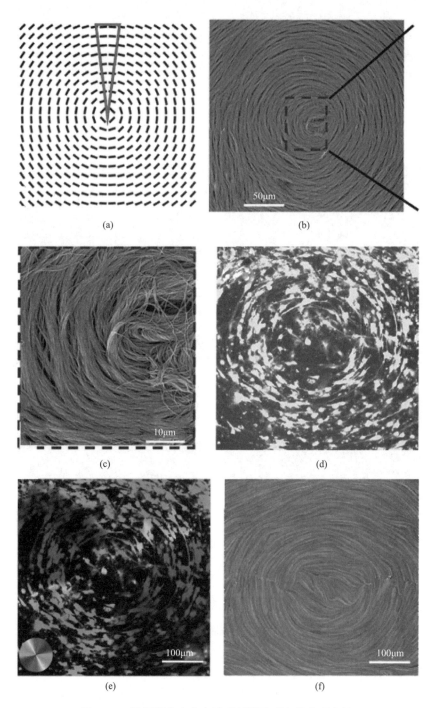

图 6-18　神经细胞在定向纳米纤维阵列上的有序生长

6.3.3 多组分纳米纤维用于神经组织再生

丝素蛋白与乳酸—己内酯共聚物在前几章已经详细介绍过,在这就不重复介绍了。丝素蛋白与乳酸—己内酯共聚物共混制备纳米纤维,可以结合两者的优点,使纤维的力学性能得到明显改善,并且可以通过改变丝素蛋白与乳酸—己内酯共聚物共混比例来调整纤维的力学性能,以满足不同支架材料的力学性能要求。本小节以丝素蛋白与乳酸—己内酯共聚物[74]为例介绍多组分纳米纤维的生物相容性、降解性能和体内试验。

6.3.3.1 生物相容性

(1)雪旺细胞的黏附

如图 6-19 所示为雪旺细胞在不同质量比的丝素蛋白/乳酸—己内酯共聚物纳米纤维支架和盖玻片上的黏附情况。黏附试验种植雪旺细胞的密度为 $2×10^4$ 个/孔。可以看到,与盖玻片相比,纳米纤维支架具有更好的细胞黏附。纳米纤维支架表面更适合细胞的黏附。研究者发现,丝素蛋白/乳酸—己内酯共聚物纳米纤维支架比乳酸—己内酯共聚物纳米纤维支架更有利于雪旺细胞的黏附,因为乳酸—己内酯共聚物缺少雪旺细胞的识别位点。同时亲水性材料更有利于细胞黏附[28],乳酸—己内酯共聚物亲水性差。不同质量比的丝素蛋白/乳酸—己内酯共聚物纳米纤维支架之间没有明显差异[74]。

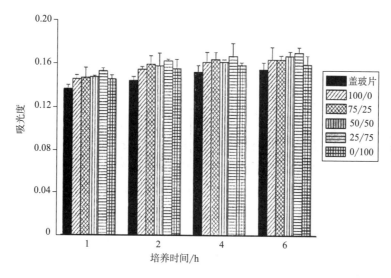

图 6-19　雪旺细胞在不同质量比的丝素蛋白/乳酸—己内酯共聚物
纳米纤维支架及盖玻片上的黏附情况[74]

(2)雪旺细胞的增殖

图 6-20 为雪旺细胞在不同质量比的丝素蛋白/乳酸—己内酯共聚物纳米纤维支架和盖玻片上的增殖情况。与盖玻片相比,纳米纤维支架更有利于细胞增殖。培养 5 天后,雪旺细胞在丝素蛋白/乳酸—己内酯共聚物纳米纤维支架上的增殖情况与盖玻片相比有显著差异。培养 7 天后,雪旺细胞在丝素蛋白和丝素蛋白/乳酸—己内酯共聚物纳米纤维支架上的增殖情况与盖玻片相比有明显的不同($P<0.01$),并且雪旺细胞在丝素蛋白/乳酸—己内酯共聚物(50/50 和

25/75)纳米纤维支架上的增殖情况明显高于乳酸—己内酯共聚物纳米纤维支架($P<0.01$)。这些结果表明,丝素蛋白/乳酸—己内酯共聚物纳米纤维支架更能促进雪旺细胞的增殖,当丝素蛋白/乳酸—己内酯共聚物质量比为25/75时,更有利于雪旺细胞的生长[74]。

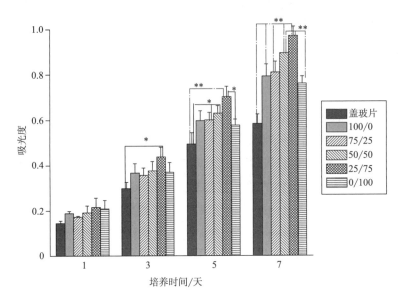

图6-20 雪旺细胞在不同质量比的丝素蛋白/乳酸—己内酯共聚物
纳米纤维支架及盖玻片的增殖情况[74]

(3)雪旺细胞的铺展

将雪旺细胞种植在不同质量比的丝素蛋白/乳酸—己内酯共聚物纳米纤维支架上培养3天,再经过处理,然后用扫描电镜观察内皮细胞在纳米纤维支架上的形貌。图6-21所示为雪旺细胞在不同质量比的丝素蛋白/乳酸—己内酯共聚物纳米纤维支架及盖玻片上培养3天后的扫描电镜照片。雪旺细胞在丝素蛋白纳米纤维支架上增殖,其形貌主要呈扩散的梭形,还有少量圆形;雪旺细胞在丝素蛋白/乳酸—己内酯共聚物(25/75)纳米纤维支架上培养,能更好地扩散,在纤维表面形成一个内皮细胞单层;雪旺细胞在乳酸—己内酯共聚物纳米纤维支架上培养,不能很好地铺展[74]。

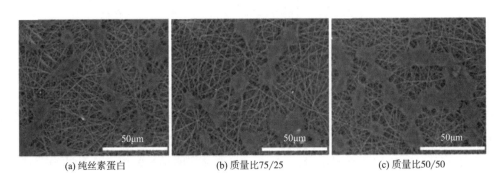

(a)纯丝素蛋白　　　　　(b)质量比75/25　　　　　(c)质量比50/50

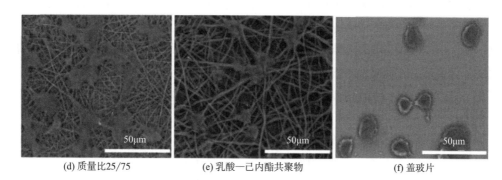

(d) 质量比25/75　　　　　　(e) 乳酸—己内酯共聚物　　　　　　(f) 盖玻片

图 6-21　雪旺细胞在不同质量比的丝素蛋白/乳酸-己内酯共聚物

纳米纤维支架及盖玻片上培养 3 天后的扫描电镜照片[74]

6.3.3.2　降解性能

乳酸—己内酯共聚物纳米纤维的降解主要有三个阶段:水分子渗透到纤维表面;扩散进入酯键或亲水基团的周围;酯键开始水解,分子链断裂。通常认为聚乳酸具有很好的水解与降解性能,而聚己内酯具有较强的低相对分子质量物质的渗透能力。因此,利用这两种单体制备的共聚物通常具有很好的降解性能[75]。因此丝蛋白/乳酸—己内酯共聚物纳米纤维神经支架具有良好的降解性能[74]。

6.4　纳米纤维在骨组织再生中的应用

6.4.1　骨组织工程支架

作为一种天然的固体生物复合材料,骨骼在多尺度上具有独特的分层结构组织,有助于提高强度和断裂韧性。人们认为,骨的优良力学性能来自纳米矿物质晶体在胶原基质中组织良好的嵌入,形成了错综复杂、有序的层次结构[76]。骨再生有五个通用的治疗靶点,即血管化、生长因子、成骨细胞、骨传导支架和机械环境,其中,研究人员通常关注骨传导支架、成骨细胞和生长因子。而骨传导支架的改造潜力最大。近年来,三维纳米纤维支架由于可以仿天然细胞外基质的结构和形态而显著促进细胞增殖、成骨分化以及骨组织修复再生的能力。主要天然高分子材料因其良好的生物相容性、亲水性、细胞亲和性以及毒性小,在一定程度上可以促进骨细胞生长及扩增,已广泛应用于骨组织工程支架材料的制备与研究。天然高分子材料主要以原胶、纤维蛋白原、蚕丝、壳聚糖、甲壳素及其衍生物为主。

6.4.2　天然高分子纳米纤维用于骨组织支架

6.4.2.1　细菌纤维素

Svensson[77]等利用牛软骨细胞来评价天然和经化学修饰的细菌纤维素材料,并以胶原蛋白Ⅱ基质上牛软骨细胞的生长情况为对照。结果显示,未修饰的细菌纤维素不仅提供足够的力学性能，而且能支持牛软骨细胞以在胶原蛋白Ⅱ基质上生长时50%的成活率来生长和增殖。与通常组织培养用的塑料和海藻酸钙相比，未修饰细菌纤维素能更好地支持软骨细胞生长增殖并提高成活率。而天然软骨中的葡萄糖氨基聚糖的模拟物，经硫酸化和磷酸化修饰后的细菌纤维素，则未进一步促进软骨细胞的生长。该研究在扫描体外巨噬细胞中发现细菌纤维素没有引起剧烈的炎症反应。未修饰的细菌纤维素被进一步用于人软骨细胞研究，通过透射电镜和人软骨细胞的胶原蛋白Ⅱ的RNA表达分析，发现未修饰的细菌纤维素支持人软骨细胞的增殖，同时透射电镜也进一步证实软骨细胞向细菌纤维素支架内生长的事实，这些均证明细菌纤维素在软骨组织工程中是一种非常有潜力的生物支架材料。

6.4.2.2 透明质酸纳米纤维

Chen[78]等采用动态液体支撑(DLS)静电纺丝系统制备了二维静电纺丝聚(L-乳酸-co-ε-己内酯)/丝素(PLCL/SF)支架(2DS)，并与透明质酸(HA)交联，进一步模拟天然软骨的微结构。随后，通过原位气体发泡和冷冻干燥成功制备了三维 PLCL/SF 支架(3DS)和 HA 交联的三维支架(3DHAS)，如图6-22所示。与其他支架相比，3DHAS 显示出更好的软骨细胞增殖和表型维持。植入后8周外植的细胞支架结构的组织学分析表明，3DS 和 3DHAS 支架均形成软骨样组织，3DHAS 支架中形成的软骨缺损更为成熟。在兔全层关节软骨模型中植入长达12周后，可观察到支架的修复能力。

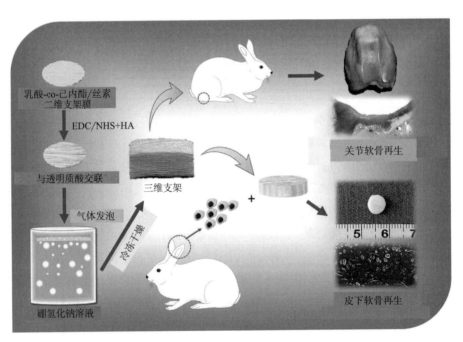

图6-22　PLCL/SF 支架(3DS)和 HA 交联的三维支架(3DHAS)的制备与应用

6.4.2.3 原胶纳米纤维材料

胶原是天然细胞外基质的主要成分，具有三条螺旋肽链缠绕而成的结构，且保留生物活性，如图6-23所示。原胶广泛分布于软骨、肌腱韧带、皮肤及相关缔结组织等、动物多种器官组织中。然而,由于原胶的低力学性能和较差的引导骨组织再生的能力,其在组织工程支架的应用受到极大的挑战。目前,国内外学者通过接枝、共混等方法形成复合纳米纤维组织工程支架,有效结合纳米纤维的特异性质,使其具有更好的力学性能和引导骨组织再生性能。

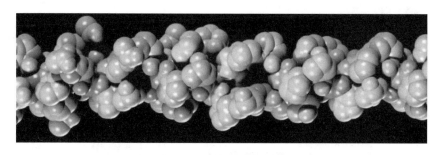

图 6-23　三条肽链缠绕而成的胶原结构图

6.4.2.4　胶原蛋白纳米纤维材料

天然胶原蛋白的纤维结构为制备模拟自体骨移植的人工支架提供了极大的机会。目前,能够产生胶原基纳米纤维结构的基本技术有三种:分子自组装、静电纺丝和相分离,其中,静电纺丝是最简单、最有效的方法,将在本章中予以重点介绍。最近,静电纺丝已成为由人工合成或天然聚合物制备仿生支架的领先技术。它可以生产直径为微米到几十纳米的连续纤维。已经生产出各种类型的电纺胶原纤维,并对其进行了表征,用于组织工程。Ⅰ型胶原以其纤维性为特征,每根纤维有 3 个共价交联而成的三螺旋。Ⅰ型胶原的三螺旋长约 300nm,宽约 1.5nm,由每条链约 1000 个氨基酸组成。此外,三螺旋的特殊排列——交替重叠区和间隙区——导致胶原纤维的形成具有高度的轴向排列和特征性的 D 带(纤维胶原的指纹)的特点。

6.4.3　聚合物纳米纤维用于骨组织支架

Xie[80]等为了最大限度地模拟肌腱—骨界面的四个不同区域,通过静电纺丝和传统纺织制造的组合策略,实现了一种具有空间矿物分布的新型三维羟基磷灰石(HA)梯度支架(图 6-24)。该支架允许从每个片段以梯度方式持续释放钙离子。此外,该支架具有良好的力学性能和结构各向异性。矿化片段促进了小鼠胚胎成骨细胞前体细胞(MC3T3-E1)的增殖,促进了大鼠骨髓干细胞(rBMSCs)的成骨分化,而非矿化片段促进了 rBMSCs 的肌腱细胞分化。HA 梯度支架能够在空间上引导 rBMSCs 的分化,促进新组织的形成,其结构、生化和生物力学特征类似于腱骨插入部位。

在过去的几十年中,生物活性玻璃(BG)以其优良的生物活性、骨传导性甚至骨诱导性在骨再生领域发挥着重要的作用。生物活性玻璃是一组含有 SiO_2—CaO—P_2O_5 网络的硅基骨导电和骨诱导玻璃生物材料。BG 在骨和软组织中均表现出良好的生物相容性。具有纳米纤维内部结构的生物活性玻璃基质和支架无疑会对骨组织再生领域产生重大影响[81]。

Hsu[82]等采用静电纺丝和冷冻干燥法相结合的方式,制备了以原胶为基础的介孔生物活性玻璃纳米纤维(CM)支架,发现生物活性玻璃纳米纤维的加入显著提高了磷灰石矿化的能力。

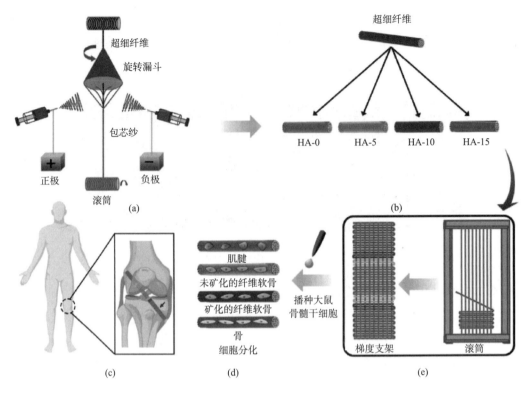

图 6-24　聚合物纳米纤维膜的制备及其在骨组织支架中的应用示意图

研究人员通过测定骨钙素和骨涎蛋白的碱性磷酸酶活性和蛋白表达水平,分析得出 CM 支架为细胞骨架的附着提供了合适的环境,证明了 CM 支架促进成骨样细胞的分化和矿化。Marelli[83]等研究发现,经过 7 天的模拟体液处理后,CM 纳米支架的压缩模量是无玻璃纳米纤维(COL)支架的 16 倍以上。此外,生物活性玻璃纳米纤维释放的高浓度局部 Ca^{2+} 可刺激处于增殖状态的成骨细胞向分化状态转变。

6.5　总结与未来展望

组织工程学的提出、发展不是偶然的,与很多因素有关。随着人类物质、文化生活水平的提高,对损伤、疾病的治疗要求越来越高,不仅要求治好伤、病,还要求具有良好的功能及完美的外形,应用传统的治疗方法难以达到如此完善的地步,需要寻找新的治疗途径。科学技术总体水平的提高,为患者、医生对治疗的高要求提供了实现的可能,如完善的细胞培养技术和可控降解的高分子材料的问世,为体外构建"组织""器官"提供了条件。高新技术的开发与利用是组织工程学研究的基础,如基因工程技术、免疫隔离技术等为改造细胞提供了新方法。巨大的市场需求为组织工程学发展注入了动力。众多的投资公司投入大量资金进行组织工程学研究,这些是组织工程学研究发展的基础与动力。

组织工程的核心是建立由细胞和生物材料构成的三维复合体。与传统的二维结构(如细胞培养)相比较,其优点是:首先,形成具有生命力的活体组织,对病损组织进行形态、结构和功能的重建并达到永久性替代。其次,可以最少量的组织细胞(甚至可用组织穿刺的方法获得)经体外培养扩增后,来修复大块的组织缺损。最后,可按组织、器官缺损情况任意塑形,达到完善的形态修复。组织工程的提出、建立和发展,改变了传统的以损伤修复创伤的治疗模式,为最终实现无损伤修复创伤和真正意义上的功能重建开辟了一条新的途径,是外科领域的一次革命。

组织工程技术作为一门新兴生物高科技技术,具有广阔的应用前景。美国生物学家、诺贝尔奖获得者吉尔伯特认为:"用不了 50 年,人类将能够培育出人体的所有器官。"这标志着医学将走出器官移植的范畴,步入制造组织和器官的新时代。它是对外科领域中组织器官功能缺损和功能障碍传统治疗方法和模式的一次革命,同时将是 21 世纪最具潜力的高新技术产业之一,必将产生巨大的社会效益和经济效益。

功能性组织工程产品的开发需要适当的支架来模拟天然细胞外基质。由于能够常规地制作类细胞外基质的纳米纤维,目前的组织工程在损失和疾病的治疗方面正在接近一个大的突破。自组织工程这一领域出现以来,由在体内或体外将细胞置于可降解支架中来构建天然组织这一简单概念已经发展出了很多方法。这些进步紧随着生命科学在理解组织和疾病的发展和本质方面的进步。最终,工程师们必须匹配应用、材料和制造工艺,从而最好地满足他们希望构建的组织的需求。预计纳米科技将成为下一代支架开发的关键,尤其是在制造工艺方面。

我们相信,随着组织工程学研究不断向深度和广度拓展,人类对组织工程学的了解也将更加全面,人类像在零部件工厂加工一样再造人体组织和器官的梦想也终将会实现。

☞ 习题

1. 纳米纤维在组织工程支架应用的优势有哪些?
2. 描述理想血管支架的性能。
3. 简述自然高分子和人工聚合物纳米纤维在血管支架应用上的优势与劣势。
4. 介绍一种人工聚合物纳米纤维,说出其优缺点。
5. 描述理想神经导管的性能。
6. 描述理想骨组织支架的性能。
7. 介绍一种自然高分子基纳米纤维骨组织支架。

☞ 参考文献

[1]LANGER R,VACANTI J P. Tissue engineering[J]. Science,1993,260:920-926.

[2]VACANTI J,VACANTI C. The challenge of tissue engineering[J]. Principles of tissue engineering,1997,2:1-5.

[3]KIDOAKI S,KWON IK,& MATSUDA T. Mesoscopic spatial designs of nano-and microfiber meshes for tissue-engineering matrix and scaffold based on newly devised multilayering and mixing

electrospinning techniques[J]. Biomaterials,2005,26:37-46.

[4]HUANG L,NAGAPUDI K P,APKARIAN R,et al. Engineered collagen-PEO nanofibers and fabrics[J]. Journal of biomaterials science,Polymer edition,2001,12:979-993.

[5]BOLAND E D,TELEMECO T A,SIMPSON D G,et al. Utilizing acid pretreatment and electrospinning to improve biocompatibility of poly (glycolic acid) for tissue engineering[J]. Journal of Biomedical Materials Research Part B: Applied Biomaterials,2004,71B:144-152.

[6]SHIELDS K J,BECKMAN M J,BOWLIN G L,et al. Mechanical properties and cellular proliferation of electrospun collagen type Ⅱ[J]. Tissue engineering,2004,10:1510-1517.

[7]STANKUS JJ,GUAN J,WAGNER W R. Fabrication of biodegradable elastomeric scaffolds with sub-micron morphologies[J]. Journal of Biomedical Materials Research Part A,2004,70A: 603-614.

[8]KHANG G,LEE S J,KIM M S,et al. Biomaterials: tissue engineering and scaffolds[J]. Encyclopedia of Medical devices and instrumentation,2006,2:366-383.

[9]CHEW SY,MI R,HOKE A,et al. The effect of the alignment of electrospun fibrous scaffolds on Schwann cell maturation[J]. Biomaterials,2008,29:653-661.

[10]LIAO S,LI B,MA Z,et al. Biomimetic electrospun nanofibers for tissue regeneration[J]. Biomedical materials,2006,1,R45.

[11]MARTINS-GREEN M. The dynamics of cell-ECM interactions with implications for tissue engineering[J]. Principles of tissue engineering,1997:23-46.

[12]HUMPHRIES MJ. The molecular basis and specificity of integrin-ligand interactions[J]. 1990.

[13]ROSSO F,GIORDANO A,BARBARISI M,et al. From *Cell-ECM Interactions to Tissue Engineering*[J]. Journal of Cellular Physiology,2004,199:174-180.

[14]OLSEN BR. Principles of tissue engineering[M]. Academic Press,2014:189-208.

[15]CUKIERMAN E,PANKOV R,YAMADA KM. Cell interactions with three-dimensional matrices [J]. Current opinion in cell biology,2002,14:633-640.

[16]BADYLAK SF. The extracellular matrix as a scaffold for tissue reconstruction[C]. Seminars in cell & developmental biology,2002(13).

[17]REDDY PP,BARRIERAS DJ,WILSON G,et al. Regeneration of functional bladder substitutes using large segment acellular matrix allografts in a porcine model[J]. The Journal of urology, 2000,164:936-941.

[18]WNEK GE,& BOWLIN GL. Encyclopedia of biomaterials and biomedical engineering[M]. CRC Press,2008.

[19]SARKAR S,SCHMITZ-RIXEN T,HAMILTON G,et al. Achieving the ideal properties for vascular bypass grafts using a tissue engineered approach: a review[J]. Medical & biological engineering & computing,2007,45:327-336.

[20]HAY ED. Extracellular matrix alters epithelial differentiation[J]. Current opinion in cell biolo-

gy,1993,5:1029-1035.

［21］HOWE A,APLIN AE,ALAHARI SK,et al. Integrin signaling and cell growth control[J]. Current opinion in cell biology,1998,10:220-231.

［22］ZHU T,GU H,ZHANG H,et al. Covalent grafting of PEG and heparin improves biological performance of electrospun vascular grafts for carotid artery replacement[J]. Acta Biomaterialia, 2021,119:211-224.

［23］CHAPARRO FJ,MATUSICKY ME,ALLEN MJ,et al. Biomimetic microstructural reorganization during suture retention strength evaluation of electrospun vascular scaffolds[J]. Journal of Biomedical Materials Research Part B: Applied Biomaterials,2016,104:1525-1534.

［24］GRINNELL F. Cellular adhesiveness and extracellular substrata[J]. International review of cytology,1978,53:65-144.

［25］MCGUIGAN AP,SEFTON M V. The influence of biomaterials on endothelial cell thrombogenicity[J]. Biomaterials,2007,28:2547-2571.

［26］WEBER N,WENDEL HP,ZIEMER G. Hemocompatibility of heparin-coated surfaces and the role of selective plasma protein adsorption[J]. Biomaterials,2002,23:429-439.

［27］WOO KM,JUN J-H,CHEN VJ,et al. Nano-fibrous scaffolding promotes osteoblast differentiation and biomineralization[J]. Biomaterials,2007,28:335-343.

［28］KIM CH,KHIL MS,KIM HY,et al. An improved hydrophilicity via electrospinning for enhanced cell attachment and proliferation[J]. Journal of Biomedical Materials Research Part B: Applied Biomaterials,2006,78B:283-290.

［29］HELENIUS G,BÄCKDAHL H,BODIN A,et al. In vivo biocompatibility of bacterial cellulose [J]. Journal of Biomedical Materials Research Part A,2006,76A:431-438.

［30］KLEMM D,UDHARDT U,MARSCH S,et al. Method and device for producing shaped microbial cellulose for use as a biomaterial,especially for microsurgery,2003.

［31］KLEMM D,SCHUMANN D,UDHARDT U,et al. Bacterial synthesized cellulose—artificial blood vessels for microsurgery[J]. Progress in polymer science,2001,26:1561-1603.

［32］SEIFERT M,HESSE S,KABRELIAN V,et al. Controlling the water content of never dried and reswollen bacterial cellulose by the addition of water-soluble polymers to the culture medium [J]. Journal of Polymer Science Part A: Polymer Chemistry,2004,42:463-470.

［33］WIPPERMANN J,SCHUMANN D,KLEMM D,et al. Preliminary results of small arterial substitute performed with a new cylindrical biomaterial composed of bacterial cellulose[J]. European Journal of Vascular and Endovascular Surgery,2009,37:592-596.

［34］BÄCKDAHL H,HELENIUS G,BODIN A,et al. Mechanical properties of bacterial cellulose and interactions with smooth muscle cells[J]. Biomaterials,2006,27:2141-2149.

［35］LIU L,JI X,MAO L,et al. Hierarchical-structured bacterial cellulose/potato starch tubes as potential small-diameter vascular grafts[J]. Carbohydrate Polymers,2022,281:119034.

［36］DI LULLO GA,SWEENEY SM,KORKKO J,et al. Mapping the ligand－binding sites and disease－associated mutations on the most abundant protein in the human,type I collagen［J］. Journal of Biological Chemistry,2002,277:4223－4231.

［37］WEINBERG CB,& BELL E. A blood vessel model constructed from collagen and cultured vascular cells［J］. Science,1986,231:397－400.

［38］ZIEGLER T,ALEXANDER RW,NEREM RM. An endothelial cell－smooth muscle cell co－culture model for use in the investigation of flow effects on vascular biology［J］. Annals of biomedical engineering,1995,23:216－225.

［39］FUJITA M,ISHIHARA M,MORIMOTO Y,et al. Efficacy of photocrosslinkable chitosan hydrogel containing fibroblast growth factor－2 in a rabbit model of chronic myocardial infarction［J］. Journal of Surgical Research,2005,126:27－33.

［40］KIM BS,MOONEY DJ. Development of biocompatible synthetic extracellular matrices for tissue engineering［J］. Trends in biotechnology,1998,16:224－230.

［41］YIN A,ZHANG K,MCCLURE MJ,et al. Electrospinning collagen/chitosan/poly（L－lactic acid－co－ε－caprolactone）to form a vascular graft:Mechanical and biological characterization［J］. Journal of biomedical materials research Part A,2013,101A:1292－1301.

［42］KONIG G,MCALLISTER TN,DUSSERRE N,et al. Mechanical properties of completely autologous human tissue engineered blood vessels compared to human saphenous vein and mammary artery［J］. Biomaterials,2009,30:1542－1550.

［43］L' HEUREUX N,MCALLISTER TN,DE LA FUENTE LM. Tissue－engineered blood vessel for adult arterial revascularization［J］. New England Journal of Medicine,2007,357:1451－1453.

［44］KUMAR VA,BREWSTER LP,CAVES JM,et al. Tissue engineering of blood vessels:functional requirements,progress,and future challenges［J］. Cardiovascular engineering and technology,2011,2:137－148.

［45］L' HEUREUX N,DUSSERRE N,MARINI A,et al. Technology insight:the evolution of tissue－engineered vascular grafts—from research to clinical practice［J］. Nature clinical practice Cardiovascular medicine,2007,4:389－395.

［46］WAGENSEIL JE,MECHAM RP. Vascular extracellular matrix and arterial mechanics［J］. Physiological reviews,2009,89:957－989.

［47］RAVI S,QU Z,CHAIKOF EL. Polymeric materials for tissue engineering of arterial substitutes［J］. Vascular,2009,17:45－54.

［48］TAI NR,SALACINSKI HJ,EDWARDS A,et al. Compliance properties of conduits used in vascular reconstruction［J］. British Journal of Surgery,2000,87:1516－1524.

［49］DOBRIN PB. Mechanical behavior of vascular smooth muscle in cylindrical segments of arteries in vitro［J］. Annals of biomedical engineering,1984,12:497－510.

［50］CAMBRIA RP,MEGERMAN J,BREWSTER DC,et al. The evolution of morphologic and biomechanical changes in reversed and in-situ vein grafts. [J]. Annals of Surgery,1987,205:167.

[51]MCCLURE MJ,SELL SA,SIMPSON DG,et al. A three-layered electrospun matrix to mimic native arterial architecture using polycaprolactone,elastin,and collagen: a preliminary study[J]. Acta biomaterialia,2010,6:2422-2433.

[52]ROEDER R,WOLFE J,LIANAKIS N,et al. Compliance,elastic modulus,and burst pressure of small-intestine submucosa (SIS),small-diameter vascular grafts[J]. Journal of Biomedical Materials Research,1999,47:65-70.

[53]REN X,FENG Y,GUO J,et al. Surface modification and endothelialization of biomaterials as potential scaffolds for vascular tissue engineering applications [J]. Chemical Society Reviews, 2015,44:5680-5742.

[54]STEWART SFC,LYMAN DJ. Effects of a vascular graft/natural artery compliance mismatch on pulsatile flow[J]. Journal of biomechanics,1992,25:297-310.

[55]HIGGINS SP,SOLAN AK,& NIKLASON LE. Effects of polyglycolic acid on porcine smooth muscle cell growth and differentiation[J]. Journal of Biomedical Materials Research Part A, 2003,67A:295-302.

[56]STEFANI I,COOPER-WHITE JJ. Development of an in-process UV-crosslinked,electrospun PCL/aPLA-co-TMC composite polymer for tubular tissue engineering applications[J]. Acta Biomaterialia,2016,36:231-240.

[57]STAHL AM,YANG YP. Tunable elastomers with an antithrombotic component for cardiovascular applications[J]. Advanced healthcare materials,2018,7:1800222.

[58]YE S-H,HONG Y,SAKAGUCHI H,et al. Nonthrombogenic,biodegradable elastomeric polyurethanes with variable sulfobetaine content[J]. ACS applied materials & interfaces,2014,6:22796-22806.

[59]XU C,HUANG Y,TANG L,et al. Low-initial-modulus biodegradable polyurethane elastomers for soft tissue regeneration[J]. ACS applied materials & interfaces,2017,9:2169-2180.

[60]ZHU J,CHEN D,DU J,et al. Mechanical matching nanofibrous vascular scaffold with effective anticoagulation for vascular tissue engineering [J]. Composites Part B: Engineering, 2020, 186:107788.

[61]ZHU T,YU K,BHUTTO MA,et al. Synthesis of RGD-peptide modified poly (ester-urethane) urea electrospun nanofibers as a potential application for vascular tissue engineering[J]. Chemical Engineering Journal,2017,315:177-190.

[62]CHOI WS,JOUNG YK,LEE Y,et al. Enhanced patency and endothelialization of small-caliber vascular grafts fabricated by coimmobilization of heparin and cell-adhesive peptides[J]. ACS applied materials & interfaces,2016,8:4336-4346.

[63]HONG Y,YE S H,PELINESCU AL,et al. Synthesis,characterization,and paclitaxel release from a biodegradable,elastomeric,poly (ester urethane) urea bearing phosphorylcholine groups for

reduced thrombogenicity[J]. Biomacromolecules,2012,13:3686-3694.

[64]KUO Z,FANG M,WU T,et al. Hydrophilic films: how hydrophilicity affects blood compatibility and cellular compatibility[J]. Advances in Polymer Technology,2018,37:1635-1642.

[65]李驰,张基仁. 应用神经导管修复周围神经缺损的研究进展[J].亚太传统医药,2008,4: 25-26.

[66]XIN X,HUSSAIN M,MAO JJ. Continuing differentiation of human mesenchymal stem cells and induced chondrogenic and osteogenic lineages in electrospun PLGA nanofiber scaffold[J]. Biomaterials,2007,28:316-325.

[67]LI C,VEPARI C,JIN H-J,et al. Electrospun silk-BMP-2 scaffolds for bone tissue engineering [J]. Biomaterials,2006,27:3115-3124.

[68]BADAMI AS,KREKE MR,THOMPSON MS,et al. Effect of fiber diameter on spreading,proliferation,and differentiation of osteoblastic cells on electrospun poly (lactic acid) substrates[J]. Biomaterials,2006,27:596-606.

[69]KWON IK,KIDOAKI S,MATSUDA T. Electrospun nano-to microfiber fabrics made of biodegradable copolyesters: structural characteristics,mechanical properties and cell adhesion potential[J]. Biomaterials,2005,26:3929-3939.

[70]HUANG Z-M,ZHANG Y-Z,KOTAKI M,et al. A review on polymer nanofibers by electrospinning and their applications in nanocomposites[J]. Composites science and technology,2003,63: 2223-2253.

[71]YANG F,XU CY,KOTAKI M,et al. Characterization of neural stem cells on electrospun poly (L-lactic acid) nanofibrous scaffold[J]. Journal of Biomaterials Science,Polymer Edition,2004, 15:1483-1497.

[72]YANG F,MURUGAN R,WANG S,et al. Electrospinning of nano/micro scale poly (L-lactic acid) aligned fibers and their potential in neural tissue engineering[J]. Biomaterials,2005,26: 2603-2610.

[73]CHEN J,AKOMOLAFE OI,DHAKAL NP,et al. Nematic templated complex nanofiber structures by projection display[J]. ACS Applied Materials & Interfaces,2022,14:7230-7240.

[74]WANG J,SUN B,BHUTTO MA,et al. Fabrication and characterization of Antheraea pernyi silk fibroin-blended P (LLA-CL) nanofibrous scaffolds for peripheral nerve tissue engineering[J]. Frontiers of Materials Science,2017,11:22-32.

[75]SAHA SK,& TSUJI H. Effects of rapid crystallization on hydrolytic degradation and mechanical properties of poly (1-lactide-co-ε-caprolactone) [J]. Reactive and Functional Polymers, 2006,66:1362-1372.

[76]OLSZTA MJ,CHENG X,JEE SS,et al. Bone structure and formation: a new perspective[J]. Materials Science and Engineering: R: Reports,2007,58:77-116.

[77]SVENSSON A,NICKLASSON E,HARRAH T,et al. Bacterial cellulose as a potential scaffold for

tissue engineering of cartilage[J]. Biomaterials,2005,26:419-431.

[78] CHEN Y,XU W,SHAFIQ M,et al. Three-dimensional porous gas-foamed electrospun nanofiber scaffold for cartilage regeneration[J]. Journal of Colloid and Interface Science,2021,603:94-109.

[79] KIM H,KIM H,KNOWLES JC. Production and potential of bioactive glass nanofibers as a next-generation biomaterial[J]. Advanced Functional Materials,2006,16:1529-1535.

[80] XIE X,CAI J,YAO Y,et al. A woven scaffold with continuous mineral gradients for tendon-to-bone tissue engineering[J]. Composites Part B: Engineering,2021,212:108679.

[81] HENCH LL, POLAK JM. Third-generation biomedical materials[J]. Science, 2002, 295: 1014-1017.

[82] HSU F-Y,LU M-R,WENG R-C,et al. Hierarchically biomimetic scaffold of a collagen-mesoporous bioactive glass nanofiber composite for bone tissue engineering[J]. Biomedical Materials, 2015,10:25007.

[83] MARELLI B,GHEZZI CE,MOHN D,et al. Accelerated mineralization of dense collagen-nano bioactive glass hybrid gels increases scaffold stiffness and regulates osteoblastic function[J]. Biomaterials,2011,32:8915-8926.

附录　本书专业词汇释义

再上皮化　在受伤后,表皮即皮肤的外层,可以生长和迁移来填补伤口,这就是所谓的再上皮化。

坏死　活体内局部组织、细胞的死亡称为坏死。

成纤维细胞　正常伤口修复过程中,肌成纤维细胞短暂存在,促使伤口收缩、结缔组织修复。

白细胞　包括中性粒细胞、淋巴细胞、嗜碱性粒细胞、嗜碱性粒细胞和巨噬细胞。

角质形成细胞　角质形成细胞是在表皮(皮肤的最外层)中发现的主要细胞类型。

内皮细胞　内皮细胞是一薄层的专门上皮细胞,由一层扁平细胞组成。

生长因子　生长因子是天然的蛋白质,能刺激细胞增殖和细胞分化。

趋化因子　人体在防御和清除入侵病原体等异物时,有一种使白细胞趋集的功能,有一些物质能引起这种功能,这种物质称为趋化剂或趋化因子。

免疫原性反应　能够刺激机体,使免疫细胞活化、增殖、分化而产生特异抗体或致敏淋巴细胞的现象。

氧化应激　氧化应激是指体内氧化与抗氧化作用失衡的一种状态,倾向于氧化,导致中性粒细胞炎性浸润,蛋白酶分泌增加,产生大量氧化中间产物。氧化应激是由自由基在体内产生的一种负面作用,并被认为是导致衰老和疾病的一个重要因素。

多形核白细胞　多形核白细胞,主要是中性粒细胞,包括少量嗜酸性粒细胞和嗜碱性粒细胞,又称粒细胞。

纤维母细胞　纤维母细胞是疏松结缔组织的主要细胞成分,由胚胎时期的间充质细胞分化而来。纤维母细胞较大,轮廓清楚,多为突起的纺锤形或星形的扁平状结构,其细胞核呈规则的卵圆形,核仁大而明显。根据不同功能活动状态,可将细胞划分成纤维母细胞和纤维细胞。

初始模量　纤维弹性模量也称初始模量,是指纤维拉伸曲线上开始一段直线部分的应力与应变的比值。在实际计算中,一般可取负荷—伸长曲线上伸长率为1%时对应的点来求得纤维的弹性模量。

多核巨细胞　多核巨细胞称为异物巨细胞,多见于异物刺激引起的慢性肉芽肿性炎症,巨噬细胞融合成多核巨细胞

心肌　由心肌细胞构成的一种肌肉组织,心肌细胞与骨骼肌的结构基本相似,也有横纹。

胸廓内动脉　胸廓内动脉又称内乳动脉或乳内动脉,是胸前壁内面的一对动脉干,冠脉搭桥最常用的血管。乳内动脉发自锁骨下动脉第一段的下壁,沿胸骨侧缘外侧 1~2cm 处下行,居

于上 6 肋软骨和肋间内肌的深面,胸横肌和胸内筋膜的浅面。

大隐静脉　起于足背静脉弓内侧端,经内踝前方,沿小腿内侧缘伴隐神经上行,经股骨内侧髁后方约 2cm 处,进入大腿内侧部,与股内侧皮神经伴行,逐渐向前上,在耻骨结节外下方穿隐静脉裂孔,汇入股静脉,其汇入点称为隐股点。

血管端端吻合术　手术的一种,利器切伤或经清创后,动脉缺损较小者,可直接作端端吻合。术中必须注意血管断端分离的长度要合适,缝线牵拉和结扎要松紧适宜。

片状伪足　细胞迁移过程中在细胞前缘形成的薄片状突起。

丝状伪足　丝状伪足是指片状伪足呈波形运动时,其前端的一些比较纤细的突起。

内皮型一氧化氮合酶　主要在血管内皮中产生一氧化氮的一种一氧化氮合酶,有舒张血管的作用。

血管内皮生长因子　又称血管通透因子,是一种高度特异性的促血管内皮细胞生长因子,具有促进血管通透性增加、细胞外基质变性、血管内皮细胞迁移和增殖、血管形成等作用。

逆转录—聚合酶链反应　提取组织或细胞中的总 RNA,以其中的 mRNA 作为模板,采用 Oligo(dT)或随机引物利用逆转录酶反转录成 cDNA。再以 cDNA 为模板进行 PCR 扩增,从而获得目的基因或检测基因表达。

雪旺细胞　又称施万细胞,是周围神经系统中的神经胶质细胞。